认知障碍

新理论新进展

主　审◎王拥军

主　编◎张玉梅　宋鲁平

副主编◎公维军　孙海欣　贾　杰
　　　　武　亮　黄富表

U0302182

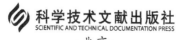

科学技术文献出版社

SCIENTIFIC AND TECHNICAL DOCUMENTATION PRESS

·北京·

图书在版编目（CIP）数据

认知障碍新理论新进展 / 张玉梅，宋鲁平主编. —北京：科学技术文献出版社，2020. 7
（2023. 1重印）
ISBN 978-7-5189-6862-6

Ⅰ. ①认… Ⅱ. ①张… ②宋… Ⅲ. ①认知障碍—诊疗 Ⅳ. ① R749. 1

中国版本图书馆 CIP 数据核字（2020）第 109801 号

认知障碍新理论新进展

策划编辑：帅莎莎　　责任编辑：帅莎莎　　责任校对：张永霞　　责任出版：张志平

出 版 者	科学技术文献出版社
地　　址	北京市复兴路15号　邮编 100038
编 务 部	（010）58882938，58882087（传真）
发 行 部	（010）58882868，58882870（传真）
邮 购 部	（010）58882873
官方网址	www.stdp.com.cn
发 行 者	科学技术文献出版社发行　全国各地新华书店经销
印 刷 者	北京虎彩文化传播有限公司
版　　次	2020 年 7 月第 1 版　2023 年 1 月第 4 次印刷
开　　本	880×1230　1/32
字　　数	300 千
印　　张	13.75　彩插 2 面
书　　号	ISBN 978-7-5189-6862-6
定　　价	58.00元

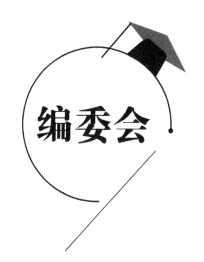

编委会

贾伟丽　首都医科大学附属北京天坛医院

雷爱弟　厦门市第五医院

雷幸幸　首都医科大学康复医学院

李　磊　首都医科大学附属北京天坛医院

李泓钰　宁夏医科大学总医院

李思奇　首都医科大学附属北京天坛医院

李文杉　首都医科大学附属北京康复医院

李晓玲　首都医科大学附属北京康复医院

李秀丽　首都医科大学康复医学院，中国康复研究中心

李越秀　首都医科大学附属北京天坛医院

林晓玲　福建医科大学附属协和医院

刘　畅　首都医科大学附属北京天坛医院

刘　琪　首都医科大学附属北京天坛医院

刘　巍　深圳大学总医院

刘鑫鑫　天津市第一中心医院

刘艳君　首都医科大学附属北京康复医院

吕春梅　北京小汤山医院

吕文漪　首都医科大学附属北京天坛医院

马艳玲　北京小汤山医院

裴昱焜　广岛国际大学（日本）

石庆丽　北京市平谷区医院

孙　蓉　首都医科大学康复医学院，中国康复研究中心

孙瑞凤　首都医科大学附属北京康复医院

陶媛媛　苏州大学附属第一医院

王　雪　北京瑞安康复医院

王金芳　长江航运总医院武汉脑科医院

徐　舒　首都医科大学康复医学院，中国康复研究中心

徐浩明　北京小汤山医院

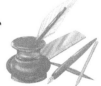

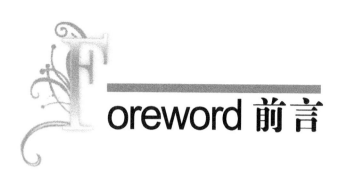

oreword 前言

　　认知是人类高级神经活动中最为重要的过程,包括记忆、注意、思维、推理等。一旦出现功能障碍,认识或知晓事物的能力就减退了。这将严重影响他们日常生活的活动能力和生活质量,给家庭和社会带来沉重的负担。

　　本书针对认知障碍,从不同种类和不同原因两个层面对认知障碍生理病理学机制、神经心理学表现、诊断筛查与评估、康复适宜技术、新型康复技术与机制等方面的研究进展进行了整理和分析。本书内容全面,呈现了认知障碍神经病学和神经康复学的最新研究进展,体现了该领域的最新成就。书中各章节均由神经病学和神经康复学领域的权威专家编写和审定,是一部集科学性、先进性、实用性和指导性于一体的工具书。能为临床和科研工作者提供相应的前沿知识,开阔临床诊疗视野,拓展科学研究思路。

　　需要说明的是,随着时间的推移,认知领域研究成果将会日新月异。同时,由于文献筛选和识别的经验及水平有限,缺点、遗漏,甚至错误在所难免。敬请广大读者和同道见谅,并提出宝贵意见。日后再版,我们将竭尽所能,向大家呈现更为优质的科技工具书。

　　最后,我谨代表本书编委会向全体编写人员和科学技术文献出版社的编辑同志表示衷心的感谢。感谢大家在日常工作十分繁忙的情况下，仍能不辞辛劳，付出大量的时间和精力来编写此书。同时也要感谢国家重点研发项目"老年全周期康复技术体系与信息化管理研究（2018YFC2002300）" 分课题"老年常见神经系统疾病综合康复体系研究（2018YFC2002302）"和国家自然科学基金（81972148、81972144）的资助，为顺利成书奠定了基础。

公维军

首都医科大学附属北京康复医院

Contents 目录

第一篇

认知障碍的相关机制

第一章

工作记忆障碍及脑认知网络机制的研究进展

　　人类的记忆根据不同的标准可以有多种分类，其中依据记忆内容维持时间的长短可分为长期记忆和短期记忆。短期记忆是指短暂的、容量有限的、其内容需在脑内不断反复强化的记忆，而长期记忆则正好与之相反。20 世纪 80 年代，英国心理学家 Baddeley 和 Hitch 在短期记忆研究的基础上提出并完善了工作记忆的概念。工作记忆（working memory，WM）是指在执行认知任务过程中，个体对信息进行暂时性加工和存储的能量有限的记忆系统。同短期记忆的区别在于工作记忆包括从复杂决策到选择性注意等认知过程的基础部分，具有短暂性和可加工性等特点，而且它在接受信息的同时能够提取并整合出有用的信息。通过该系统，人类进行语言理解、阅读、运算和推理等高级认知活动，完成短时记忆与长时记忆的转换，被认为是人类高级认知活动的核心。一旦发生工作记忆障碍将带来空间定位困难、不能跟踪谈话内容和学习新知识能力下降等一系列不利于患者疾病管理和提高生活质量的认知问题。研究发现，工作记忆训练是提高工作记忆的有效途径。本章从工作记忆的理论模型、研究范式、脑网络机制及训练四方面进行介绍，为临床领域和正常人群的智力发展与学业成绩的提高提供理论支持和有效的干预方法。

一、工作记忆的理论模型

（一）Baddeley 工作记忆多成分模型

在众多工作记忆理论模型中 Baddeley 工作记忆多成分模型被认为是相对完善和成熟的，且影响最为深远。该模型由中央执行系统、语音回路系统、视觉空间模板和情境缓冲器四部分组成。Baddeley 的多成分模型由三层组成：第一层是中央执行系统，具有分配注意的功能，完成最高级的控制过程；第二层包括视觉空间模板、情景缓冲器和语音回路三个辅助的子系统，完成对三类信息的暂时加工；第三层是长时记忆系统，包括视觉语义、情景长时记忆和语言。第一层和第二层属于流体系统，第三层属于晶体系统。

语音回路负责以声音为基础的信息储存与控制，包含语音储存和发声控制两个部分。语音储存能保持语音信息 1～2 秒，其中的项目均由语音结构来表现。发声控制利用默读重新激活趋于消退的语音表征，防止其衰退。发声控制加工还可以将书面语言转换为语音代码储存在"语音储存"中。人所听到的声音接受语音分析后得到了短时间的保存，该系统的信息马上被传递到语音输出系统中，进而形成语音信息传递出去；或者是实施复述加工，让信息在不同的系统间实现循环。一旦复述内容更为肯定时，信息将通过默读的方式被保存起来或是进入到耳朵里面。如果材料是文字、图形等，那么首先要对其进行转换。

视觉空间模板由视觉和空间两个成分组成，负责视觉和空间信息的加工与存储。视觉空间模板可能包含两个元素，一个是视觉元素，与颜色形状有关；另一个是空间元素，与位置有关。像语音回路一样，信息可以直接进入视觉空间模板，也可以间接地进入该模板。视觉空间模板子系统对空间任务的计划和在地理环境中的定向具有重要的意义。

中央执行系统是工作记忆模型里面最为重要的构成，也是这一理论中最受研究人员关注的部分。其功能主要体现在两个方面：一方面为不同的子系统、长时记忆搭建沟通的桥梁；另一方面对注意资源及策略进行选择和计划。近期研究结果确定了该系统的三项功能，即信息更新、优势反应的抑制及任务转换。

情景缓冲器是一种各子系统和长时记忆之间的交界面，被认为是代表一个可以利用多重编码的存储系统。在某种意义上它被认为是一种整合的情景或场景，并提供一个在系统之间能应用不同编码方式的容量有限的缓冲。从缓冲器中提取、检索信息是通过有意识的知觉，允许多种信息被同时感知到，创造一种能够熟练解决问题的环境，并计划将来的行为举止。

（二）工作记忆的嵌套加工模型

为了在同一个结构中对注意和工作记忆领域内的一系列观察结果进行解释说明，Nelson Cowan 于 1999 年在他早期研究的基础上提出了嵌套加工模型。该模型与 Baddeley 工作记忆多成分模型的不同有以下三点：第一，嵌套加工模型把工作记忆看作长时记忆的一个子系统，而不是一个专门的暂时储存系统；第二，对不同类型刺激的短时储存是在一个共同的存储媒介（长时记忆）中进行的，而不是像三成分模型那样在储存具体材料的子系统中进行；第三，除了基于言语的复述之外，策略性加工也对重新激活已储存的信息起重要作用。Cowan 主张把工作记忆分为注意焦点和长时记忆激活部分两个成分。注意焦点是一个容量有限的成分，只能保持很少部分的激活表征——介于 1 ~ 4 个独立要素。而长时记忆的激活部分则由基线水平上的当前被激活的所有表征组成，虽然没有容量限制。但却会随时间而逐渐消退。Cowan 进一步指出，激活限制不同于注意限制，激活限制主要受时间长短的影响，而注意限制则主要受组块大小的影响。

（三）工作记忆的同心圆模型

同心圆模型指的是 Oberauer 于 2002 年提出的一种新的工作记忆模型。Oberauer 把进入工作记忆的信息操作划分为 3 个功能区域：长时记忆激活部分、直接通达区（direct-access region）和注意焦点。Oberauer 把 Cowan 的注意焦点又细分为直接通达区和注意焦点两个部分。长时记忆的激活部分可用于存储一些信息以备日后回忆。直接通达区是一个容量有限的成分，保持一些有限的组块以用于正在进行的认知加工。注意焦点，是一个狭窄的中心，在任何时刻只保持一个组块。这个组块实际上被选择作为一次认知操作的客体。

二、工作记忆的研究范式

研究工作记忆常用的实验范式主要有 N-back 任务、延迟样本匹配任务、动态工作记忆任务和工作记忆广度任务等。N-back 任务是最典型和常用的工作记忆任务，可研究全面的工作记忆的编码、更新、保持和提取过程。N-back 任务要求被试将当前刺激（刺激类型包括视觉、听觉和嗅觉）与之前第 N 个刺激进行比较，如果两个刺激相同则为目标，否则为非目标。延迟样本匹配任务研究工作记忆的信息保持和提取功能。首先向被试呈现刺激阵列,然后刺激消失,被试将刺激阵列保持在工作记忆中,最后呈现探测刺激,要求被试判断探测刺激在之前是否呈现过,或者呈现的位置是否正确等。动态工作记忆任务研究工作记忆的刷新功能。向被试呈现一系列固定数量的被试不知道的刺激项目,然后要求被试按照顺序来复述这些项目。工作记忆广度任务研究工作记忆广度,一般包括两项任务,其中一项是储存任务,另一项是加工任务。在阅读广度测验中要求参与者阅读或听一个句子,并判断这个句子是否有意义,与此同时要把句子末尾的单词保存在记忆中。

三、工作记忆的脑网络机制

20 世纪 70—80 年代初认知神经科学研究技术的迅速发展,涌现出正电子发射型计算机断层显像(positron emission computed tomography,PET)、功能性核磁共振成像(functional magnetic resonance imaging,fMRI)、弥散张量成像(diffusion tensor imaging,DTI)和事件相关电位(event-related potentials,ERP)等技术。近些年来,越来越多的研究者运用 ERP 技术来研究工作记忆的神经机制。ERP 技术作为一种非损伤性、高时间分辨率、费用相对低、适用年龄范围广的电生理技术,可进一步精细的了解工作记忆各个加工过程所涉及的神经活动。

P300 是事件相关电位中潜伏期在 300 ms 左右的晚期正向波,由 Sutton 于 1965 年发现,研究表明 P300 是与注意、决策、辨认、记忆等认知功能有关的 ERP 成分。P300 是随记忆负荷改变而改变的主要成分,任务越难,波幅下降越快。此外,刺激间隔也会影响 P300 的波幅,刺激间隔越大,P300 波幅越大,但潜伏期无明显变化。此外也有研究发现 P300 的潜伏期与认知能力呈负相关，而 P300 的波幅与认知能力呈正相关。P300 的潜伏期反映了认知加工的速度，P300 的潜伏期延长表明需要更多的时间对刺激做出评估，波幅反映了心理资源的投入量，与所投入的心理资源量呈正相关。自从在不同认知功能受损的患者身上发现了潜伏期的延长现象，心理学界就开始把它作为检测认知损伤的依据。

工作记忆的存储和提取复述系统常被认为是分开的。语音材料的存储被认为位于后下顶叶脑回，而默读复述则被定位于左额下回（即 Broca 区）。语义工作记忆定位于前额叶和顶叶。研究表明前额叶的外侧部分（lateral prefrontal lobe，LPC）是执行空间信息材料的主要部位。目前尚未对工作记忆是否存在特异化的功能区得到一致结论。中央执行系统行使的是注意力控制的作用，当今主流的注意力理论样式认为注意力控制是执行了抑制功能。脑内有个分布广泛的网络结构，包括前扣带回、前额叶皮质、外纹状皮质、上丘、丘脑、基底节等共同执行抑制功能。在需要注意的情况下，负责选择的网络结构内部组织管理严密的控制或激活使之能够进行复杂的目标导向行为。

目前较多的神经影像（fMRI）的相关研究表明：涉及工作记忆的前额叶区域有 6 区、9 区、44 区和 46 区，这与其神经解剖是一致的。其中 44 区（Broca 区）在语义、数字任务中激活明显，且倾向左半球，这反映了工作记忆的语义提取复述过程。6 区主要与语义、空间、问题解决任务有关，也可能与一般的工作记忆有关。9 区、46 区被认为是执行了监控和调节工作记忆的许多碎片性的信息功能，所以只在特定的工作记忆任务，如 N-back 任务等需要调控工作记忆内容时被激活。

涉及工作记忆的顶叶区域主要在 7 区和 40 区，语义、数字材料因与语言有关，其激活区主要位于左侧。根据 Baddeley 模式，工作记忆语音环中的语音存储器，储存简明的信息并且可被提取复述，其中的内容也可被新的信息更新。左顶叶的激活可能反映了语音存储过程。非语义、数字材料主要激活左右大脑的 BA7 区，而且是与空间记忆有关，表面腹侧通路（ventral lateral prefrontal cortex，VlPFC）被认为负责处理物体内在属性有关的信息，而背侧通路（dorsolateral prefrontal cortex，DLPFC）与处理空间信息等有关的外在属性有关。

有研究发现前扣带回（32 区）激活反映的可能并不是工作记忆过程，而可能与任务的难易程度有关。枕叶在视觉空间任务时被激活，反映的是工作记忆的视觉注意力。

小脑主要在语义工作记忆时激活，特别是包括语音处理任务和需要 Broca 区处理的任务中。另外，小脑在其他认知过程中起着重要的作用，如运动准备、感觉的获得及注意力控制等。

四、工作记忆训练

工作记忆障碍会导致空间定位困难、不能跟踪谈话内容和学习新知识能力下降等一系列不利于患者管理疾病和提高生活质量的认知问题。而且对于健康人群来说，工作记忆受到容量的限制，并不能很好地发挥其作用。研究发现工作记忆训练是提高工作记忆的有效途径。工作记忆训练是针对低工作记忆容量个体而进行的各种工作记忆任务训练以提高其工作记忆能力的干预措施。工作记忆训练引起大脑额—顶区域激活减弱，而皮层下结构包括纹状体和尾状核区域的激活增强；工作记忆训练减少了大脑灰质的数量，增强了大脑白质的功能连通性；工作记忆训练引起尾状核上多巴胺受体的变化。训练任务包括工作记忆广度任务、刷新任务和复杂工作任务。国外已有一些较为成熟完善的工作记忆训练的程序，包括 Cogmed、Lumosity、CogniFit 和 Brain Fitness 等。

工作记忆训练对象包括：健康成年人和注意力缺陷多动障碍、智力障碍和酒精谱系障碍儿童等特殊患者、脑卒中和创伤性脑损伤等患者。无论训练对象是患者还是健康群体，训练后工作记忆容量提高，而且训练效果会向其他未训练任务上迁移。

五、结语

本章回顾并总结了近 40 年工作记忆的理论模型、研究范式、脑网络机制及训练方面的研究进展。研究者在原有的理论模型的基础上进行了总结并完善了旧理论，工作记忆的理论模型有了进一步的发展，但需要协调该领域各个理论之间的关系。工作记忆的研究范式很多，其中 N-back 任务是最典型和常用的工作记忆任务，可研究全面的工作记忆的编码、更新、保持和提取过程。fMRI 和 ERP 常被用来研究工作记忆的脑网络机制，工作记忆训练可改善健康群体和患者的工作记忆容量，而且具有迁移效应。未来尚需更多研究来进一步明确工作记忆的脑网络连接和针对不同对象的训练效果，这将为临床领域和正常人群的智力发展与学业成绩的提高提供理论支持和有效的干预方法。

（雷幸幸　宋鲁平）

参考文献

1. BADDELEY A. Working memory. Science，1992，255（5044）：556-559.

2. STORBECK J，MASWOOD R. Happiness increases verbal and spatial working memory capacity where sadness does not：emotion，working memory and executive control. Cogn Emot，2016，30（5）：925-938.

3. XIE W Z，ZHANG W W. Negative emotion enhances mnemonic precision and subjective feelings of remembering in visual long-term memory. Cognition，2017，166：73-83.

4. FAIRFIELD B，MAMMARELLA N，DI DOMENICO A，et al. Running with emotion：when affective content hampers working memory performance. Int J Psychol，2015，50（2）：161-164.

5. 张小聪，董云英，周仁来. 情绪表达在考试焦虑和工作记忆容量关系中的调节作用. 中国心理卫生杂志，2017，31（6）：495-499.

6. BJORKDAHL A，AKERLUND E，SVENSSON S，et al. A randomized study of computerized working memory training and effects on functioning in everyday life for patients with brain injury. Brain Inj，2013，27（13-14）：1658-1665.

7. SOOD N，GODFREY C，ANDERSON V，et al. Rehabilitation of executive function in paediatric traumatic brain injury（REPeaT）：protocol for a randomized controlled trial for treating working memory and decision-making. BMC Pediatr，2018，18（1）：362.

8. PHILLIPS N L，MANDALIS A，BENSON S，et al. Computerized working

memory training for children with moderate to severe traumatic brain injury: a double-blind, randomized, placebo-controlled trial. J Neurotrauma, 2016, 33（23）: 2097-2104.

9. AU J, SHEEHAN E, TSAI N, et al. Improving fluid intelligence with training on working memory: a meta-analysis. Psychon Bull Rev, 2015, 22（2）: 366-377.

第二章

面孔情绪识别及其机制的研究进展

　　面孔情绪是人类沟通和表达情绪的方式之一，准确识别和理解面孔情绪是维持正常社会功能的一个重要因素，如果识别他人情绪面孔能力存在缺陷，会导致许多人际困难，如沟通不畅、社交能力低下、幸福感降低、引发甚至加剧抑郁症状。因此，研究人类面孔情绪识别有着十分重要的意义。

一、面孔情绪识别概念、起源及内容

　　面孔情绪是指通过眉间、眼睛、口唇、鼻颊等肌肉的精细运动所呈现的情感传递方式，由一整套复杂的面部肌肉构成。能否准确地识别他人面孔并适当地做出反应，涉及医学、心理学、社会学等研究领域，为解决复杂的社会认知问题提供了新的思路和方法。因此，研究面孔情绪识别很重要。

　　关于面孔情绪的研究起源于19世纪的科学家Darwin，他认为，无论人们身处的文化背景多么不同，情绪表达的方式是天生的。因此，人类天生就具有基本情绪表达的能力。

　　Ekman等继承并发扬了Darwin的观点。例如，1971年，Ekman和Friesen在新几内亚的一个与世隔绝的部落中，调查部落成员识别西方人面孔情绪的能力，结果部落成员能够轻松完成面孔情绪识别任务。相反，这些部落成员的面孔情绪也能够快速被西方人识别。所以，Ekman 和 Friesen 断定，面孔情绪是非习得的行为模式。

基于 Darwin 和 Ekman 等的观点，国内外对面孔情绪识别领域从此逐渐展开了研究。目前，有关面孔情绪识别的研究内容主要集中于：面孔情绪识别的性别差异、面孔情绪识别的年龄差异、面孔情绪识别的 ERP 研究、面孔情绪识别的跨文化研究、特殊群体的面孔情绪识别。

面孔情绪识别的研究范式主要有点探测范式和线索—靶范式。点探测范式是发展较早的实验范式，而线索—靶范式是研究注意资源空间分配特点的经典范式。

二、面孔情绪识别的神经机制

研究表明，面孔情绪识别至少要经历两个步骤：一是核心系统对于面孔的视觉信息加工描述；二是对已经分析好的视觉信息进行解读和理解。在面孔情绪识别的过程中，皮层和皮层下组织都参与了工作。梭状回面孔区与上前额叶参与了面孔的身份识别；而对于面孔情绪识别相对活跃的脑区是后颞上沟。也有研究者认为，后颞上沟不仅自身设计情绪判断，同时作为情绪信息的中枢，汇总各种输入的面孔情绪信息，换而言之，后颞上沟负责感受情绪信息。因此，当涉及这些过程的脑区受到损害时，可能会导致面孔情绪识别障碍。

至丁判断情绪信息类型，还需要涉及情绪加工过程，关于情绪加工有三个理论模型，分别是：边缘系统理论、右半球模型理论、多模态系统理论。

（一）边缘系统理论

边缘系统理论是最早的情绪加工理论之一。该理论认为，边缘系统的主要脑区，如下丘脑、扣带回、海马、杏仁核等在情绪加工的过程中至关重要。但近年来有文献指出，该理论无法解释左右半球各自的边缘系统参与情绪处理过程时是否存在差异，并且与右半球模型理论存在一定的矛盾。

（二）右半球模型理论

右半球模型理论起源于早期对右侧脑损伤患者的研究。当时研究人员发现，当患者右侧脑损伤时，情绪表达会减少并伴有失认症。根据该模型，右脑损伤的患者情绪识别能力会受到损伤，而左脑损伤的患者，情绪识别障碍并不严重。当前的多数研究都拓展了这一理论。例如，右半球病变的患者在面孔情绪识别、情绪词识别及语音语调识别的正确率均出现大幅度下降。尽管右半球在情绪处理中有很强的偏向性，但该模型目前还不能完全解释左半球萎缩患者的情绪识别障碍问题。

（三）多模态系统理论

多模态系统理论依靠神经影像学的快速发展。人们普遍认为，情绪活动基本能映射相应的脑网络，不同的脑区损伤时会导致特定的情绪识别障碍。例如，当默认网络损伤时，患者会出现易怒、躁动等症状。但多模态系统模型不仅需要考虑处理特定情绪时所涉及典型的区域，还需要同时考虑情绪切换时，脑网络的实时动态变化。因此，关于多模态理论，目前还存在很多争议，这里不做过多探讨。

此外，处理面孔情绪识别需要各层次大脑区域协同工作，除了梭状回和颞上沟等核心区域，其他脑区，如岛叶、杏仁核前额叶等区域也都参与这一过程。

识别恐惧情绪的重要脑区是杏仁核。研究者已用功能神经影像学的分析证实了恐惧刺激和杏仁核激活的紧密联系。此外，杏仁核与悲伤和快乐也存在一定的相关性，例如，杏仁核体积与持续悲伤呈显著负相关，与持续快乐呈显著正相关。

识别厌恶情绪的重要脑区有脑岛、纹状体和基底神经节。早期的动物实验发现，大鼠的岛叶受损后，其对味觉的厌恶会消除。随后的人类研究表明，当健康受试者看到厌恶的表情时，前岛叶皮质的激活增强；相应地，岛叶受损（如亨廷顿病）的患者则表现出对厌恶情绪的识别受损。

识别惊奇情绪的重要脑区是海马旁回。而惊奇的激活脑区分正性刺激（惊喜）和负性刺激（惊恐），前者会同时激活腹内侧前额叶皮质，后者会同时激活杏仁核右侧。

识别悲伤情绪的脑区尚存在争议。曾有 PET 研究表明，当受试者看到悲伤的面孔时，左右杏仁核及右颞极的活动性均会增强；但也有分析显示，看到悲伤情绪会导致受试者后扣带回激活。悲伤与左侧胼胝体下皮质和左侧眶额皮质及中背外侧额叶皮质相关。

三、 面孔情绪识别障碍在不同精神疾病中的表现

许多临床案例显示，精神类疾病患者多会出现不同程度的面孔情绪识别障碍。例如，在额颞叶痴呆（frontotemporal lobar dementia，FTD）中，患者对恐惧和悲伤会出现明显的识别障碍；在轻度认知障碍（mild cognitive impairment，MCI）中，患者则对愤怒和惊讶的识别能力受损；在阿尔茨海默症（Aizheimer's disease，AD）中，患者对恐惧和愉悦的识别功能相对较差。因此，我们基于先前的文献报道，将面孔情绪识别障碍在这三类疾病中的研究进展做进一步归纳。

（一）面孔情绪识别障碍在 FTD 中的研究进展

FTD 患者的核心特征是共情能力缺失、行为刻板、洞察力下降。变异型额颞叶痴呆（behavioral variant frontotemporal dementia，bv-FTD）是 FTD 中最常见的亚型，在 bv-FTD 患者中，人们普遍认为其情绪识别能力受损，但究竟是识别哪种情绪的能力受损还普遍存在争论。例如，一些研究发现，bv-FTD 患者对消极情绪，如恐惧、愤怒、悲伤、厌恶的识别能力存在弥漫性的障碍；而另一些研究发现，bv-FTD 患者对上述情绪的识别存在选择性保留，如患者可识别恐惧却不能识别悲伤。

值得一提的是，有研究指出，镜像神经元是引起共情活动的解剖学基础，而共情能力受损是 FTD 的典型特征之一。既往研究表明，人类的镜像神经元主要位于额下回后部（BA44）、前运动皮质（BA6）、顶下小叶（BA39、BA40）等部位，而这些区域往往也是面孔情绪识别的重要脑区。所以，从镜像神经元的角度来探索 FTD 患者的情绪识别能力，可能成为新的研究切入点。

目前对 FTD 患者面孔情绪识别障碍的研究尚不多见，但随着各项研究技术的不断发展（如功能磁共振成像、脑磁图、经颅磁刺激等），将有助于了解 FTD 患者的面孔情绪识别机制，为患者的临床治疗带来新的福音。

（二）面孔情绪识别障碍在 MCI 中的研究进展

MCI 被认为是介于正常老化和临床痴呆之间的过渡阶段，关于面孔情绪识别障碍在 MCI 中的表现，许多研究人员都尝试对其做出合理解释，但得出的研究结果却不尽相同。既往研究普遍认为，MCI 患者对 6 种基本面孔情绪（恐惧、厌恶、悲伤、快乐、惊奇、愤怒）的识别均受到损害，但由于实验方法的不同，结果往往存在争议。例如，Goodkind 等认为，情绪识别的研究大多使用面部情绪的照片，仅仅要求受试者识别静态情绪，包括一组负性情绪（愤怒、厌恶、恐惧和悲伤）和一个正性情绪（愉悦），这种实验方法相对容易设计操作，但真正的情绪识别依赖于一个复杂的神经网络，涉及感知觉、运动模仿、信息交流等动态过程。因此，他设计了一个视频实验，让受试者识别真实情景中的面孔情绪，对其能力进行评估。在该实验中，受试者被要求识别目标人物在 30秒的电影剪辑中所经历的情绪，刺激是动态的，多模态的（包含视觉刺激和听觉刺激）11 个片段描绘了 4 种消极情绪（愤怒、恐惧、厌恶和悲伤）、4 种积极情绪（喜爱、娱乐、平静和热情）、3 种自觉情绪（尴尬、骄傲和羞耻）。实验结果表明，积极情绪识别障碍的严重程度可能不如消极情绪和自觉情绪。由此可见，设计多模态多维度的研究，将会使面孔情绪识别的研究结果更加可靠。

（三）面孔情绪识别障碍在 AD 中的研究进展

在 AD 病程早期，患者的面孔情绪识别能力完整，但随着时间推移，面孔情绪识别能力下降。人们普遍认为，患者的面孔情绪处理能力下降与不同的脑区萎缩有关，例如，多数 AD 患者的右侧扣带回、双侧海马、右侧杏仁核和伏隔核都可发生不同程度的萎缩。伏隔核是奖赏环路的重要组成部分，与奖赏—激励行为有关；而众所周知，杏仁核也是情绪环路的重要节点，与恐惧情绪的发生有关。有研究者指出，AD 患者会表现出对情绪感受和情绪诱发事件相分离的现象，他们长时间感受某件事带来的负性情绪，但却想不起引起这种情绪的原因。此外，也有研究者认为，AD患者的面孔情绪处理缺陷与岛叶和前扣带回变薄有关。前扣带回皮质受损既能够引起AD患者的面孔情绪识别障碍，也是导致典型AD的重要原因之一，二者相互影响。因此，可以看出研究人员还没有对AD患者面孔情绪识别障碍的机制达成共识。

四、小结与展望

关于面孔情绪识别及其机制的研究进展，本章分别从三个角度对其做出阐述：①面孔情绪识别的概念、起源及内容；②面孔情绪识别的神经机制；③面孔情绪识别障碍在不同精神疾病中的表现。对面孔情绪识别的研究依然有很强的理论意义和现实意义。

目前有关面孔情绪识别的刺激材料目前多采用静态图片刺激，少数则采用动态视频刺激。这些研究结果是否能够预测人们在真实情景中的表现，使用这些材料时激活的脑区与真实情境中激活的脑区是否一致，成为进一步有待解决的问题。

另外，国外关于面孔情绪识别的研究，其实验范式、实验材料及测量工具大多为成熟系统，可操作性强。但随着国内对情绪面孔识别越来越多的关注，我们可继承先前优秀的研究成果，立足于本土文化和社会现实，开发本土化的实验材料及实验工具进行更深入的研究。

综上所述，尽管人们已经为面孔情绪识别的相关研究做了大量的工作，但许多问题仍然没有答案，后续的研究可设计新的实验任务，结合新的技术将有助于进一步了解这个重要领域。

（程　健　宋鲁平）

参考文献

1. STOVER K R, CAMPBELL M A, VAN WINSSEN C M, et al. Early detection of cognitive deficits in the 3xTg-AD mouse model of Alzheimer's disease.Behav Brain Res, 2015, 289: 29-38.

2. GARCÍA-CASAL J A, GOÑI-IMIZCOZ M, PEREA-BARTOLOMÉ M V, et al. The efficacy of emotion recognition rehabilitation for people with Alzheimer's disease.J Alzheimers Dis, 2017, 57 (3): 937-951.

3. 王妍, 罗跃嘉. 面孔表情的 ERP 研究进展. 中国临床心理学杂志, 2004, 12 (4): 428-431.

4. GOODKIND M S, STURM V E, ASCHER E A, et al. Emotion recognition in frontotemporal dementia and mild cognitive impairment: a new film-based assessment. Emotion, 2015, 15 (4): 416-427.

5. GARCIA-CASAL J A, GONI-IMIZCOZ M, PEREA-BARTOLOME M V, et al. Emotion recognition rehabilitation combined with cognitive stimulation for people with Alzheimer's disease. Rev Neurol, 2017, 65 (3): 97-104.

6. 肖明岳. 情绪面孔认知研究方法综述. 心理学进展, 2019, 9 (1): 11-17.

7. BORA E, VELAKOULIS D, WALTERFANG M. Meta-Analysis of facial emotion recognition in behavioral variant frontotemporal dementia: comparison with alzheimer disease and healthy controls.J Geriatr Psychiatry Neurol, 2016, 29 (4): 205-211.

8. ÖZBEYLI D, SARI G, ÖZKAN N, et al. Protective effects of different exercise modalities in an Alzheimer's disease-like model.Behav Brain Res,

2017，328：159-177.

9. GUZMÁN-VÉLEZ E，WARREN D E，FEINSTEIN J S，et al. Dissociable contributions of amygdala and hippocampus to emotion and memory in patients with Alzheimer's disease.Hippocampus，2016，26（6）：727-738.

10. BOHN L，KWONG SEE S T，FUNG H H，et al. Time perspective and positivity effects in Alzheimer's disease.Psychol Aging，2016，31（6）：574-582.

11. PARK S，KIM T，SHIN S A，et al. Behavioral and neuroimaging evidence for facial emotion recognition in elderly korean adults with mild cognitive impairment，Alzheimer's disease，and frontotemporal dementia. Front Aging Neurosci，2017，9：389.

12. DUCLOS H，BEJANIN A，EUSTACHE F，et al. Role of context in affective theory of mind in Alzheimer's disease.Neuropsychologia，2018，119：363-372.

13. TORRES B，SANTOS R L，SOUSA M F，et al. Facial expression recognition in Alzheimer's disease：a longitudinal study.Arq Neuropsiquiatr，2015，73（5）：383-389.

14. EL HAJ M，RAFFARD S，ANTOINE P，et al. Emotion and destination memory in Alzheimer's disease.Curr Alzheimer Res，2015，12（8）：796-801.

15. SILVERI M C，FERRANTE I，BRITA A C，et al. "The memory of beauty" survives Alzheimer's disease（but cannot help memory）. J Alzheimers Dis，2015，45（2）：483-494.

16. MARIA G G，JUAN G G. Negative Bias in the perception and memory of emotional information in Alzheimer's disease. J Geriatr Psychiatry Neurol，

2017，30（3）：131-139.

17. GÓMEZ-GALLEGO M，GÓMEZ-GARCÍA J. Effects of stress on emotional memory in patients with Alzheimer's disease and in healthy elderly.Int Psychogeriatr，2018，30（8）：1199-1209.

18. SMID J，ADONI T. Behind the faces：Alzheimer's disease and emotional blindness.Arq Neuropsiquiatr，2015，73（5）：381-382.

19. RIZZOLATTI G，CATTANEO L，FABBRI-DESTRO M，et al.Cortical mechanisms underlying the organization of goal directed actions and mirror neuron -based action understanding. Physiol Rev，2014，94：655-706.

20. KARGER C R. Emotional experience in patients with advanced Alzheimer's disease from the perspective of families，professional caregivers，physicians，and scientists. Aging Ment Health，2018，22（3）：316-322.

第三章

小脑认知功能机制及功能影像学研究进展

长期以来，人们普遍认为小脑只起到运动控制和协调的作用，其损害主要表现为共济失调、平衡障碍、眩晕眼震等。随着神经影像技术的发展，小脑非运动认知功能渐渐被了解。研究表明小脑病变可引起高级认知功能损害，如执行功能障碍、空间认知障碍、人格改变、言语困难等。本章将从解剖学通路、可能的机制及影像学成像等方面阐述小脑认知功能的研究进展。

一、小脑解剖与认知功能

（一）小脑解剖及分区

人类小脑位于大脑半球后方，由中央蚓部及两侧的小脑半球组成。小脑的灰质由分子层、Purkinje 细胞层和后颗粒层构成；两侧小脑半球白质内各有四个小脑核，由内向外依次为顶核、球状核、栓状核和齿状核。小脑由小脑后下动脉、小脑前下动脉和小脑上动脉供血，侧支循环较大脑差。

1970 年，Larsell 将人小脑由前至后区分为 10 个用罗马数字标明的横向小叶。根据传入纤维及其功能的不同，也可将小脑分为：

前庭小脑（古小脑），脊髓小脑（旧小脑）和大脑小脑（新小脑）。其中大脑小脑位于小脑半球外侧部，其输入全部来自大脑皮层，传出经齿状核到达大脑皮层运动区、运动前区和前额叶皮层，它的作用是调控躯干四肢骨骼肌的随意运动功能和精细运动功能。人类大脑小脑体积大大超过猴子和猫，而且已有研究证实它可与大脑共同完成认知及情感功能。

（二）小脑的解剖学通路

随着小脑结构研究的深入，小脑认知功能相关解剖通路逐渐被了解。20世纪80年代，McCormick等就通过家兔的眨眼反射模型发现了小脑与大脑皮质（包括运动皮层和大脑其他高级功能脑区）之间存在广泛的纤维联系。之后的许多研究也发现小脑不仅有躯体感觉的传入，而且还接收与认知、情感有关的高级皮层信息，这些信息经小脑内部传递后，再投射到前额叶、顶下小叶等脑区，参与高级认知活动。

Schmahmann等通过一系列研究发现小脑与大脑存在双向纤维。大脑联络皮质发出纤维束分布于脑桥（如前额叶皮质发出纤维束至脑桥中腹侧核，大脑半球后部皮质发出的纤维束多至脑桥背腹侧核），形成皮质脑桥束，再经小脑中脚至小脑后叶皮质，形成"大脑—脑桥—小脑投射"，这一通路为小脑认知功能的传入通路。大脑传至小脑的信息经小脑反馈后，由小脑深部核团（主要为齿状核）发出纤维束传至丘脑非运动核团（同侧多，对侧少），这些核团再发出纤维束传至大脑前额叶皮质及与前额叶存在密切联系的前辅助运动皮质，形成"小脑—丘脑—纹状体—大脑投射"，从而形成完整的"大脑—小脑环路"。

Bostan 等在解剖学方面证实了小脑—基底神经节—大脑皮层回路中的异常活动会导致认知及精神障碍。也有研究利用动物模型发现破坏这些存在于脑桥脚背盖区的核团可引起认知障碍，从而进一步验证了此通路。此外，一些研究通过示踪技术发现，齿状核也会向纹状体发出纤维，提示齿状核的多巴胺能神经元—红核—黑质—纹状体—皮层传导通路可能参与小脑认知过程。

联系不同脑区的小脑皮质的损伤会引起不同形式的认知障碍，如联系 Broca 区小脑区域参与语言的认知和表达；与大脑感觉区相联系的小脑皮质参与感觉功能；与边缘叶相联系的小脑皮质参与情绪及自主神经功能；与额叶皮质相联系的小脑外侧部皮质参与认知及语言功能，这更进一步提示小脑可能具有不同的功能分区。

二、小脑认知功能障碍机制

除了单纯的小脑损伤，在阿尔茨海默病、多发性硬化等疾病中，小脑病变也可参与引起认知障碍。小脑损害导致认知功能障碍的机制目前还在探讨，但已有许多研究发现"大脑—小脑"回路破坏可能是认知障碍的主要原因。

小脑交叉性神经功能联系障碍（crossed cerebellar diaschisis, CCD）由 Baron 等提出，它指一侧幕上性脑损伤会使对侧小脑半球血流及脑氧代谢率明显降低。Sui 等发现，一侧大脑缺血性卒中使对侧小脑半球的血流量及代谢减少，电刺激小脑顶核可以减轻血管性痴呆的症状，提示小脑的损伤可能导致认知障碍。且 Sommer 等发现 CCD 是否发生取决于幕上灌注减少的程度而与梗死体积无关，这进一步提示大脑、小脑之间的联系。

CCD 的产生机制未明，学者认为其主要与皮质—脑桥—小脑

（cortical-ponts-cerebellum，CPC）传导通路被抑制有关。Kultas 等对动物模型神经元的示踪发现，脑桥核团到对侧小脑投射的损伤会使小脑血流量减少。Harding 等通过磁共振衡量扩散张量成像发现小脑发育不全患者存在小脑到对侧大脑半球的轴突连接的中断。Reesink 等还猜测 CCD 的发生机制可能是由非淀粉样神经纤维变性引起的。

三、小脑组件结构及功能性脑成像研究

Groenewegen 等提出小脑组件式结构的概念，即小脑因各部分所接受的信息不同，其不同部位具有不一样的功能。已有许多功能影像学研究证实小脑在认知过程中的作用，且这种方法越来越多的应用于小脑认知功能分区的研究。

（一）小脑的组件结构

Groenewegen 等提出的小脑组件式结构认为：一个组件代表一个单位，由于输入与输出端的不同，使各个组件具有不同的功能。小脑每个组件都包含一个微小区带，各微小区带中所包含的 Purkinje 细胞（P 细胞）轴突投射到小脑核中的特定神经元群，后者将经小脑整合后的信息传向小脑以外特定的脑区，这就构成了一个小脑组件的基本架构。

在小脑组件式结构中，P 细胞是信息整合的关键。每个 P 细胞都接受两类兴奋性信号输入，一类源于延髓下橄榄核（inferior olivary nucleus，IO），其输入神经为攀缘纤维（climbing fiber，Cf）、IO 和不同的感觉传入纤维间，Cf 和它们所联系的 P 细胞间均有部位对应关系。每个小脑组件神经都从 Cf 进入微小区带，最

后到达该组件的终端输出。P 细胞的另一类输入与各个组件之间的横向联系有关，它进入小脑的苔状纤维（moss fiber，Mf），每个 Mf 同多个颗粒细胞形成突触，后者进入分子层后形成平行纤维（parallel fibers，Pf）。这些 Pf 分别又在 Purkinje 细胞层间与多个 P 细胞树突形成突触联系。Eccles 等用电生理方法测出每个 Pf 侧横向走行长度为 3mm，推算出一个 Pf 至少与 300 个 P 细胞的树突形成突触，可见 Mf 的辐散程度，Eccles 等还猜测这种横向联系参与条件反射的形成。

目前已有动物实验表明小脑局部组件式结构与认知的关系。最为经典的是家兔眨眼反射模型，McCormick 通过此模型发现，小脑皮质与背侧海马 CA1/CA3 区之间有经苔状纤维和攀缘纤维的多突触投射。Middleton 等进行猴神经元示踪，发现示踪剂可由大脑皮层 46 区神经元逆行至齿状核的腹侧部，提示新齿状核的纤维可传入大脑前额区，从而与大脑共同参与学习活动。Cerminara 等通过对大鼠小脑组件模型分析发现，苔状纤维也存在着组件结构，即其传入的小脑区域是固定的。

然而，近期有一些研究从解剖、生理和遗传方面发现人类小脑皮层并非为均匀的细胞结构，皮质微电路的差异也许才是小脑各区域功能不同的原因。

（二）fMRI 技术验证了小脑的认知功能

功能性脑成像指通过测量正常人局部脑血流和血氧水平的相关变化从而无创并且间接地反映特定部位的神经活动，主要包括 PET 和 fMRI 等技术。

已有研究通过 fMRI 定位发现小脑运动区位于古小脑前部，而与注意有关区域位于新小脑后部。一些研究利用 fMRI 发现，认知过程中小脑双侧齿状核输出核团的激活面积远大于肢体运动时的激活面积，且认知活动复杂性越高，激活程度越大，提示小脑参与了认知过程。

（三）功能性脑成像与小脑认知功能定位

1. 小脑的运动学习功能定位

小脑活动在运动前后有明显的变化，且已有许多研究通过动物模型及 fMRI 研究发现这种变化不仅与运动操作有关，还与小脑直接参与了学习过程有关。Sauvage 等对健康受试者进行对指运动，利用 fMRI 发现双侧大脑及小脑被激活。Fautrelle 等通过接球试验发现左右小脑都参与处理传感器—运动误差，且以右小脑前部激活更强。Ionta 等也发现运动过程中大脑—右侧小脑（运动肢体同侧）网络在运动图像中表现出更强的激活。Kuper 等还对慢性局灶性小脑病变患者体素性病变症状映射（voxel-based lesion symptom mapping，VLSM），研究发现，小脑Ⅳ、Ⅴ、Ⅵ的病变与手部传导减慢有关，而小脑Ⅵ、Ⅴ、Ⅵ、Ⅶ、Ⅷ 的病变与运动直线度受损有关，提示小脑运动学习的不同功能分区。

一些研究发现小脑的激活程度与运动的复杂性和熟悉程度有关，但其结论不同。Walz 等发现随着时间的推移，在连续的手指运动过程中，辅助运动、前额叶皮质背侧、顶叶皮质区和小脑外侧区的激活减少。而 Lorey 等发现在手指运动过程中，随着精度需求的增加，小脑前部和上顶叶（superior parietal lobe，SPL）前部的激活量逐步增加。未能控制学习前后运动频率及研究方法为短时程学习可能为结论差异的原因。

2. 小脑与语言加工

已有研究证实小脑相关的言语损伤除了发音和构音器官肌肉运动不协调外，还包括语法错误和轻度的命名不能等，并且研究通过功能脑成像发现受试者进行语言加工任务时，右侧小脑被激活。D'Mello 等对受试者进行语义处理和语义预测任务时发现右侧小脑后部区域被激活，且其激活模式与左侧额下回相同，提示小脑协同大脑皮层参与语言加工过程。Lin 等的研究也验证了上述结果，他们发现右侧小脑在语义辨别任务中被激活，且任务难度越大（反应时越长）激活体积和强度越大。Marve 等通过功能影像学还发现，随着语言复杂性的增加，新小脑外侧区开始激活。Turkeltaub 等还发现在对小脑右后外侧区域进行经颅直流电刺激（transcranial direct current stimulation，tDCS）后健康受试人群的语言流畅性提高。

随着功能影像学的发展，小脑功能定位越来越准确：Stoodley 等的研究表明，动词产生任务会激活右侧小脑半球的第Ⅵ、第Ⅶ和第ⅧA 区。Lesage 等的研究表明，巴斯克词汇学习任务和同义词任务会激活右侧小脑蚓及右侧小脑第Ⅱ区。

此外，近期的研究显示除右侧小脑外的其他小脑区域也可能与语言加工相关。Moberget 等对 10 例小脑内侧原发损伤的患者进行 fMRI 发现，相较对照组，当进行默读任务时，双侧听觉皮层和顶叶内膜并未激活，提示此区小脑与内部语言的关系。Marien 等对一例左侧小脑卒中患者进行 fMRI 研究发现，左侧小脑损伤可能会影响非母语语言的词语语义检索功能，他们还猜测左侧小脑损伤是通过影响右前额叶的传导从而参与语言的加工。

3. 小脑与工作记忆

工作记忆是一种为复杂的任务提供临时的必需信息的记忆系统。有研究发现，工作记忆任务时小脑被激活。Durisko 等利用 fMRI 发现词语工作记忆加工主要定位在小脑的上外侧，提示小脑与工作记忆相关。Luis 等利用 fMRI 对老年健康人群进行研究，发现 N-back 任务的施行会激活与额顶叶相联系的小脑区。Baier 等对伴有单侧小脑损伤的缺血性脑卒中患者进行任务测试及 MRI 分析，发现小脑扁桃体、蚓锥体和下半月小叶参与阻止无关信息进入工作记忆这一过程。

Stoodley 等发现定步调连续加法任务测验可激活脑前额叶、运动前区和双侧小脑区（特别是第Ⅳ和第Ⅶ小叶），且要在刺激按顺序编码的情况下才能完成任务。Ferrari 等对右侧小脑进行经颅磁刺激，发现受试者失去了对视觉短期记忆顺序的识别。这些研究提示小脑可能参与工作记忆的序列学习。

此外，Yang 等利用 fMRI 对正常人群自主言语产生这一行为研究，发现小脑Ⅵ叶与获取信息、小叶Ⅰ与言语产生有相关性。Stoodley 等还根据小脑选择性任务激活测试中的峰值进行了荟萃分析，他发现：小叶Ⅵ和脚Ⅰ与语言、言语工作记忆有相关性；小叶Ⅵ、脚Ⅰ、小叶ⅦB 与执行功能有相关性；小叶Ⅵ、脚Ⅰ、小叶Ⅶ内侧与情绪加工有相关性。

（四）临床脑功能成像研究的局限性

脑功能成像研究虽对小脑认知功能的研究做出了巨大贡献，但仍存在不足。其最大的缺点是其所成影像与实际神经元兴奋之间存在时间差，因此要求研究者要事先了解局部神经元兴奋与整体行为的关系。此外，影像学研究方法太过宏观，无法在细胞水平进行分析。因此，研究者可以在记录动物整体行为反应的同时，同步记录神经元水平的电活动，使整体与单个细胞相结合。如对小脑运动学习机理的研究就是在家兔眨眼条件反射模型上采用了这一方法，但这一方法不适用于人体。综上所述，多种研究已证实小脑与运动学习、语言加工、工作记忆和情绪调节等认知功能有关。这些研究表明，小脑认知功能的基础是大脑与小脑间的双向联系，即"大脑—小脑环路"，一些学者还提出小脑"组件式结构"这一概念，认为小脑不同部分所接受的信息来源不同，但它们受到处理的方式却大致相似，这一猜测随着功能影像学的发展逐渐被肯定。功能影像学还为小脑认知功能的定位提供了重要线索。

然而对于小脑功能的研究还存在一些问题，如小脑中的纤维联系在认知活动中扮演的角色是什么，功能影像是否能将精确度提升到细胞水平……相信随着更加先进的研究方法和成像手段的出现，人们对小脑认知功能的机制会研究的更加深入，从而可以正确认识相关疾病，指导临床医生进行有效的治疗。

（刘　琪　姚婧璠　孙海欣　张玉梅）

参考文献

1. KOZIOL L F, BUDDING D, ANDREASEN N, et al. Consensus paper: the cerebellum's role in movement and cognition. Cerebellum, 2014, 13（1）: 151-177.

2. MOTHERSILL O, KNEE-ZASKA C, DONOHOE G. Emotion and theory of mind in schizophrenia-investigating the role of the cerebellum. Cerebellum, 2016, 15（3）: 357-368.

3. ZANATTA A, CHERICI C, BARGONI A, et al. Vincenzo malacarne （1744-1816）and the first description of the human cerebellum. Cerebellum, 2018, 17（4）: 461-464.

4. STOODLEY C J, SCHMAHMANN J D. Functional topography of the human cerebellum. Handb Clin Neurol, 2018, 154: 59-70.

5. MANTO M, MARIEN P. Schmahmann's syndrome-identification of the third cornerstone of clinical ataxiology. Cerebellum Ataxias, 2015, 2: 2.

6. STOODLEY C J, MACMORE J P, MAKRIS N, et al. Location of lesion determines motor vs. cognitive consequences in patients with cerebellar stroke. Neuroimage Clin, 2016, 12: 765-775.

7. BOSTAN A C, DUM R P, STRICK P L. Functional Anatomy of Basal Ganglia Circuits with the Cerebral Cortex and the Cerebellum. Prog Neurol Surg, 2018, 33: 50-61.

8. CALIGIORE D, PEZZULO G, BALDASSARRE G, et al. Consensus paper: towards a systems-level view of cerebellar function: the interplay

between cerebellum, basal ganglia, and cortex. Cerebellum, 2017, 16（1）: 203-229.

9. BOSTAN A C, STRICK P L. The basal ganglia and the cerebellum: nodes in an integrated network. Nat Rev Neurosci, 2018, 19（6）: 338-350.

10. GUELL X, JDE G, SCHMAHMANN J D. Triple representation of language, working memory, social and emotion processing in the cerebellum: convergent evidence from task and seed-based resting-state fMRI analyses in a single large cohort. Neuroimage, 2018, 172: 437-449.

11. TOBYNE S M, OCHOA W B, BIRELEY J D, et al. Cognitive impairment and the regional distribution of cerebellar lesions in multiple sclerosis. Mult Scler, 2018, 24（13）: 1687-1695.

12. JACOBS H I L, HOPKINS D A, MAYRHOFER H C, et al. The cerebellum in Alzheimer's disease: evaluating its role in cognitive decline. Brain, 2018, 141（1）: 37-47.

13. HOCHE F, GUELL X, VANGEL M G, et al. The cerebellar cognitive affective/Schmahmann syndrome scale. Brain, 2018, 141（1）: 248-270.

14. SOMMER W H, BOLLWEIN C, THIERFELDER K M, et al. Crossed cerebellar diaschisis in patients with acute middle cerebral artery infarction: occurrence and perfusion characteristics. J Cereb Blood Flow Metab, 2016, 36（4）: 743-54.

15. REESINK F E, GARCIA D V, SANCHEZ-CATASUS C A, et al. Crossed cerebellar diaschisis in Alzheimer's disease. Curr Alzheimer Res, 2018, 15（13）: 1267-1275.

16. HARDING I H, CORBEN L A, STOREY E, et al. Fronto-cerebellar dysfunction and dysconnectivity underlying cognition in friedreich ataxia: The

IMAGE-FRDA study. Hum Brain Mapp, 2016, 37（1）: 338-50.

17. LAWRENSON C, BARES M, KAMONDI A, et al. The mystery of the cerebellum: clues from experimental and clinical observations. Cerebellum Ataxias, 2018, 5: 8.

18. RAYMOND J L, MEDINA J F. Computational principles of supervised learning in the cerebellum. Annu Rev Neurosci, 2018, 41: 233-253.

19. APPS R, HAWKES R, AOKI S, et al. Cerebellar modules and their role as operational cerebellar processing units. Cerebellum, 2018, 17（3）: 1-2.

20. CERMINARA N L, LANG E J, SILLITOE R V, et al. Redefining the cerebellar cortex as an assembly of non-uniform purkinje cell microcircuits. Nat Rev Neurosci, 2015, 16（2）: 79-93.

21. VELLA A, MASCALCHI M. Nuclear medicine of the cerebellum. Handb Clin Neurol, 2018, 154: 251-266.

22. SUMNER P J, BELL I H, ROSSELL S L. A systematic review of task-based functional neuroimaging studies investigating language, semantic and executive processes in thought disorder. Neurosci Biobehav Rev, 2018, 94: 59-75.

23. WALZ A D, DOPPL K, KAZA E, et al. Changes in cortical, cerebellar and basal ganglia representation after comprehensive long term unilateral hand motor training. Behav Brain Res, 2015, 278: 393-403.

24. FIEZ J A. The cerebellum and language: Persistent themes and findings. Brain Lang, 2016, 161: 1-3.

25. HUTTON J S, AUID- OHO, PHELAN K, et al. Story time turbocharger? Child engagement during shared reading and cerebellar activation and connectivity in preschool-age children listening to stories. PLoS One, 2017, 12（5）: e0177398.

26. D' MELLO A M, TURKELTAUB P E, STOODLEY C J. Cerebellar tDCS modulates neural circuits during semantic prediction: a combined tDCS-fMRI study. J Neurosci, 2017, 37 (6): 1604-1613.

27. TURKELTAUB P E, SWEARS M K, D' MELLO A M, et al. Cerebellar tDCS as a novel treatment for aphasia? Evidence from behavioral and resting-state functional connectivity data in healthy adults. Restor Neurol Neurosci, 2016, 34 (4): 491-505.

28. LESAGE E, NAILER E L, MIALL R C. Cerebellar BOLD signal during the acquisition of a new lexicon predicts its early consolidation. Brain Lang, 2016, 161: 33-44.

29. MOBERGET T, HILLAND E, ANDERSSON S, et al. Patients with focal cerebellar lesions show reduced auditory cortex activation during silent reading. Brain Lang, 2016, 161: 18-27.

30. MARIEN P, VAN DUN K, VAN DORMAEL J, et al. Cerebellar induced differential polyglot aphasia: a neurolinguistic and fMRI study. Brain Lang, 2017, 175: 18-28.

31. LUIS E O, ARRONDO G, VIDORRETA M, et al. Successful working memory processes and cerebellum in an elderly sample: a neuropsychological and fMRI study. PLoS One, 2015, 10 (7): e0131536.

32. FERRARI C, CATTANEO Z, OLDRATI V, et al. TMS over the cerebellum interferes with short-term memory of visual sequences. Sci Rep, 2018, 8 (1): 6722.

33. SCHMAHMANN J D. The cerebellum and cognition. Neurosci Lett, 2019, 688: 62-75.

第四章

血流动力学因素引起的认知障碍

一、血流动力学因素与认知障碍的概述

（一）血流动力学因素引起认知障碍的定义

认知障碍的疾病谱涵盖神经系统的多种疾病，如缺血性脑白质疏松症、帕金森病、腔隙性脑梗死、癫痫等，这些疾病的发生及发展与脑血管血流动力学的改变密切相关。由于脑血管病变导致的认知障碍称为血管性认知障碍（vascular cognitive impairment，VCI），包括 MCI 和早期较为隐匿的认知减退，可逐渐发展为血管性痴呆（vascular dementia，VaD）。

血流动力学的基本监测参数包括脑血流量（cerebral blood flow，CBF）、平均血流速度（mean blood flow velocity，Vm）、峰值流速（peak flow velocity，Vp）、舒张末期流速（end diastolic velocity，Vd）、收缩期峰值血流速度（peak systolic velocity，Vs）、收缩—舒张期血流速度比值（systolic-diastolic ratio of blood flow velocity，S/D）、搏动指数（pulsatility index，PI）、阻力指数（resistance index，RI）等，它们可以在一定程度上影响认知功能。

（二）流行病学现状

流行病学调查显示，在老年人群中，VaD 所占比例为 10% ~ 15%，其中，社区流行病学 Meta 分析结果显示，我国 55 岁以上人口中 VCI 占痴呆比例为 30.6%，说明血流动力学因素引起脑血管病变，从而导致的认知障碍应引起重视。脑小血管病变，如腔隙性脑梗死等，是认知功能下降和 VCI 的重要预测因素之一，患者发病后约有 1/3 会出现认知障碍，11% ~ 23% 的患者会进展为痴呆。可见，在认知障碍的发展过程中，血流动力学的改变会对认知功能产生一定影响。

二、血流动力学改变引起认知障碍的机制

（一）血流动力学指标与不同疾病的认知功能

1. 脑白质病变

脑白质疏松症（leukoaraiosis，LA）属于神经系统脱髓鞘疾病，监测患者血流动力学的改变可以提高认知能力减退的早期诊断。丁洁等研究表明，大脑前动脉（anterior cerebral artery，ACA）的 Vs 降低，ACA 供血的额叶认知功能下降。此外，也有研究表明，脑白质疏松症患者的 PI 和 RI 越高，血流速度越慢，认知功能损伤越严重，其中，大脑中动脉（middle cerebral artery，MCA）的 PI 升高对患者的认知功能损害具有早期预测价值。脑白质高信号（white matter hyperintensities，WMH）是 MCI 的危险因素，其发展与主动脉的血流动力学因素有关。Barnes 等研究表明，WMH 与主动脉增厚指数（aortic augmentation index，Alx）呈正相关，与主动脉往返时间（aortic round trip travel time，Aortic TR）呈负相关。

评估主动脉的血流动力学因素有助于评价患者 WMH 发展速度的风险，以减少认知损害。

2. 帕金森病（Parkinson's disease，PD）

PD 是多巴胺能神经元变性、死亡引起的神经系统疾病，认知障碍是主要的非运动症状之一，血流动力学指标与 PD 的认知障碍有一定相关性。赵茸等研究表明，PD 患者的 CBF 灌注降低与认知障碍的严重程度有关，主要表现在额叶与颞叶，也有表现在边缘系统、左侧大脑或全脑。尽管病变部位不完全相同，但 PD 患者的认知障碍都伴有一定程度的 CBF 灌注降低。陈伟巍等研究表明，对于帕金森病患者认知障碍的表现，血流动力学改变的同时常伴有血生化指标的异常。血浆载脂蛋白 A1（apolipoprotein A-1，Apo A-1）水平降低，增加动脉粥样硬化的风险，与血管阻力增加有关。

3. 腔隙性脑梗死

腔隙性脑梗死是脑小血管病的常见表现形式，其血流动力学改变是卒中后认知障碍的重要预测因素。李慧英等研究表明，腔隙性脑梗死患者右侧基底节区及左侧额叶 CBF 降低，局部脑血流灌注不足，对患者的认知功能产生不利影响。

4. 颞叶癫痫

颞叶癫痫是在成人中常见的癫痫综合征，其认知功能障碍与脑血流动力学改变有关。王淑贤等研究表明，颞叶癫痫患者存在认知障碍与血流动力学异常，ACA、MCA 的 Vp、Vm 减低，PI、RI、S/D 增加，对颞叶癫痫患者认知障碍的诊断有一定价值。

由此可见，不同疾病导致的认知障碍，都可伴有血流动力学的改变及血生化的异常，主要为血流速度的下降、血管阻力的增加与血管收缩 - 舒张功能的失衡。

（二）血流动力学影响认知功能的基础研究

慢性脑灌注不足（chronic cerebral hypoperfusion，CCH）可引起认知障碍，Jing 等利用双侧颈总动脉闭塞术（bilateral common carotid artery occlusion，BCCAO）研究大鼠大脑皮层、纹状体和小脑的 CBF、血管生成及细胞病理学的动态变化与认知功能损伤之间的关系。结果显示，BCCAO 术后皮质、纹状体、小脑的 CBF 明显下降，但椎动脉扩张。尽管微血管数量持续下降，但术后第 3 周时有所回升。此外，微血管数量下降的同时伴有皮质和纹状体神经元的变性，但术后第 4 周神经胶质细胞数量增多。可见，CCH 诱导了一种试图维持最佳脑血流的代偿机制，但代偿有限，不能防止永久性缺血后神经元的损失及认知功能的损伤。

（三）影响血流动力学及认知功能的因素

影响血流动力学的各种因素主要作用是降低大脑血流灌注与血红蛋白浓度，或者通过影响心血管功能继而影响脑组织的血流动力学指标。

1. 心功能不全

认知障碍在心力衰竭中普遍存在。有研究发现，心脏指数较高的患者，注意力表现较差，存在多个领域的认知障碍。心输出量，尤其是左室搏出量越低，其处理速度越差，执行能力越差。此外，高血压可导致局部脑血流灌注不足，当累及左额叶下缘时，会降低语音流畅性。

2. 糖尿病

糖尿病会导致外周动脉病变，并导致夜间中枢性血压下降，降低 CVR，使患者整体认知功能尤其是执行能力下降。当病变累及颈动脉时，还会造成患者记忆力、注意力的下降，使患者认知功能较差。

3. 高龄

Bierre、Hamasaki 等研究发现，大脑退化的老年人在执行较困难的任务时，执行能力下降的同时伴有总血红蛋白及氧合血红蛋白浓度升高，但浓度皆低于青年人，其中左前额叶皮层最明显。

4. 肥胖

有研究表明，体脂率及 BMI 高的人，其扣带回后侧、楔叶前侧、枕叶、颞中回、额叶皮层的动脉传输时间（arterial transmit time，ATT）缩短，认知功能下降。这也是肥胖作为血管危险因素影响冠心病患者认知功能的方式。

5. 情绪反应

Tempest 等研究发现，情绪调节与认知相关。在前额叶皮层，通气阈值（ventilatory threshold，VT）及呼吸补偿点（respiratory compensation point，RCP）对于情绪变化耐受高的人在左侧升高，而对于情绪变化耐受低的人在右侧升高。左侧额叶的感觉运动皮层血流动力学的激活与执行能力呈正相关，而右侧额叶的补充运动区血流动力学的激活与执行能力呈负相关。说明性格特征产生的情感反应通过血流动力学变化影响认知功能。

三、血流动力学因素引起认知障碍的治疗与康复

对于血流动力学因素引起的认知障碍，治疗主要分饮食调节、药物治疗与物理因子治疗三方面。其中，药物治疗及物理因子治疗可提高大脑血流灌注，效果较好。

（一）药物治疗

1. 前列腺素 E1（prostaglandin E1，PGE1）

PGE1 可以通过扩张血管抗缺血性损伤，以此改善 CCH 导致的认知障碍。Huang 等通过动物研究发现，对于 BCCAO 模拟 CCH 的大鼠，PGE1 通过促进椎动脉扩张可以显著恢复 CBF。此外，PGE1 可增加海马区微血管内皮细胞和神经元细胞的数量，并减少星形细胞及凋亡细胞的数量。所以，PGE1 可通过促进 CBF 的恢复、维持血管生成、减少星形细胞的激活和神经元的丢失来改善 CCH 大鼠的认知障碍。

2. 血管紧张素受体阻滞剂（angiotensin receptor blockers，ARB）

ARB 具有抑制血管收缩的药理作用。研究坎地沙坦对认知障碍患者血流动力学的改变及执行功能的影响，发现坎地沙坦有增加脑血流速度的趋势，而血管对 CO_2 的反应性及舒缩范围没有降低，同时患者执行功能有所提高。说明 ARB 可优先保护脑组织的血流动力学参数，改善认知障碍患者的执行功能。

3. 中成药

部分中成药物具有改善缺血性认知功能障碍的功能，如消栓肠溶胶囊（xiaoshuan enteric-coated capsule，XSECC）是促进脑卒中后重塑大脑可塑性的复方中成药，可改善 CCH 患者的认知功能。Li 等研究 BCCAO 术后模拟 CCH 的大鼠，发现经 XSECC 治疗后，海马区血流灌注增加，糖代谢增强。此外，XSECC 治疗显著减轻了海马的神经病变，改善了海马的神经可塑性。其机制可能为 XSECC 通过调节海马区的磷酸化蛋白激酶 B、糖原合酶 3β（glycogen synthase kinase-3β，GSK-3β）和坍塌反应调节蛋白 -2

（collapsin response mediator protein-2，CRMP-2），增强轴突生长相关蛋白的合成，促进轴突重建。所以，XSECC 通过促进海马葡萄糖代谢、增强血流灌注和神经可塑性减轻认知障碍，XSECC 是脑低灌注状态所致认知障碍的有效治疗药物。

4. 丁基苯酞

3- 正丁基苯酞（dl-3-n-butylphthalide，NBP）是一种从芹菜种子中分离得到的化合物，研究证明能够防止急性缺血性脑卒中患者的神经元丢失，减轻炎症及改善记忆缺陷。Xiong 等研究其对 BCCAO 术后模拟 CCH 大鼠的作用，发现 NBP 可促进 CBF 的恢复，并通过扩张椎动脉及促进血管生成来增强血流动力学的代偿。此外，NBP 还可显著减少反应性星形胶质细胞的增生及神经元细胞的凋亡，保护海马神经元免受缺血性损伤的影响。所以，NBP 可改善认知功能，有希望治疗 CCH 或 VCI。

（二）饮食调节

有研究表明，饮食中添加 omega-3 多不饱和脂肪酸（omega-3 polyunsaturated fatty acids，n-3 PUFAs），二十二碳六烯酸（docosahexaenoic acid，DHA）及二十碳五烯酸（eicosapentaenoic acid，EPA）对认知功能有积极影响。其中，DHA 发挥作用的潜在机制是调节脑的血流动力学。但 Jackson 等研究发现，添加 DHA 的膳食补充实验对老年人氧合血红蛋白及脱氧血红蛋白浓度的相对变化没有积极治疗效果，对认知能力没有明显改善。

（三）物理因子治疗

tDCS 目前被用于治疗神经及精神疾病，改善认知功能。Giovannella 等研究 tDCS 对大脑的刺激反应，发现 tDCS 治疗可增加 CBF 及氧合血红蛋白浓度，并降低去氧血红蛋白浓度，从而提高大脑反应性，提高认知功能。

（四）康复训练

（1）卧床期采用良肢位的摆放训练。

（2）离床期强化患者站立、坐位和行走锻炼，注重对患者肢体、手功能的锻炼，做桥式运动，辅助以运动再学习方法及日常生活活动能力的训练。

四、关于血流动力学与认知障碍的争议性问题

（一）血流动力学改变是否为认知障碍的独立危险因素

未来的研究应同时评价神经与血管两大系统，把其他可能的危险因素如高血压、高血糖、冠心病等记录具体数据进行统计分析，以确定神经血管耦合功能的完整性。同时，今后的研究应探索心血管疾病导致认知障碍的其他机制，更全面地评估影响认知功能的危险因素。

（二）样本量较小

血流动力学对具体疾病所致认知障碍的研究存在样本量小的问题，有待扩大样本做进一步研究以确凿结论。对于血流动力学所致认知障碍的治疗方面，同样需要做更大规模的试验调查，并进一步研究对于导致认知障碍的疾病，有无稳定其他危险因素的药物。

（三）完善相关影像学评估及动态监测

针对具体疾病所致的认知障碍与血流动力学改变，应完善相关影像学评估及动态监测，进一步分析其认知功能改变与血流动力学改变具体部位的关系，进行远期预后检测。

（四）认知受损的具体程度与血流动力学的关系无明确数值及统一标准

有研究表明，ACA、MCA 的血流速度下降及 PI 增加会引起认知障碍，但患者认知受损的具体程度和血流动力学具体数值之间的关系没有统一的标准，需要进一步研究。

（李文杉　公维军）

参考文献

1. WOLF M E. Functional TCD：regulation of cerebral hemodynamics cerebral autoregulation，vasomotor reactivity，and neurovascular coupling. Front Neurol Neurosci，2015，36：40-56.

2. 李慧英，郑晓风，杨淑贞，等 . 腔隙性脑梗死患者早期认知功能与脑血流动力学的改变 . 中国脑血管病杂志，2015，12（9）：468-473.

3. 丁洁，胡盼盼，汪凯 . 脑白质疏松症患者认知功能与脑血流动力学的相关性研究 . 中华疾病控制杂志，2015，19（7）：712-714，719.

4. BARNES J N，HARVEY R E，ZUK S M，et al. Aortic hemodynamics and white matter hyperintensities in normotensive postmenopausal women. J

neurol, 2017, 264（5）: 938-945.

5. 赵茸, 王天仲, 耿政莉, 等. 基于体素分析的动脉自选标记技术在帕金森病脑血流量中的应用. 南方医科大学学报, 2018, 38（1）: 117-122.

6. 陈伟巍, 王敏. ApoA-1、MDA、Cys-C 和血流动力学指标与帕金森病认知功能的相关性研究. 标记免疫分析与临床, 2019, 26（4）: 620-624.

7. 王淑贤, 和姬苓. 颞叶癫痫患者认知障碍及 TCD 脑血流改变的分析. 包头医学院学报, 2015, 31（2）: 43-44.

8. JING Z, SHI C, ZHU L, et al. Chronic cerebral hypoperfusion induces vascular plasticity and hemodynamics but also neuronal degeneration and cognitive impairment. J Cereb Blood Flow Metab, 2015, 35（8）: 1249-1259.

9. FAULKNER K M, DICKSON V V, FLETCHER J, et al. Cognitive impairment is associated with abnormal cardiac hemodynamics in heart failure with preserved ejection fraction. Journal of Cardiac Failure, 2019, 25（8）: S4.

10. SABAYAN B, VAN BUCHEM M A, SIGURDSSON S, et al. Cardiac hemodynamics are linked with structural and functional features of brain aging: the age, gene/environment susceptibility（AGES）‐reykjavik study. J Am Heart Assoc, 2015, 4（1）: e001294.

11. HEINZEL S, METZGER F G, EHLIS A C, et al. Age and vascular burden determinants of cortical hemodynamics underlying verbal fluency. PLoS One, 2015, 10（9）: e0138863.

12. KARAYIANNIS C, MORAN C, SHARMAN J E, et al. Blood pressure, aortic stiffness, hemodynamics, and cognition in twin pairs discordant for type 2 diabetes. J Alzheimers Diseas, 2019, 71（3）: 763-773.

13. HARATZ S, WEINSTEIN G, MOLSHAZKI N, et al. Impaired cerebral hemodynamics and cognitive performance in patients with atherothrombotic disease. J Alzheimers Diseas, 2015, 46 (1): 137-144.

14. HAMASAKI A, AKAZAWA N, YOSHIKAWA T, et al. Age-related declines in executive function and cerebral oxygenation hemodynamics. Tohoku J Exp Med, 2018, 245 (4): 245-250.

15. MACINTOSH B J, SWARDFAGER W, ROBERTSON A D, et al. Regional cerebral arterial transit time hemodynamics correlate with vascular risk factors and cognitive function in men with coronary artery disease. AJNR Am J Neuroradiol, 2015, 36 (2): 295-301.

16. SAGARI A, ISO N, MORIUCHI T, et al. Changes in cerebral hemodynamics during complex motor learning by character entry into touch-screen terminals. PloS one, 2015, 10 (10): e0140552.

17. TEMPEST G, PARFITT G. Self-reported tolerance influences prefrontal cortex hemodynamics and affective responses. Cogn Affect Behav Neurosci, 2016, 16 (1): 63-71.

18. HUANG L A, XIE X, LU W, et al. Prostaglandin E1 alleviates cognitive dysfunction in chronic cerebral hypoperfusion rats by improving hemodynamics. Front Neurosci, 2019, 13: 549.

19. LI M, ZHANG Y, ZOU H, et al. Xiaoshuan enteric-coated capsule alleviates cognitive impairment by enhancing hippocampal glucose metabolism, hemodynamics and neuroplasticity of rat with chronic cerebral hypoperfusion. Sci Rep, 2018, 8 (1): 7449.

20. XIONG Z, LU W, ZHU L, et al. Dl-3-n-butylphthalide treatment enhances hemodynamics and ameliorates memory deficits in rats with chronic cerebral

hypoperfusion. Frontiers Aging Neurosc，2017，9：238.

21. JACKSON P，FORSTER J，BELL J，et al. DHA supplementation alone or in combination with other nutrients does not modulate cerebral hemodynamics or cognitive function in healthy older adults. Nutrients，2016，8（2）：86.

22. GIOVANNELLA M，IBAÑEZ D，GREGORI-PLA C，et al. Concurrent measurement of cerebral hemodynamics and electroencephalography during transcranial direct current stimulation. Neurophotonics，2018，5（1）：015001.

23. 马端兰，李刚，李振光，等. 经颅多普勒在老年血流动力学相关性认知功能障碍中的应用. 中华脑科疾病与康复杂志（电子版），2015，5（6）：57-61.

24. APPLETON J P，WOODHOUSE L J，BERECZKI D，et al. Effect of glyceryl trinitrate on hemodynamics in acute stroke：data from the ENOS trial. Stroke，2019，50（2）：405-412.

25. 于佳楠，李欣. TCD 检测 MCA 供血区非痴呆型血管性认知障碍的血流动力学相关性研究. 广东微量元素科学，2017，24（6）：23-26.

26. 李政伟，贾砚秋，董艳红，等. 血管性认知功能障碍患者经颅多普勒超声血流动力学变化与认知功能的关系. 国际神经病学神经外科学杂志，2016，43（2）：108-111.

第五章

血管性认知障碍危险因素研究进展

目前，随着人类寿命的延长，痴呆的发病率越来越高，预计 2050 年我国痴呆人口将达 2800 万。血管性痴呆已成为痴呆的第二大常见原因，仅次于阿尔茨海默病。在我国随着老龄化社会的到来，脑血管病的发病率日益增高，血管性认知障碍亦随之增多。与其他原因导致的认知障碍相比，血管性认知障碍起病更加隐匿，表现更加复杂多变，其早期识别及准确诊断尚存在困难。所以，对已知血管性认知障碍各种危险因素进行分析、整合从而可能为 VCI 的评估、诊断、预测及防治提供科学的依据。

一、血管性认知障碍概念、分类及诊断

（一）血管性认知障碍概念

VaD 的概念是在 1985 年由 Loeb 首先提出，泛指脑血管病后的获得性智能损害，但具有一定局限性。VCI 的概念是在 1993 年由 Hachinski 和 Bowlerl 提出，是指由危险因素包括高血压、糖尿病、高脂血症等引起的不同认知域、不同程度认知障碍。近年来，随着临床及基础研究尤其是神经影像学的发展，VCI 的概念也在不断

更新。2011 年美国心脏协会（American Heart Association，AHA）/美国卒中协会（American Stroke Association，ASA）将 VCI 的概念变得更为宽泛：指由于脑血管及其危险因素导致的认知损害症状由轻度到重度的一系列综合征。2014 年国际血管性行为与认知障碍学会提出血管性认知障碍（vascular cognitive disorders，VCDs），即颅内脑血管灌流异常引起（包括脑内血管本身的疾病直接引起，如脑出血、脑梗死、脑栓塞、蛛网膜下腔出血等，也包括由心脏病变与颅外大血管病变间接引起）的认知功能障碍。这一术语能更好地描述这一包含不同严重程度和功能异常类型的综合征。

（二）血管性认知障碍的分类

血管性认知障碍的分类方式有许多种，但最常用的有：①根据临床特征分类：非痴呆型血管认知障碍（vascular cognitive impairment no dementia，VCIND）、VaD 和混合型痴呆（mix dementia，MD）；②根据病因分类：危险因素相关性 VCI、缺血性 VCI、出血性 VCI、其他脑血管病性 VCI；③根据疾病程度分类：VCI 轻度阶段即血管性轻度认知障碍（vascular mild cognitive impairment，VaMCI），其严重阶段即 VaD。

（三）血管性认知障碍的诊断

血管性认知障碍的诊断需具备 3 个核心要素：①认知损害，主诉或知情者报告患者有认知损害，且客观检查也有认知损害的证据，客观检查证实认知功能较以往减退；②血管因素，包括血管危险因素、卒中病史、神经系统局灶体征、影像学显示的脑血管病证据；③认知障碍与血管因素，有因果关系，并能除外其他导致认知障碍的原因。对于认知障碍的诊断需要有患者主诉、知情者报告或者客观检查证实存在认知缺损。

二、血管性认知障碍危险因素

（一）人口社会学因素

1. 年龄

Iadecola 等研究发现，高龄是血管性认知障碍重要的危险因素之一。因为随着年龄的增长，脑功能呈现下降趋势，前额叶和皮质下的单胺能系统的功能降低尤为明显，多巴胺系统的退化，多巴胺神经传递的有效性降低，涉及额叶纹状体系统的功能，如运动速度、抽象思维、注意、词语学习和记忆都会降低。Solfrizzi 等研究认为，在 65 岁以后，血管性痴呆的患病率和发病率随着年龄的增大而呈指数级增高。有研究报道年龄较大的卒中患者更容易出现痴呆，且与梗死灶大小和卒中严重程度无关。

2. 性别

目前，对于性别与血管性认知障碍相关研究存在不一致。Hébert 等研究表明，男性认知功能障碍的发病率高于女性，考虑与雌激素的保护作用相关。Dong 等研究却显示女性发生血管性认知障碍发病的概率更高，其原因可能是老年人中男性总的认知功能好于女性，而女性的教育程度、经济状况要差于男性，所从事的工作多以体力劳动为主，没有更多的机会发挥大脑的作用。悉尼卒中研究发现脑卒中后 3 ~ 6 个月轻度认知功能障碍及痴呆的发生均无性别差异。故血管性认知障碍是否有性别差异，需进一步的流行病学调查证实。

3

3. 遗传因素

Corder 等研究发现 *ApoE4* 基因型是阿尔茨海默氏病发病的易感和危险因素之一。杨丰兵等研究认为载脂蛋白 E（apolipoprotein E，ApoE）ε4 与血管性认知障碍的发生有关，其可能机制：①引起血脂代谢紊乱，促进动脉粥样硬化；②刺激巨噬细胞及泡沫细胞的形成，作用于脂蛋白的结构蛋白能直接参与动脉粥样硬化的形成；③ε4 抗氧化能力弱于 ε3，ε4 对缺血性神经元损伤的保护性作用较差；ε4 基因携带者神经细胞缺血性损伤的程度较重；④ε4 可阻止神经细胞损伤后神经功能的恢复。Ballard 等对 137 例年龄大于 75 岁且无痴呆的卒中患者进行的前瞻性队列研究也显示，ApoEε4 等位基因携带者在卒中发病后 3 个月和 15 个月时出现认知损害的风险显著增高，并且出现早期认知功能突然下降的临床表现。

4. 受教育水平

较高的教育程度对认知功能具有积极作用，受教育程度越高，认知功能老化程度越小。受教育程度低者更易患血管性认知障碍，而受教育程度越高，血管性认知障碍的患病率越低。低教育水平是血管性认知障碍的重要危险因素。而且与教育水平较高的人群相比，文化程度偏低的血管性认知障碍患者认知功能下降幅度更大。Mohd 等研究发现，卒中患者受教育程度高则认知功能受影响的风险较小，是因为他们的大脑储备能力更强，这可以在一定程度上弥补脑损伤带来的认知下降。

（二）生活行为学因素

1. 饮食

有研究表明地中海式饮食能延缓认知功能减退。Chen 等研究，在中国较低的蔬菜和豆类的摄入量与文盲老年华人的认知能力下降有关，饮食因素可能是预防认知下降的重要因素。于焕清等研究显示，每周饮茶 4 次及 4 次以上者，简易精神状态量表（the Mini-Mental State Examination，MMSE）、蒙特利尔认知评估量表（Montreal Cognitive Assessment，MoCA）得分明显高于每周饮茶小于 4 次者，推断饮茶频率是认知功能障碍的保护性因素。

2. 体力活动

有研究表明，长期规律的体力活动与认知功能水平较高、认知减退较少及血管性认知障碍发病风险较低密切相关。另一项研究发现，每周 3 次体育运动并持续 19 周能改善认知功能、增加颞叶内侧面血流量并防止萎缩。Cotman 等研究认为体力活动可能会增高脑组织神经营养因子水平（如脑源性神经营养因子）、改善脑血管功能和脑灌注、减轻应激反应及通过突触发生促进脑可塑性。

3. 饮酒

轻、中度饮酒患痴呆的风险更低，而重度饮酒患痴呆的风险更高。长期过度饮酒或酗酒将导致酒精依赖及急、慢性酒精中毒，可能引起大脑结构和功能永久损害。王潇等的一项研究发现，饮酒是引起血管性认知障碍的根节点危险因素，其中过量饮酒患者发生血管性认知障碍的概率为 71.43%，明显高于偶尔饮酒者（37.89%）和不饮酒患者（44.44%）。

4. 吸烟

吸烟对血管性认知功能的影响研究结果不一。Rusanen 等研究表明，吸烟者 20 年后患阿尔茨海默病、血管性痴呆的风险增加。Nooyens 等对 40 ～ 70 岁参与者进行 5 年随访的基础研究表明吸烟与认知功能下降明显相关。刘晶等在一项多中心、多地域协作、大样本的关于缺血性脑卒中患者认知功能障碍影响因素的研究中未发现吸烟与血管性认知障碍相关。

(三)生物学因素

1. 高血压

高血压是最常见的脑卒中危险因素。长期高血压会导致颅内血管出现不同程度的动脉硬化从而影响神经元的营养需求。一项临床荟萃分析,包括卒中前和卒中后降压治疗的试验,发现血压下降幅度与认知功能改善之间存在剂量效应关系。

2. 糖尿病

多项研究显示,长期高血糖、胰岛素增多、代谢综合征和糖尿病均与血管性认知障碍、血管性痴呆及伴有卒中的痴呆有关。有研究表明高血糖与脑血流的功能性改变有关,有效控制血糖可改善认识功能,脑血流改变可被逆转。有效控制血糖可减少大血管病变 (如非致死性卒中)和小血管病变 (如多发腔隙性脑梗死和白质病变)的发生,有益于预防血管性认知障碍。

3. 血脂

芬兰心血管病危险因素、衰老和痴呆(Cardiovascular Risk Factors, Aging and Dementia,CAIDE)研究显示,中年期检测的血浆总胆固醇水平能很好地预测 21 年后的认知损害,校正他汀类药物治疗后这种相关性有所减弱。一项基于医疗记录的研究表明,中年期高胆固醇水平能增高以后 30 年内发生血管性痴呆的风险。有研究表明,血脂在缺血性脑卒中后不同认知功能患者中分布的差异具有显著性,提示高脂血症影响缺血性脑卒中后认知功能,而服用降脂药后能明显降低这种风险。但另有大样本的研究,未发现辛伐他汀或普伐他汀能改善认知功能。

4. 同型半胱氨酸

同型半胱氨酸不但是心血管疾病、卒中的危险因素，也是认知障碍的重要危险因素。Wald 等进行的一项包括 8669 例参与者的流行病学队列研究的荟萃分析显示血清同型半胱氨酸水平与痴呆患病呈正相关。WANG 等研究发现在脑小血管病患者中血浆同型半胱氨酸及尿酸水平与轻度血管性认知障碍呈正相关，可能是轻度血管性认知障碍的预测因素，研究结果显示其与 MoCA 总分、执行功能、语言能力、延迟回忆、视空间能力等呈负相关，但是补充叶酸及维生素 B_{12} 等降低同型半胱氨酸的治疗方法是否能够阻止脑小血管病患者轻度 VCI 的发生仍需进一步研究。马洪颖等研究发现，在非痴呆性血管性认知障碍的影响因素研究中发现与认知功能正常者相比，非痴呆性血管性认知障碍患者血浆同型半胱氨酸水平显著升高，并且是非痴呆性血管性认知障碍的独立危险因素。

5. 肥胖

肥胖及超重与卒中、糖尿病、高血压、呼吸睡眠暂停综合征等多种疾病密切相关，严重影响人类健康。近年来，研究发现，肥胖是认知功能障碍发生发展的重要因素之一。与正常人相比，体重指数较高的中年人整体认知功能更差，且中年时期的肥胖可能使认知功能弱化加速。有研究表明，肥胖增加了痴呆的风险，与身体质量指数正常者相比，老年肥胖者体重指数 > 28，患痴呆的风险增加 74%，体重指数为 24 ～ 28 时患痴呆的风险增加 35%。肥胖能够引发慢性炎症，堆积的脂肪组织产生并分泌炎性因子，透过血脑屏障进入脑部后能够进一步引发一系列炎症及损伤，继而对脑部产生损害，诱发认知障碍。

6. 颈动脉内中膜厚度

颈动脉内中膜增厚是动脉粥样硬化形成的最早期表现，被认为是动脉粥样硬化疾病的非侵袭性标志。颈总动脉内中膜厚度与认知功能障碍有显著相关性，在调整人口学数据和血管危险因素后，相关性依然存在。颈动脉内中膜增厚能预测老年人认知功能障碍的风险增加，颈动脉内中膜厚度是认知功能障碍的独立危险因素。Johnston 等研究发现，颈总动脉内中膜厚度越大，认知功能受损越严重。Lee 等研究发现，颈动脉内中膜厚度与颅内动脉狭窄程度及首次缺血性卒中后的认知障碍密切相关，颈动脉内中膜厚，认知功能下降越显著。

7. 贫血

贫血与认知功能受损之间存在关联。有研究指出低血红蛋白浓度可以预测老年人认知功能障碍的发生，其中在老年男性中的预测关联性强于女性。Park 等对 2681 例急性缺血性卒中患者的研究提示，脑卒中患者认知功能障碍与低血红蛋白显著相关。李周玲等研究发现在脑梗死人群中低血红蛋白水平与脑梗死后认知障碍的发生有关，可能通过氧化应激作用导致认知功能障碍，血红蛋白（hemoglobin，HB）水平与 MoCA 呈正相关，结果表明低血红蛋白可被认为血管性认知障碍的高危因素之一，且与认知障碍的严重程度相关。

（四）影像学危险因素

1. 脑白质病变

脑白质病变与认知障碍关系存在阈值效应，即只有脑白质病变的体积达到某一阈值时，才会出现认知障碍临床表现，并且此时其他因素对认知障碍的影响超过脑白质病变体积的影响。Debette等研究认为对于缺血性卒中患者，脑白质病变是患者出现行为学改变的一种潜在危险因素，白质完整性在卒中后患者认知功能方面发挥着非常重要的作用。Staekenborg 等研究表明脑白质高信号的严重程度与患者卒中后 3 个月时的执行功能和运动速度独立相关，是卒中后认知损害的潜在危险因素。

2. 脑微出血

脑微出血是脑小血管的微小脑血管病变所导致的微量出血，在亚临床上表现为含铁血黄素在小血管周围的沉积。Yakushi ji 等连续检查 518 例无神经系统症状的健康成年人发现，35 例受试者存在脑微出血，25 例受试者存有认知功能损害，微出血的数量与认知功能损害显著相关，在评分亚项中以注意力和计算力下降最为显著。Werring 等研究了脑微出血对年龄、性别、智商、脑白质MRI 病变程度及卒中类型匹配的两组患者认知功能的影响，结果发现，脑微出血组（60%）与无脑微出血组（30%）患者执行功能障碍发生率存在显著差异，脑微出血是执行障碍的独立预测因子，且脑微出血的数量与受损认知域的数量中度相关。存在执行功能障碍者脑微出血多分布于额叶和基底节，其解剖结构中存在重要的与执行功能有关的结构和神经环路（额叶—皮质下通路）。大量研究表明脑微出血病灶与注意力、记忆力、视空间执行能力等领域的认知功能障碍有明显相关性。

3. 卒中部位

Szirmai 等研究发现关键部位的梗死或局灶性出血累及丘脑旁正中核将很可能引起认知功能障碍，产生复杂的多认知域受损，如记忆力减退，以及注意力和执行功能下降，考虑其原因是病灶破坏了丘脑—前额叶回路导致了皮质下认知功能障碍。Kandiah 等研究表明，额叶皮层下急性腔隙性梗死患者卒中后认知障碍的发生率是其他部位脑梗死者的 1.5 倍。袁丹等研究发现颞叶受损的患者，除一定程度上的执行功能减退外，还会出现以延迟记忆障碍为主的记忆功能减退的临床表现。Sui 等研究发现，一侧大脑缺血性卒中使对侧小脑半球的血流量及代谢减少，电刺激小脑顶核可以减轻血管性痴呆的症状，提示小脑的损伤可能导致认知障碍。

4.脑萎缩

以往认为脑萎缩与变性疾病相关，特别是与阿尔茨海默病密切相关，然而也有研究认为脑萎缩与血管性疾病相关。在一项针对 445 例尸检病理资料研究发现大血管病、阿尔茨海默病的认知障碍与大脑皮层及海马萎缩密切相关。Burton 等研究表明，伴有认知损害的卒中患者存在额叶纹状体丘脑额叶环路萎缩。Yang 等研究发现颞叶内侧萎缩与卒中后痴呆相关。Mehrabian 等研究认为海马萎缩是卒中后认知障碍的预测因子。

三、结语与展望

对血管性认知障碍的危险因素的管控，是目前预防和延缓发生血管性痴呆的重要手段。建立一个基于多种危险因素分析，预测血管性认知功能障碍的个体化模型，对血管性认知障碍早期诊断及预防有着重要意义。

（高钟生　张美美　孙海欣　张玉梅）

参考文献

1. EOGH-BROWN M R，JENSEN H T，ARRIGHI H M，et al. The impact of Alzheimer's disease on the Chinese economy. E Bio Medicine，2016，4：184-190.

2. ROSENBERG G A，WALLIN A，WARDLAW J M，et al. Consensus statement for diagnosis of subcortical small vessel disease. J Cereb Blood Flow Metab，2016，36（1）：6-25.

3. 胡昔权. 重视血管性认知障碍的临床康复与机制研究. 中国康复医学杂志，2018，33（7）：751-754.

4. 贾建平. 中国痴呆与认知障碍诊治指南（2015年版）. 北京: 人民卫生出版社，2015.

5. ARFANAKIS K，WILSON R S，BARTH C M，et al. Cognitive activity，cognitive function，and brain diffusion characteristics in old age. Brain Imaging Behav，2016，10（2）：455-63.

6. DONG L，XIAO R，CAI C，et al. Diet，lifestyle and cognitive function in old Chinese adults. Arch Gerontol Geriatr，2016，63：36-42.

7. 肖慧欣，林诗竹，林祺，等. 老年人认知功能障碍及其影响因素. 中国老年学杂志，2017，37（10）：2549-2551.

8. 曾瑞，李春芳，刘蕾，等. 急性缺血性卒中患者血管性认知障碍及其亚型的相关因素分析. 中国卒中杂志，2016，11（4）：255-261.

9. MOHD ZULKIFLY M F，GHAZALI S E，CHE DIN N，et al. A Review of Risk Factors for Cognitive Impairment in Stroke Survivors. Scientific World Journal，2016，2016：3456943.

10. MOORE S A, HALLSWORTH K, JAKOVLJEVIC D G, et al. Effects of community exercise therapy on metabolic, brain, physical, and cognitive function following stroke: a randomized controlled pilot trial. Neurorehabil Neural Repair, 2015, 29（7）: 623-635.

11. 王潇, 郭宗君, 张文青, 等. 血管性认知功能障碍高危因素的决策树模型研究. 中华行为医学与脑科学杂志, 2017, 26（6）: 534-538.

12. 刘晶, 金香兰, 郑宏, 等. 缺血性脑卒中患者认知功能障碍的影响因素研究. 中国全科医学, 2015,（12）: 1361-1365.

13. CHENG D, KONG H, PANG W, et al. B vitamin supplementation improves cognitive function in the middle aged and elderly with hyperhomocysteinemia. Nutr Neurosci, 2016, 19（10）: 461-466.

14. 马洪颖, 李瑜霞, 李永秋, 等. 非痴呆性血管性认知障碍的影响因素研究. 中国卒中杂志, 2017, 27（1）: 18-22.

15. WANG C, CHAN J S, REN L, et al. Obesity reduces cognitive and motor functions across the lifespan. Neural Plast, 2016, 2016: 2473081.

16. 赵筱汐, 麻微微. 肥胖、炎症与认知功能的相关性研究进展. 生理科学进展, 2018, 49（4）: 299-304.

17. POTTER R, CAMPBELL A, ELLARD D R, et al. Multifaceted intervention to reduce antimicrobial prescribing in care homes: a process evaluation of a uk-based non-randomised feasibility study. BMJ Open, 2019, 9（11）: e032185.

18. 李周玲, 吕雄胜. 血红蛋白对血管性认知功能障碍患者氧化应激分析. 心脑血管病防治, 2018, 18（2）: 152-154.

19. KALARIA R N, AKINYEMI R, IHARA M. Stroke injury, cognitive impairment and vascular dementia. Biochim Biophys Acta, 2016, 1862（5）: 915-25.

20. 袁丹，李冬华，王海鹏，等 . 不同部位急性脑梗死与血管性认知障碍的相关性 . 实用医学杂志，2017，33（11）：1770-1773.

21. YANG J，WONG A，WANG Z，et al. Risk factors for incident dementia after stroke and transient ischemic attack. Alzheimers Dement，2015，11（1）：16-23.

22. MICHAEL H，MPOFANA T，RAMLALL S，et al. The role of brain derived neurotrophic factor in hiv-associated neurocognitive disorder：from the bench-top to the bedside. Neuropsychiatr Dis Treat，2020，16：355-367.

第二篇

疾病相关的认知障碍

第六章

烟雾病患者的认知障碍研究进展

烟雾病（moyamoya disease，MMD）是一种原因不明的以"双侧颈内动脉远端及其大分支血管近端（大脑前动脉及大脑中动脉）进行性狭窄、闭塞，伴颅底烟雾状新生血管网形成"为特点的脑血管病。研究报道主要分布于日本、韩国、中国等东亚国家，女性多于男性，有一定程度的家族聚集性，有2个发病高峰年龄段（5岁和40岁左右）。根据临床表现，MMD主要分为缺血型、出血型和无症状型。在亚洲人群中，儿童MMD多以缺血性卒中起病，而成人多以出血性卒中起病。而在欧美国家，尤其在高加索人群、儿童及成人发病均以缺血性卒中为主。MMD对认知功能具有明显的影响，是MMD患者就诊的主要原因之一，其主要损伤的认知领域包括智力、记忆、执行功能等方面。目前，手术治疗被认为是MMD唯一有效的治疗方式，对患者术前及术后的认知功能评估也成了手术疗效的重要指标。本章对MMD患者认知损害的类型、损害机制等方面进行综述，以期对临床工作提供参考，为后续研究奠定基础。

一、MMD 患者认知损害的分类和诊断

MMD 患者的认知损害可根据认知领域分为智商、注意、专注、执行功能、信息处理速度、视空间、记忆编码及检索和语言技能等。对应的每个认知域都有相应的评估量表，而且一些国家根据自身情况进行了适当的修订，可参考相关指南，在此不做赘述。

（一）智商

智商是目前在儿童 MMD 患者认知损害研究中最常用的评估指标，其主要评估内容包括言语智商（语言理解力、短期记忆）和操作智商（知觉组织和处理速度）。目前学者普遍认为 MMD 对成年患者智商的影响小于儿童。

日本东京医科大学和东京齿科大学自 1995—2007 年共纳入383 例 MMD 患者的一项登记研究的亚组分析比较了 20 岁以下MMD 患者（共 124 例）中家族性（22 例，17.7%）和散发性的临床特点。最终发现有家族史的患者在发病时年龄明显较年轻（4.7岁 vs 6.6 岁），皮质梗死较多（59.1% vs 25.5%），后循环狭窄性鼻塞性病变较多（45.4% vs 24.5%），其中智力障碍患者的比率（智商完全量表，Full ScaleIQ<75）家族性患者为 47.4%，明显高于散发病例（17.8%）。从而可以得出 MMD 对成年患者智商影响较小的结论。同时，此项研究也提示我们对儿童及青少年 MMD 患者的发病更应引起重视，及早进行干预，以减少不良预后，尤其是挽救不可逆转的智能发育。

（二）执行功能

执行功能包括思维灵活性、解决问题能力、运动计划、情绪控制、概念形成等。目前对于 MMD 患者的认知功能研究，儿童一般集中于智商，而成年 MMD 患者的研究则集中于执行功能。

复旦大学附属华山医院的一项研究报道进行了手术并随访半年的 14 例患者，通过单光子发射计算机断层成像术（single-photon emission computed tomography，SPECT）及 fMRI 分别监测了他们的皮质灌注和低频振幅（amplitude of low frequency fluctuation，ALFF）。同时，对患者术前、术后的执行功能通过 2 个测试进行了评价（线索制作测试部分 B 和记忆执行子测试及执行子测试）。所有患者都接受了成功的单侧搭桥手术。在 6 个月的随访中，不同侧别结果无统计学意义。具有良好性征（松岛 a 级，9 例）的患者术后两侧额部（左，$P=0.009$；右，$P=0.003$）及左顶叶（$P=0.014$）灌注增加。相关性分析显示只有右额叶的灌注增加与执行功能改善相关 [（MES-EX）vs 血流动力学，$R=0.620$，$P=0.018$；（MES-EX）vs ALFF，$R=0.676$，$P=0.008$；血流动力学 vs ALFF，$R=0.547$，$P=0.043$]。随后的区域 ALFF 分析显示术后执行功能的改善的责任脑区为右背外侧前额叶皮质。该结果不仅提高了我们对术后患者病理与执行功能相互作用的认识，同时还显示了在成人 MMD 中，右侧背外侧前额叶皮质的 ALFF 值有望成为定量预测术后执行控制功能改善的指标。

（三）记忆力

记忆力的主要评估量表为广范围记忆评估和学习能力测验的相关部分，如图形记忆、故事回忆、设计图记忆及句子记忆等。目前，对儿童 MMD 患者记忆力损害进行的研究较少，在成年 MMD 患者的研究中往往认为记忆力损害是最轻的。一项纳入 2008—2014 年诊断为 MMD 并进行了 55 例患者的回顾性研究使用 K-WISC- Ⅲ、Rey-Kim 记忆测试、儿童色彩测试（Children's Color Trails test，CCTT）、威斯康星卡片分类试验（Wisconsin Card Sorting Test，WCST）和注意力高级试验（Advanced Test of Attention，ATA）对患者进行颞叶分流手术前后的神经认知状况进行了评价。患者术前年龄平均为 9.5 岁，术后评价平均年龄为 10.4 岁。评价间隔时间平均为 10 个月。结果显示 54.2% 的患者术前存在注意力不集中，而记忆功能的异常在术前是最轻的，只有 2.5% 左右的患者术前存在言语记忆功能缺失。

二、MMD 患者认知损害的机制

（一）认知损害领域与卒中部位

众所周知，不同脑区负责的认知领域有所侧重，目前的研究对 MMD 患者进行术前认知功能评估的资料有限，但这些研究趋向于显示认知损害与卒中部位有关：皮质下白质和额叶受累与信息处理速度、执行功能 / 注意及工作记忆密切相关。左侧大脑半球梗死会影响包括言语智商和操作智商在内的所有智商评估指标，而右侧大脑半球梗死几乎无此影响，该现象有待进一步研究。记忆力损害考虑为慢性低灌注伴随局灶急性缺血或颞叶中部受损所致。也有研究显示：有家族史的儿童 MMD 一般皮层梗死较重，且后循环狭窄闭塞病变较多，认知功能较差，这二者之间是否有因果关联目前还没有研究进行过探讨，有待进一步探索思考。

（二）认知损害程度与慢性脑低灌注

MMD 对儿童智商和成年人执行功能的影响已得到广泛认同。研究表明血管重建术后患者病灶脑区 CBF 增加，认知功能改善。Akira Nakamizo 等的研究显示：随着成人 MMD 患者执行功能评分的下降或上升，额叶反映脑血流的表观扩散系数（apparent diffusion coefficient，ADC）也相应位于较低或较高水平，提示额叶 CBF 变化与成人 MMD 患者执行功能损害相关。

（三）MMD 患者的脑网络连接

随着影像技术的发展，功能磁共振及脑网络技术也已经被应用到 MMD 的研究中，有学者发现 MMD 患者的脑默认网络与健康对照组相比在功能上有明显的变化，且腹侧默认网络连通性的破坏与工作记忆和信息加工速度受损有关。这些患者经过血管重建手术后认知功能有所改善，默认网络也得到了恢复。这也提示我们默认网络或许可以作为认知功能尤其是执行功能的一个影像生物标记物。而进一步研究提示这种静息态功能网络的损伤与脑灌注密切相关。

（四）其他因素

此外，对 MMD 患者而言，一些精神心理因素如焦虑、抑郁、创伤后应激综合征等也会影响患者的认知功能。

三、外科手术干预对 MMD 患者认知功能的影响

（一）外科干预改善认知功能

一项纳入 65 例进行手术治疗儿童患者的研究显示：患者的术

前及术后资料无重大梗死比较。有边界区的患者同时还分析了梗死。结果表明患者术前具有与年龄相当的全面智力商（full-scale intelligencequotient，FSIQ）和口头智商（verbal IQ，VIQ）得分。其中，绩效商（performance IQ，PIQ）及本德尔格式塔测试（Bender Gestalt Test，BGT）得分在术后的提高有统计意义（$P < 0.01$）。在子测试中，编码功能在术后也得到了显著改善（$P < 0.01$）。在手术前，有重大梗死的患者 FSIQ 低于无梗死的患者，其中分水岭梗死的患者较完全无梗死患者及其余部位脑梗死患者分值更低（$P < 0.01$），由此，该研究认为结合 MMD 的自然病史来看，选取时机进行手术对 MMD 患儿的智力发育是必要的。

另外，前文探讨执行功能时提及的研究显示经过颞叶分流手术后患者 PIQ 检测中的 IQ 和 PO 评分提高了近 10 分。术后记忆力也提高了大约 10 分。这项研究还显示了患者术后出现了顶叶激活，这也可以解释患者视觉加工、登记和检索能力会得到改善。而且，尽管进行的是顶盖手术，患者的反映前额叶执行功能的 WCST 和 CCTT 分值也有显著提高。ATA 也有改善，但专注度无改善。这一结果证实了颞叶分流手术在儿童 MMD 治疗中的有效性。

（二）外科手术加重认知功能障碍

这与手术的疗效有关，有一些患者术后发生了高灌注等并发症，则会导致脑组织的进一步损伤甚至出血等二次伤害，所以会造成包括认知功能在内的一系列神经功能损伤。

总之，因 MMD 并非常见病，其认知功能研究又需要患者及其家属依从性良好，故相关研究进展困难，目前主要存在的问题有：①一些研究在进行 MMD 术前、术后和随访认知功能评估时，未考虑到短间歇期内采用同一套认知功能评估量表的学习效应会夸大治疗的疗效；②在评估量表的选择上不够系统，往往只测了一个或几个认知领域，且题量比例分配不均，开发一套适合MMD认知功能评估的量表很有必要；③手术与进行认知功能评估的时间间隔过短，不仅增强了重复练习效应，而且还会增加其他干扰因素，如麻醉、药物等对认知功能评估结果的影响。多中心大样本的关于MMD患者各个认知域损害的相关机制、血液学或分子生物学预测指标、外科手术干预对认知损害的短期和长期疗效的登记及随机对照研究，可能是解决这些疑问研究的方向。

（叶　娜　李思奇　武　亮　张玉梅）

参考文献

1. LIU C, YI X, LI T, et al. Associations of depression, anxiety and PTSD with neurological disability and cognitive impairment in survivors of moyamoya disease. Psychology Health & Medicine, 2019, 24: 43-50.

2. ESPERT R, GADEA M, ALINO M, et al. Moyamoya disease: clinical, neuroradiological, neuropsychological and genetic perspective. Rev Neurol, 2018, 66: S57-S64.

3. LEI Y, LI Y J, GUO Q H, et al. Postoperative executive function in adult moyamoya disease: a preliminary study of its functional anatomy and behavioral correlates. Journal of Neurosurgery, 2017, 126: 527-536.

4. KIM W, LEE E Y, PARK S E, et al. Neuropsychological impacts of indirect

revascularization for pediatric moyamoya disease. Childs Nerv Syst, 2018, 34: 1199-1206.

5. KAZUMATA K, THA K K, NARITA H, et al. Chronic ischemia alters brain microstructural integrity and cognitive performance in adult moyamoya disease. Stroke, 2015, 46: 354-360.

6. SAKAMOTO Y, OKAMOTO S, MAESAWA S, et al. Default mode network changes in moyamoya disease before and after bypass surgery: preliminary report. World Neurosurgery, 2018, 112: e652-e661.

7. KAZUMATA K, THA K K, UCHINO H, et al. Mapping altered brain connectivity and its clinical associations in adult moyamoya disease: a resting-state functional MRI study. PLoS One, 2017, 12: e182759.

第七章

TIA/ 小卒中伴认知功能障碍的
研究进展

一、TIA/ 小卒中与血管性认知功能障碍

血管性认知障碍（vascular cognitive impairment，VCI）最早由 Bowler 提出，原意是指由于脑血管因素造成的以认知损伤为主而少有躯体功能障碍的一种临床表现，其认知损伤程度尚达不到痴呆的诊断标准，且其中不包括脑内大血管病变引起的卒中。目前，对于 VCI 有了相对明确的定义，是指由脑血管危险因素（高龄、高血压、高脂血症和糖尿病等）、明显或者不明显的脑血管疾病（脑白质疏松、慢性脑缺血等）引起的认知功能损害的临床综合征，其认知功能损害可由轻度发展至痴呆状态。VCI 的病因涵盖了所有脑血管病及脑血管病的危险因素，伴有 AD 病理改变的脑血管病及各类脑出血后遗症等所致的认知功能损害均属于 VCI 的范畴。2011 年 AHA 和 ASA 将 VCI 分为 3 型：①非痴呆性血管性认知功能障碍（vascular cognitive impairment no dementia，VCIND）；②血管性痴呆（vascular dementia，VaD）；③伴有血管因素的AD，即混合型痴呆（mixed AD/VaD）。

短暂性脑缺血发作（transient ischemic attack，TIA）是脑、脊

髓、视网膜局灶性缺血所致，且不伴急性脑梗死的短暂性神经功能障碍。目前临床研究常用"小卒中"则是指美国国立卫生研究院卒中量表（National Institute of Health stroke scale，NIHSS）评分 ≤ 3 分的缺血性脑血管病，其特点为患者症状较轻，住院时间短，既往被认为预后相对良好。目前有关于 TIA 和小卒中的指南只关注卒中的二级预防，并没有考虑心理和认知损害，患者也没有常规的康复支持。Turner 等对英国 THIN 数据库的 9397 名 TIA 患者和 46 508 名健康人群进行了一项回顾性配对队列研究，与健康对照组相比，TIA 患者认知损害发生的风险增加了 45%（HR 1.45，95% CI 1.28 ~ 1.65，$P < 0.0001$），且发生认知损害的时间较健康对照组更短，提示 TIA 患者更容易发生认知损害（$P < 0.001$）。Fens 等的研究显示，TIA 和小卒中患者自我察觉的认知和交流障碍显著高于心绞痛对照组（$P < 0.001$）。虽然神经功能缺损症状轻微，但由于认知功能损害可严重影响患者的工作和社会参与能力，进而导致生活质量下降。国外新近的一个综述性研究提示，TIA 和小卒中后认知损害发生率存在很大差异，比例为 5% ~ 70% 不等，可能与使用的评价工具及评价时间不同有关。Bocti 等研究结果显示，在 TIA/ 小卒中后 3 个月，有 55% 的患者 MoCA 评分 < 26 分，13% 的患者 MMSE 评分 < 26 分。Radman 等使用成套神经心理测量工具在第 26 周和第 52 周对小卒中患者进行认知功能筛查，发现分别有 30% 和 34% 的人存在认知功能障碍。

二、TIA/ 小卒中患者认知功能障碍发生的危险因素

目前国内外关于 TIA/ 小卒中危险因素没有一致的结论，Webb 等研究发现 TIA 和小卒中患者常合并血管性危险因素，如 2 型糖

尿病（type-2 diabetes，T2DM）、高血压、血胆固醇水平升高，这些危险因素与 TIA 发生后认知功能下降有明显的关系。此外 T2DM 和更高的舒张压水平与执行功能变化相关，并且可能促进短暂性认知损害（transient cognitive impairment，TCI）的发展。Salthouse 研究发现，高龄也是 TIA 患者认知功能下降的危险因素。杨洁等发现心房纤颤、腔隙性脑梗死是认知功能下降的危险因素，Lindsay、Moratto 等研究发现小卒中与颈动脉狭窄、颈动脉斑块的性质密切相关，Moustafa、Demarin 认为小卒中合并颈动脉狭窄等疾病会导致进行性认知功能下降，其机制可能包括微栓子形成和低灌注，Cheng 等认为病变同侧的额顶叶皮层的神经功能连接障碍可能导致认知易损性，最终发生认知障碍。 Laino 研究发现易患血管性疾病的高危人群，尤其是同时患有糖尿病和高血压的人群发生认知损害的风险增高。此外，Nichelli 等对 217 例反复发作的 TIA 患者进行为期 3 年的神经心理学随访发现，3 年后患者的语言、记忆和视空间能力均无明显改善。何川等研究证实反复 TIA 引起的认知功能损害具有累积性，TIA 患者的认知功能状态可随着发作次数的增加而逐渐恶化。故 TIA 反复发作可能也是远期认知功能下降的危险因素。还有一些研究影像学发现脑白质病变和脑微出血与认知功能下降有关。

三、TIA/ 小卒中患者认知功能障碍发生的时间

多项研究均证实一次 TIA 发生后认知损害确实存在并且可以持续很长时间，但是认知损害发生的时间及产生影响的程度仍不清楚。Pendlebury 等首次进行了一项基于人群的研究，研究 TIA 和小卒中后短暂性认知障碍（transient cognitive impairment，TCI）

与痴呆的关系，发现 TCI 在 1 ~ 7 天的发生率显著高于 7 天后，且在局部神经症状消失后仍持续存在，随访 5 年 TCI 患者的认知障碍和痴呆发生风险均升高。李晓晴等对小卒中患者认知障碍的研究结果显示在急性期，小卒中患者可出现短暂性认知功能障碍；随访 1 个月时，小卒中患者的认知功能基本恢复；但是，随访 1 年时，小卒中患者发生认知障碍的风险显著高于对照组。上述研究证实，小卒中和 TIA 患者可以出现短暂性、可逆性认知障碍，但是机制仍不明确。Marshall 等认为脑血流自稳调节机制受损，脑血流动力学紊乱可能是小卒中患者急性期短暂性认知障碍的原因之一。van Rooij 等的研究纳入 107 例年龄在 45 ~ 65 岁的既往未患卒中和痴呆的 TIA 患者，并与 81 例健康人群对照进行神经心理学评估，评价 TIA 发生 3 个月之内的认知情况。使用头颅 CT 和 MRI 进行影像学评价，发现 59% 的 TIA 患者存在梗死病灶，而且这些患者执行功能更差。笔者认为，今后的研究应采用先进的脑成像技术结合长期认知评估，以判定认知损害是暂时性的、稳定的或是进展的。

四、TIA/ 小卒中认知功能障碍发生的机制

目前有关 TIA 和小卒中引起 VCI 的机制尚不明确，可能由血管因素、血管性危险因素及遗传等多种因素共同作用所致。研究显示，神经血管单元和脑血流调节机制可能是 VCI 的潜在病理生理学过程的重要组成部分。神经血管单元包括神经元、神经胶质、血管周围细胞和血管细胞，共同维持脑微环境的稳态。神经血管单元是加速促进 VCI 血管危险因素作用的重要靶点，其病变基础是炎性反应和氧化应激。TIA 和小卒中患者多伴有多种危险因素，包括不同部位的腔隙性脑梗死、高血压病、糖尿病、颈动脉粥样

硬化、吸烟、年龄等，与认知功能障碍有明显的关系。高血压、糖尿病等血管危险因素使烟酰胺腺嘌呤二核苷酸磷酸氧化酶释放自由基、诱导炎症等一系列反应，进而改变脑血供调节，破坏血脑屏障功能，增加脑组织对损伤的易感性，造成神经血管功能紊乱，脑血流自稳调节机制受损。从而增加海马等认知关键区域的易损性，导致认知下降。研究表明糖尿病通过多种协同机制促进微血管发生病变，包括通过糖基化导致的损伤，导致大脑皮质灌流降低而使认知功能减退。血糖升高可造成多器官神经及大脑神经元的损害，可直接或间接导致大脑功能破坏，引起认知功能的损害。颈动脉粥样硬化引起的认知障碍是脑血流慢性失代偿或脑结构损害的结果。此外，其他一些因素也可能与认知损害有关。Pendlebury 等的研究亦发现 TIA 和小卒中对认知障碍和痴呆的影响与重症卒中相同。他们认为，微小脑血管事件提示认知功能的易损性和储备不足。悉尼的一项研究显示，卒中和 TIA 尤其是伴有认知损害的患者，其杏仁核要小于正常人。

五、TIA 和小卒中认知功能障碍的特点

大多数 TIA 患者和小卒中患者认知损害主要表现为认知控制和执行功能障碍。TIA 和小卒中后多引起 VCIND，VCIND 患者的执行功能损害在众多认知领域损害中表现尤为突出，可被多项执行功能测验敏感发现，有时间限制的执行功能更敏感。执行功能受损可以表现为记忆、推理、任务灵活性及解决问题能力下降，这些方面均会影响患者的生活质量。Pendlebury 等对 91 例 TIA 患者和小卒中患者发病 1 年或 5 年随访时的认知表现进行了一项回顾性研究，发现相比记忆、语言和命名任务，更多的患者在视觉空

间和执行／注意任务上的表现更差。Sachdev 等对 TIA 患者和卒中患者进行认知评价显示，执行功能受损和精神运动迟缓是 VCNID 和 VD 的共同特点。加拿大一项研究对 140 例 TIA 患者和小卒中患者包括 MMSE、画钟试验、连线测验等在内的一系列认知功能测试，发现 1/3 的患者在 2 个及 2 个以上的测试中不合格，其中连线测验不合格的情况最为常见。Sachdev 等的研究显示，TIA 患者会出现以语言记忆和视觉再认功能损害为主的缓慢而持续的认知损害。陈娇等对 279 例 TIA 患者和小卒中患者的认知功能进行研究，结果显示，病例组在 MoCA 总分和视空间执行功能、数字广度、注意力、复述、语言流畅性、抽象及延迟回忆等子项的得分均明显低于对照组，差异有统计学意义，提示 TIA／小卒中患者的认知损害域较为广泛。Wang 等应用 MoCA 对 93 例首次发病的 TIA 患者进行的认知评估显示，与健康对照组相比，TIA 患者语言流利性、记忆再现、抽象能力和视空间执行功能均存在缺损。van Rooij 等对 107 名 TIA 患者和 81 例健康人群对照采用 MMSE 筛查认知功能及其他神经心理学测验评价患者认知状况（截断点＜ 24 分）。发现 TIA 患者在所有认知测验的表现均比对照组差，TIA 患者除了情景记忆，其他认知域的表现均较对照组差。损害最严重的认知领域为工作记忆和注意。

六、TIA 和小卒中认知功能障碍的筛查方案

神经心理学量表检查

神经心理学量表检查是识别和诊断 VCI 的重要手段，目前可获得的认知筛查方案只有美国国立神经疾病和卒中研究院—加

拿大卒中网络（the National Institute of Neurological Disorders and Stroke and the Canadian Stroke Network，NINDS-CSN）共同发表的 VCI 协作标准，包括 3 种方案。其中 60 分钟方案包括以下 4 个认知领域：①执行/激活：动物命名试验（animal naming test，ANT）、受控口头词语联想测验（controlled oral word association test，COWAT）、韦氏成人智能量表第三版（WAIS-DSC）、连线测试（trail making test，TMT）；②语言；③波士顿命名第二版（Boston naming test，BNT-2）；④视空间：Rey-Osterrieth 复杂图形复制测验（Rey-Osterrieth Complex Figure Test，ROCPC）和记忆霍普金斯语言学习测试（Hopkins verbal learning test，HVLT）、加利福尼亚语言学习测试 -2（California Verbal Learning Test，CVLT-2），并且补充了 MMSE 和情绪/精神行为（IQCODE-16）。30 分钟方案包括语言流畅性、数字符号转换及连线测验、自恋人格量表（Narcissistic Personality Inventory，NPI）、MMSE，主要用于可疑 VCI 的筛查。5 分钟方案来自于 MoCA 量表子测验，由 MoCA 量表中记忆、定向和语言测评部分组成，主要用于 VCI 的快速筛查、大规模流行病学调查及电话筛查。虽然成套神经心理测试量表被认为是评估认知功能的金标准，但因其需要经过培训的专科医生进行操作，花费时间长，患者依从性差，因此难以广泛开展。最理想的认知筛查量表应该是简便、快速，易被患者接受，不受文化、语言与教育程度影响，不受评分者主观影响，同时覆盖广泛的认知领域。TIA 和小卒中多引起 VCIND，但目前国内外对于 VCIND 没有标准的筛查方案，研究表明不同的认知量表在筛查 VCIND 中具有不同的诊断准确性，即使应用同一量表，但由于诊断阈值不同，准确性也受影响。MMSE 一直用于对认知功能的评价和痴呆的筛查，但由于其对记忆力、计算力检查设计分值过高，而对执行功能和注意力没有设置项目进行评估，所以并不一定适合 VCIND 筛查。近年来，国际上多采用 MoCA 作为 VCIND 筛查工具。Dong 等通过比较 MoCA 和 MMSE 量表各亚项分数来对 100 例发病 14 天内的缺血性卒中和 TIA 患者认知损害特点进行调查，根据基线认知筛查分数分为 3 组：VCIND 重（MoCA 和 MMSE 均阳性）、VCIND 轻（MoCA 和 MMSE 一项阳性）、NCI（MoCA 和 MMSE 均阴性）。MMSE 各亚项分数在 3 组患者中没有差别，然而用 MoCA 量表来评价时，视空间和执行功能、注意、延迟回忆这些认知域的分值在 3 组患者中有差别。Lenka 等应用 MoCA 和 MMSE 对 100 例 TIA 患者或小卒中患者进行认知功能评测，结果显示，在基线时通过 MoCA 在 100 例患者中筛查出 54 例（54%）认知损伤的患者。而 MMSE 仅筛选出 16 例认知损伤的患者（16%，$P= 0.001$）。因此，在基线评测中 38% 的具有认知损害的患者未被 MMSE 检测到。上述研究显示对于 TIA 或小卒中患者来说，MoCA 更适合作为筛查工具，MoCA 检出轻度认知损害的敏感性和特异性均高于 MMSE。MMSE 已经被证实了在卒中患者中筛查轻度认知障碍的敏感性较差，在检出认知障碍上具有偶然性，具有明显的天花板效应。Moran 等对 TIA 和小卒中后疲劳、心理和认知障碍的系统综述中共汇总了 13 例关于 TIA/ 小卒中后认知损害的研究，发现不同认知筛查工具预测认知障碍的发生率不同，最低的是 MMSE，为 17%（95% CI 7～26），其次是成套神经心理测试，为 39%（95% CI 28～50），而 MoCA 为 54%（95% CI 43～66）。Blackburn 等和 Pendlebury 等研究中通过比较 MoCA 和 MMSE 两种筛查认知障碍工具，证实了 MoCA 预测认知功能障碍的发生率高于 MMSE，并观察到显著性差异（$P \leqslant 0.001$）。Dong 等对发病在 14 天内的 400 例脑梗死（NIHSS 中位数为 2）/TIA 患者亚急性期及发病后 3～6 个月应用 MoCA、MMSE 和 SDMT 进行认知评价，得出 MoCA 和 MMSE 在卒中后 3～6 个月识别 VCIND 的敏感性相同，且均为中度敏感。MoCA 和 MMSE 均缺少对视运动处理速度的检测，但这两个测试可以补充 SDMT，以提高其在 VCI 筛选的准确性。Pendlebury 等对 OXVASC 研究的 91 000 TIA 患者和小卒中患者受试者进行了一项回顾性研究，其中 91 例受试者（56% 脑梗死，NHISS 评分 0.95＋1.5）在研究期间常规进行发病后 1 年或 5 年行认知评价，包括 NINDS-CSN 推荐的神经心理评估方案、MoCA、ACE-R 和 MMSE 等，39 例受试者诊断为轻度血管性认知损害（改良的 Petersen 标准）。研究发现 MoCA 和 ACE-R 对 MCI 具有良好的敏感性和特异性：MoCA ＜ 25，灵敏度 =77%，特异度 =83%；MoCA ＜ 26，灵敏度 =87%，特异度 =63%；ACE-R ＜ 92，灵敏度 =72%，特异度 =79%；ACE-R ＜ 94，灵敏度 =83%，特异度 =73%。且 MoCA 和 ACE-R 分数有显著相关性（Spearman r^2=0.76，$P ＜ 0.0001$），MoCA 和 ACE-R 的子测验也可以很好地检测到认知损害的发生。此研究还发现 TIA 患者相比小卒中患者 MMSE、MoCA、ACE-R 和记忆（Hopkins 语言学习测试）平均得分更低，注意—数字符号测验（symbol digital modalities test，SDMT）、连线 B 测验和语言流畅性测验的表现更差。故 MoCA 和 ACE-R 为简短易行的检查，可适合于常规临床实践和大型卒中研究。在上述神经心理测验后至少 1 个月，73 例受试者接受了电话版 MoCA 测评和认知功能电话问卷修订版（Telephone Interview for Cognitive Status-Modified，TICS-m），受试者在 T-MoCA 重复、概括和语言流利性的表现较面对面 MoCA 测评更差。T-MoCA 诊断 VCIND 的可靠性（AUC）为 0.75（95% *CI* 0.63 ~ 0.87），TICSm 为 0.79（95% *CI* 0.68 ~ 0.90），而面对面 MoCA 为 0.85（95% *CI* 0.76 ~ 0.94）。对于 TIA 和小卒中患者，T-MoCA 和 TICSm 是信度较好的电话认知测验，但比面对面 MocA 测评稍差。DemTect 是一种新的敏感的认知筛查工具，可用于轻度认知障碍和早期痴呆患者的诊断。该量表包括 5 个方面内容：词汇表、数字转码、语言流利、数字广度倒序和词汇表的延迟回忆。覆盖了包括文字即时回忆和延迟回忆、工作记忆、语言数字处理、执行功能在内的较为广泛的认知域，总分为 18 分，耗时短，仅需要 8 ~ 10 分钟。同时该量表操作简便，得分不受年龄和教育程度影响。E Kalbe 等研究发现，与 MMSE 相比 DemTect 更有优势，对轻度认知障碍和 AD 均有较好的敏感性（分别为 80% 和 100%），而且没有 MMSE 的"天花板"效应。上述研究表明 MoCA、ACE-R、T-MoCA、DemTect 等神经心理学量表为较敏感的认知筛查工具。

（徐浩明　袁　春　张玉梅）

参考文献

1. TURNER G M, CALVERT M, FELTHAM M G, et al. Ongoing impairments following transient ischaemic attack: retrospective cohort study. Eur J Neurol, 2016, 23（11）: 1642-1650.

2. MORAN G M, FLETCHER B, FELTHAM M G, et al. Fatigue, psychological and cognitive impairment following transient ischaemic attack and minor stroke: a systematic review. Eur J Neurol, 2014, 21（10）: 1258-1267.

3. VAN ROOIJ F G, KESSELS R P, RICHARD E, et al. Cognitive impairment in transient ischemic attack patients: a systematic review. Cerebrovasc Dis, 2016, 42（1/2）: 1-9.

4. SöRöS P, HARNADEK M, BLAKE T, et al. Executive dysfunction in patients with transient ischemic attack and minor stroke. J Neurol Sci, 2015, 354（1/2）: 17-20.

5. VAN ROOIJ F G, TULADHAR A M, KESSELS R P, et al. Cohort study on Neuroimaging, Etiology and Cognitive Consequences of Transient Neurological Attacks（CONNECT）: study rationale and protocol. BMC Neurol, 2015, 15: 36.

6. VAN ROOIJ F G, PLAIZIER N O, VERMEER S E, et al. Subjective cognitive impairment, depressive symptoms, and fatigue after a TIA or transient neurological attack: a prospective study. Behav Neurol, 2017, 2017: 5181024.

7. SANGHA R S, CAPRIO F Z, ASKEW R, et al. Quality of life in patients with TIA and minor ischemic stroke. Neurology, 2015, 85（22）: 1957-1963.

8. WANG C, SHI Y, ZHANG N, et al. Cognitive impairment up to 5 years after minor stroke. J Neurol Sci, 2015, 357: E421.

9. MORAN G M, MARSHALL T, CALVERT M J, et al. Not so transient: fatigue, psychological and cognitive impairment following transient ischaemic attack（TIA）. Qual Life Res, 2015, 24: 47-48.

10. GANZER C A, BARNES A, UPHOLD C, et al. Transient ischemic attack and cognitive impairment: a review. J Neurosci Nurs, 2016, 48（6）: 322-327.

11. DENIZ Ç, ÇELIK Y, ÖZDEMIR GüLTEKIN T, et al. Evaluation and follow-up of cognitive functions in patients with minor stroke and transient ischemic attack. Neuropsychiatr Dis Treat, 2016, 12: 2039-2048.

12. 陈娇, 赵仁亮, 徐艳国, 等. 短暂性脑缺血发作和轻型卒中患者的认知功能损害研究. 中华行为医学与脑科学杂志, 2016, 25（4）: 338-342.

13. 杨洁, 区腾飞, 解龙昌, 等. 短暂性脑缺血发作及轻型卒中患者认知功能下降的随访研究. 中国神经精神疾病杂志, 2015（2）: 98-101.

第八章

脑外伤与认知功能障碍

一、概述

（一）创伤性脑损伤的定义及流行病学信息

创伤性脑损伤（traumatic brain injury，TBI）是因外力导致大脑功能的改变或者病理的改变引起的暂时性或永久性神经功能障碍。近年来随着交通运输业的发展，TBI 发病率越来越高，已成为临床上常见的急重症。尽管我国已将重度 TBI 死亡率由 30 年前的 50% 降至目前的 30% 左右，但功能损伤的康复却没有引起人们足够的重视，最终导致不同程度的功能障碍，使致残率大大增加，其中认知功能障碍是 TBI 后长期残疾的主要原因之一。

（二）认知功能障碍的定义及 TBI 相关认知障碍的流行病学信息

认知功能障碍（cognition dysfunction，CD）泛指各种原因导致的不同程度的认知功能损害，常见的认知功能障碍有记忆障碍、语言障碍、视空间障碍、计算力障碍、执行功能障碍、理解判断能力障碍等。刘高等根据颅脑损伤程度将患者分为轻度、中度、重度三组，通过（Loewenstein occupational therapy cognitive assessment，LOTCA）评分评价认知水平，结果显示认知障碍程度与颅脑损伤严重程度呈正相关，即颅脑损伤越严重的患者认知障碍也越明显，重度 TBI 患者的认知障碍程度最重。于伟等研究显示，TBI 后昏迷时间对患者认知障碍程度也有影响：此研究在患者清醒安静状态下，由专业评定人员进行 MoCA 北京版测试并记录分值，采用多元回归分析，得出 TBI 后昏迷时间是影响认知障碍程度的最主要因素（$OR=3.254$）；其次，颅脑损伤侧别不同，主要在记忆和语言方面的损伤程度不同，左侧大脑半球损伤者在抽象和延迟记忆能力方面较右侧半球损伤者差，双侧损伤者出现命名性失语较单纯左侧或右侧损伤者多，出现视空间功能受损及执行功能障碍的现象较单纯左侧损伤者多；再进一步研究发现，单纯基底节损伤认知障碍程度较轻，而额叶损伤或额顶颞叶损伤患者认知障碍程度较重，主要表现在命名、注意、抽象和延迟回忆等方面。

二、发病机制及特点

（一）脑功能区相关结构损伤

认知的基础是大脑皮质。一般认为，任何引起大脑皮层功能和结构异常的因素皆可导致认知功能损害，大脑的很多部位都参与认知功能的正常表达，例如，大脑半球的额顶颞枕叶、基底节区、海马区、丘脑、小脑等。在 TBI 患者中，由于承受暴力的部位及轻重缓急各异，导致脑损伤区域及程度各异，最终使认知障碍的轻重程度、预后优劣亦各不相同，现国内外大量研究都显示了损伤部位与认知功能障碍的特点密切相关。额叶、颞叶损伤主要影响视空间及执行功能，有些个体在记忆、定向等认知域也会产生不同程度的损伤。优势半球顶叶特别是角回受损常表现为古茨曼综合征，即计算力障碍、手指失认、失写症，有时伴失读。海马区主要和学习及记忆功能密切相关，海马区受损会影响个体获取新知识、接受新事物并且记忆能力下降，有国外研究也表明，实验性 TBI 后认知障碍的主要机制在于海马区神经元损伤或突触可塑性的变化。丘脑前核、乳头丘脑束和 Papez-Ston 环路对记忆有着重要作用，已有国内研究发现，丘脑损伤患者的延迟记忆要弱于其他部位损伤的患者。

（二）神经递质系统的变化

认知属于高级脑皮层功能，需要多种神经递质参与，脑外伤后认知障碍的病理生理学机制也不能用单一递质系统来解释。

1. 多巴胺系统

多巴胺是大脑中含量最丰富的儿茶酚胺类神经递质，现普遍认为脑内有 4 条多巴胺神经元纤维投射通路：黑质纹状体通路、中脑边缘通路、中脑皮质通路、结节漏斗通路。其中中脑边缘多巴胺系统和中脑皮质多巴胺系统在学习、记忆中发挥重要作用。早前已证实，大脑皮质损伤后，会出现黑质细胞损伤，前额叶皮层及下丘脑等许多脑区出现多巴胺上升。多巴胺在急性期的上升是短暂的，Chen 等动物实验显示在大鼠脑损伤后第 8 周，多巴胺分泌下降。即从亚急性期到恢复期，多巴胺分泌受到抑制，而患者常在这一时期表现出各种认知障碍。

2. 乙酰胆碱系统

脑细胞外乙酰胆碱（acetylcholine，ACh）的变化主要反映胆碱能神经元的活动，皮层和海马等脑区的 Ach 主要来源于基底前脑胆碱能神经元的纤维投射，参与学习、记忆等认知过程。张悦等根据相关研究总结出脑外伤后乙酰胆碱合成障碍，与认知障碍出现的时间一致。乙酰胆碱 M1 受体与学习记忆有关，受体表达减少对认知障碍有明确影响，还有一些动物研究也表明，M2 受体参与某些认知行为。针对乙酰胆碱 N 受体的变化研究较少，但有研究结果表明 N 受体的部分亚型可能对脑外伤后的神经系统起保护作用。

3. 去甲肾上腺素系统

去甲肾上腺素（norepinephrine，NE）作为重要的单胺类神经递质，明确参与许多认知行为活动。一般认为，脑中 α2 受体激动与维持正常的认知功能有关，而 α1 受体持续、过度激活可致认知异常。在正常状态时，脑细胞含适量去甲肾上腺素，α2 受体功能占优势，维持正常的认知功能；在应激状态下，会产生大量去甲肾上腺素，则 α1 受体功能占优势，容易出现认知障碍。

三、诊断及评定方法

对于 TBI 后认知障碍的评定，在目前针对认知功能损害的筛查表中运用较广泛的有：MMSE、MoCA、LOTCA 及韦氏成人智力量表（Wechsler Adult Intelligence Scale，WAIS）等。

四、国内外治疗及康复新进展

（一）药物治疗

1. 多奈哌齐

多奈哌齐是目前临床上最常用的治疗 MCI 的药物，是一种可逆性胆碱酯酶抑制剂，虽已证实多奈哌齐对于 MCI 患者的认知功能有显著改善，但有国外最新研究发现急性应用多奈哌齐对中重度 TBI 患者的认知能力没有明显改善。

2. 神经节苷脂

Vardit Rubovitch 等通过动物实验研究，得出脑部冲击伤会显著降低损伤小鼠脑内神经节苷脂 GM1 表达的结论。临床上通过补充神经节苷脂，促进神经再生及分化，使患者神经功能得到恢复。

3. 右美托咪定

可下调 TBI 后脑组织 P2X7 的表达，抑制海马区域 P2X7 活性，进而降低海马区域炎性反应、减轻海马 CA1 区的氧化应激损伤，来改善认知功能。

（二）认知训练

目前 TBI 后的认知训练主要运用认知心理学的方法：一是通过评估、分析找到患者脑外伤后认知障碍的主要成分，进行针对性的学习和反复训练，从而提高整体认知水平；二是等级训练方法，即从基本的注意、记忆、感知等开始，逐步过渡到复杂的思维、计划、推理等认知成分的训练。

（三）高压氧

近几年有研究指出高压氧联合常规治疗能达到改善认知障碍的效果，主要是因为高压氧能够改善患者的血管舒张功能并缓解脑水肿症状、降低颅内压，防止脑组织损伤。借助高压氧的作用，可在最短的时间内恢复患者的细胞功能，减少氧自由基的生成，对于病理性细胞凋亡抑制的效果较为明显。此外，高压氧对患者神经有修复作用，还可促进新血管的生长，有助于脑血管形成新的侧支循环。

（四）针灸治疗

头针作为针灸疗法的一种，刘牧等研究发现在常规认知功能训练的基础上给予脑外伤后认知障碍患者头针治疗能够显著改善患者的 MoCA 评分和 MMSE 评分，可以在临床上进一步推广和使用。

（五）虚拟现实训练技术

虚拟现实技术（virtual reality，VR）是指借助于计算机技术及硬件设备，创建一种人们可以通过视、听、触等手段所感受到的虚拟环境的计算机仿真技术。VR 技术可以使患者与虚拟环境中的对象进行互动，提高主动参与的积极性，更为重要的是能够将在虚拟环境中学到的技能很好地运用到现实环境中。但是目前 VR 技术应用于 TBI 认知障碍的研究较少，有最新研究以存在认知障碍的 TBI 患者为研究对象，于治疗前、治疗后 2 周、4 周和 8 周时由同一康复评定师运用 MoCA、MMSE 对患者进行认知评定，从而观察 VR 技术对 TBI 患者认知功能恢复的治疗效果。结果显示，治疗 4 周时，此方法与常规康复治疗方法无显著性差异，但治疗 8 周时，VR 治疗组认知功能较常规治疗组得到显著提高。这说明，VR 的长期疗效要优于常规认知治疗方法。

五、总结

由于 TBI 的首选治疗方法是外科手术，为了改善患者术后认知障碍，在围手术期要格外关注者认知功能情况，现已证实右美托咪定可以减轻围手术期脑缺血、缺氧损伤，降低术后谵妄、认知功能障碍的发生率，但机制及治疗效果尚未完全明确，未来需要大量前瞻性研究进行循证支持。另外，单一治疗手段的疗效可能不明显，现多在常规药物治疗或认知训练的基础上联合其他多个方面治疗，治疗效果有待进一步观察。如治疗不及时，极有可能发展为阿尔茨海默病，广大医务工作者应格外关注。

（朱紫蔓　公维军）

参考文献

1. 李春伟，伊志强，李良．重型创伤性颅脑损伤的治疗进展．中国微创外科杂志，2016，16（7）：656-660.

2. 潘江霞．早期康复护理在颅脑外伤患者中的应用及对术后运动障碍患者功能的影响．中国实用神经疾病杂志，2016，19（19）：137-138.

3. 刘高，孙木水．同部位颅脑外伤受伤程度与认知障碍的关系特点分析．黑龙江医学，2017，41（1）：18-19.

4. 于伟，武洋，张自茂．重度脑外伤恢复期患者认知障碍的临床特点及其影响因素．中国康复理论与实践，2019，25（5）：575-578.

5. PEREZ E J, CEPEROM L, PEREZ S U, et al. EphB3 signaling propagates synaptic dysfunction in the traumatic injured brain. Neurobiol Dis，2016，94：73-84.

6. CHEN Y H, HUANG E Y, KUO T T, et al. Dopamine release in the nucleus accumbens is altered following traumatic brain injury. Neuroscience，2017，348：180-190.

7. 张悦，张小年，张皓．颅脑创伤后认知相关神经递质变化的研究进展．中国康复理论与实践，2018，24（1）：71-75.

8. CACABELOS R，TORRELLAS C，CARRERA I，et al. Novel therapeutic strategies for dementia. CNS Neurol Disord Drug Targets，2016，15（2）：141-241.

9. KELSEY A C，RICHARD E K，ROBERT C B，et al. The effect of donepezil on the cognitive ability early in the course of recovery from traumatic brain injury.Brain Inj，2018，32（8）：972-979.

10. RUBOVITCH V，ZILBERSTEIN Y，CHAPMAN J，et al. Restoring GM1 ganglioside expression ameliorates axonal outgrowth inhibition and cognitive impairments induced by blast traumatic brain injury.Sci Rep，2017，7：41269.

11. 郑彬，张顺才，曾彦茹，等 . 右美托咪定对创伤性脑损伤大鼠认知功能和 P2X7 表达的影响 . 广东医学，2016，37（12）：1761-1763.

12. 周静，李海舟，应志国，等 . 高压氧早期介入结合言语治疗对脑外伤运动性失语症的改善作用 . 中国听力语言康复科学杂志，2016，14（5）：333-336.

13. 冼莹，樊金莲，谭莉娟，等 . 高压氧联合奥氮平治疗脑外伤伴躁狂性精神障碍的临床研究 . 河北医学，2016，22（10）：1694-1695.

14. 于嘉，邓剑平，李江，等 . 回神醒脑汤联合高压氧综合治疗脑外伤后精神障碍的临床疗效及对认知功能的影响 . 现代中西医结合杂志，2016，25（34）：3820-3822.

15. 冯兴慧，王达，王巍 . 浅谈高压氧治疗脑外伤认知障碍的临床应用 . 临床医药文献杂志，2018，5（82）：85.

16. 刘牧，耿萍，廖辉雄 . 头针应用于脑外伤后认知障碍治疗中的疗效观 . 中国中医急症，2017，26（1）：106-108.

17. 江山，李娅娜，王一鸣，等 . 虚拟现实训练技术对颅脑损伤患者认知功能恢复的疗效 . 中国康复，2019，34（9）：451-454.

第九章

缺血缺氧性脑病与认知功能障碍

认知功能障碍是缺血缺氧性脑病（hypoxic-ischemic encephalo-pathy，HIE）后影响患者生活质量的一个重要问题，如何解决该问题，是目前人们关心的重点。

一、缺血缺氧性脑病定义、机制及流行病学

（一）定义

缺血缺氧性脑病是由于机体循环系统或呼吸系统的障碍，导致脑部供氧不足，不能达到脑组织代谢所需要的最低水平，从而造成脑组织的弥漫性损害，可分为新生儿缺血缺氧性脑病和非新生儿缺血缺氧性脑病。

（二）机制

大脑缺氧缺血后，迅速产生大量的活性氧（reactive oxygen species，ROS），所产生的过量的 ROS 将直接修饰或降解细胞大分子，例如，膜、蛋白质、脂质和 DNA，并导致级联的炎症反应和蛋白酶分泌。这些衍生物涉及多种途径的复杂相互作用（如钙

超载、自由基生成、兴奋毒性、酸毒性、离子失衡、炎症、凋亡、自噬、坏死等），最终导致脑损伤。在未成熟大脑和成年大脑中，缺氧缺血后的神经元损伤的机制有所不同。在未成熟大脑凋亡通路中许多关键成分的高表达，使其凋亡通路更容易被激活。一项研究发现，凋亡损伤机制在未成熟海马的角回和齿状回中激活程度较大，而兴奋毒性坏死机制在成熟海马区激活程度较大。

（三）流行病学

新生儿 HIE 大多因脐带绕颈、羊水异常等导致胎儿窘迫，或者分娩中、出生后由于窒息等原因导致。其中妊娠高血压综合征、妊娠期贫血、胎盘异常、产程异常、羊水污染、妊娠期糖尿病、产前检查不规范、新生儿窒息、胎儿窘迫均是新生儿 HIE 发病的危险因素。而非新生儿 HIE 大多由于其他原因所导致，如一氧化碳中毒、突发呼吸心搏骤停、呼吸循环衰竭、窒息、脑血管意外、脑外伤、电击伤、中毒、过敏性休克、高血糖酮症酸中毒昏迷、羊水栓塞、热射病等。

二、缺血缺氧性脑病影像学表现、诊断及预测方法

（一）影像学表现

新生儿围产期低氧性脑损伤的影像学特征是灰质（如基底神经节、丘脑和皮质）的结构性损伤，脑白质梗死程度较轻。非新生儿缺血缺氧性脑病的早期表现包括脑水肿、大脑皮质层状坏死、灰白质分界消失和颅内出血；晚期影像学表现为皮质下白质及深部脑白质脱髓鞘改变，并可出现大脑皮质层状坏死、基底节坏死、

脑干坏死及小脑损伤。一项回顾性研究发现成人心肺复苏后缺血缺氧性脑病的影像学表现为 5 种损伤模式：脑室周围白质损伤型、深部灰质损伤型、分水岭区损伤型、中央沟周围皮质损伤型和混合型。

（二）诊断方法

计算机断层扫描（computer tomography，CT）、磁共振成像（magnetic resonance imaging，MRI）和振幅整合脑电图（amplitude-integrated electroencephalogram，aEEG）等是目前诊断缺血缺氧性脑病的有效方法。

对于 CT 和 MRI 两种检查方法，有研究发现 MRI 较 CT 检查对新生儿 HIE 的检出率和符合率更高，但 CT 更容易检出蛛网膜下腔出血，MRI 更易检出基底节区出血。对于重度新生儿 HIE 的早期诊断，CT 与 MRI 检查结果无明显差异。

（三）预测方法

神经影像学、脑电图和生化标志物（如联合运用 miR-210、miR-374a、S100B 蛋白及血清神经元特异性烯醇化酶）已被用来评估预后和预测长期结果。

三、缺血缺氧性脑病后的认知功能障碍

缺血缺氧性脑病会引起神经元损伤和原有的皮质传导通路功能异常，从而导致认知功能的损害。大脑不同部位的损伤会引起不同的认知功能障碍，如大面积的皮质损伤引起智力减退，海马区受损引起空间记忆障碍，蓝斑、杏仁核区受损引起情感记忆障碍，

顶叶损伤引起失认症等。此外，对于新生儿 HIE 还会导致新生儿大脑发育不成熟，造成新生儿智力低下、反应迟钝、行为异常等。HIE 导致的认知功能障碍主要表现为学习障碍（阅读、拼写和算术方面）、记忆障碍、行为障碍、语言障碍、脑瘫、癫痫等。目前，仍需很多研究来寻找更有效的针对 HIE 后的认知功能障碍的治疗方法，来提高 HIE 患者的学习、工作和日常生活能力，以及减少 HIE 患者整个家庭的经济负担。

四、缺血缺氧性脑病后认知功能障碍评定与治疗

（一）新生儿 HIE 后认知功能障碍评定与治疗

1. 评定

临床常用的评定量表：新生儿行为神经测定（Neonatal behavioral neurological assessment，NBNA）、婴儿发育的贝利量表（Bayley Scales of Infant Development，BSID）、韦氏智力量表（Wechsler intelligence scales，WIS）等。

2. 治疗

（1）药物治疗：脑蛋白、胞磷胆碱、脑活素、神经节苷脂、别嘌呤醇、复方丹参、鼠神经生长因子、干细胞疗法、高剂量促红细胞生成素、镁剂（$MgSO_4$）、褪黑素等。

（2）非药物治疗：高压氧、低温治疗、袋鼠式护理、早期家庭护理干预等。

（二）非新生儿 HIE 后认知功能障碍评定与治疗

1. 评定

临床常用的评定量表：MMSE、LOTCA、MoCA 等。

2. 治疗

（1）药物治疗：盐酸多奈哌齐、盐酸美金刚、石杉碱甲、尼莫地平等。

（2）非药物治疗：高压氧、认知康复训练、计算机辅助认知功能训练、经颅磁刺激、醒脑开窍针刺法、人脐带间充质干细胞移植等。

总之，针对 HIE 的认知功能损害，未来的研究还需要寻找更准确高效的影像学检查手段，提高 HIE 认知障碍的诊断率。在治疗方面，还需要评估新疗法，如神经保护治疗、神经干细胞移植等的疗效，进而改善 HIE 患者的预后。

（王　雪　公维军）

参考文献

1. PAPPAS A, SHANKARAN S, MCDONALD S A, et al. Cognitive outcomes after neonatal encephalopathy. Pediatrics, 2015, 135（3）: e624-e634.

2. QIN X, CHENG J, ZHONG Y, et al. Mechanism and treatment related to oxidative stress in neonatal hypoxic-ischemic encephalopathy. Front Molecul Neurosci, 2019, 12: 88.

3. ZHAO M, ZHU P, FUJINO M, et al. Oxidative stress in hypoxic-ischemic encephalopathy: molecular mechanisms and therapeutic strategies. Int J Mol Sci, 2016, 17（12）: E2078.

4. UMEKAWA T, OSMAN A M, HAN W, et al. Resident microglia, rather than blood-derived macrophages, contribute to the earlier and more

pronounced inflammatory reaction in the immature compared with the adult hippocampus after hypoxia-ischemia. Glia, 2015, 63（12）: 2220-2230.

5. 郭媛媛, 薛伟, 闫凤林. 新生儿缺血缺氧性脑病的流行病学特点及危险因素分析. 现代诊断与治疗, 2019, 30（7）: 1163-1165.

6. 吴荣, 杜晓霞, 何静杰, 等. 缺血缺氧性脑病 91 例康复治疗临床分析. 北京医学, 2017, 39（5）: 502-505.

7. 刘波, 李龙, 冯婕, 等. 成人心肺复苏后缺血缺氧性脑病的 MRI 表现与分型. 临床放射学杂志, 2018, 37（1）: 28-32.

8. 王娜, 郑欧弟, 袁贵龙, 等. 振幅整合脑电图在新生儿 HIE 中的应用价值. 深圳中西医结合杂志, 2019, 29（14）: 126-127.

9. 孙耀辉. CT 和 MRI 对新生儿缺血缺氧性脑病的诊断价值比较. 临床医学研究与实践, 2016, 1（15）: 129-129.

10. 高玉春, 曹玉琴, 曹玲, 等. miR-210 和 miR-374a 联合预测新生儿缺氧缺血性脑病的严重程度和预后. 中国妇幼保健, 2019, 34（17）: 3975-3979.

11. NONOMURA M, HARADA S, ASADA Y, et al. Combination therapy with erythropoietin, magnesium sulfate and hypothermia for hypoxic-ischemic encephalopathy: an open-label pilot study to assess the safety and feasibility. BMC Pediatr, 2019, 19（1）: 13.

12. MAIWALD C A, ANNINK KV, RÜDIGER M, et al. Effect of allopurinol in addition to hypothermia treatment in neonates for hypoxic-ischemic brain injury on neurocognitive outcome （ALBINO）: study protocol of a blinded randomized placebo-controlled parallel group multicenter trial for superiority （phase III）. BMC Pediatr, 2019, 19（1）: 210.

13. 严萍. 袋鼠式护理对缺氧缺血性脑病新生儿神经行为的影响. 内蒙古医学杂志, 2019, 51（9）: 1133-1134.

14. 王彦永, 王铭维. 人脐带间充质干细胞移植治疗缺血缺氧性脑病的有效性. 中国全科医学, 2015, 18（35）: 4293-4297.

第十章

帕金森病痴呆的研究进展

帕金森病痴呆（Parkinson's disease dementia，PDD）指的是影响 PD 患者日常生活能力的认知障碍，是 PD 的常见并发症，常在晚期发生，少部分可在早期出现。PDD 易与路易体痴呆（lewy body dementia，LDB）混淆，常见的症状是注意力／执行障碍、幻觉、自主神经和睡眠障碍，病理特征是神经元丢失、路易体（lewy body，LB）形成和 α - 突触核蛋白沉积，治疗手段包括药物和非药物干预。PDD 发病率低于 AD，与 LDB 相当，容易被忽略。相对于 AD，临床对其关注较少。PDD 影响患者的日常生活、社会交往、预期寿命，需要引起重视。

一、流行病学

在新诊断的 PD 患者中，36% 患者发现存在认知障碍，3 年后超过 50% 患者出现认知障碍，10 年后大约每 1000 人中有 54 人诊断为痴呆。而在另一项包括 141 例基于认知正常的帕金森病患者的纵向研究显示，47.7% 的患者在 2～6 年的观察时间内出现认知障碍，所有 MCI 患者在 5 年内发展为痴呆。在一项持续 20 年的帕金森病前瞻性研究中，48% 患者在确诊 15 年后发展为痴呆，而在确诊 20 年后痴呆的累计发病率增加到 83%。根据以上流行病学资料，我们可以得出结论：大约 1/3 的帕金森病患者在确诊前已经出现认知障碍，症状较轻，未经严格的神经心理学检查很难察觉，另外未出现认知障碍的 PD 患者在确诊 3 ~ 5 年后约有 1/3 出现认知障碍，随后进展为痴呆，进展为痴呆的时间在不同研究中跨度较大。PDD 的危险因素与预防策略的制定直接相关。研究表明，高龄、低受教育水平和吸烟史是 PDD 的危险因素；轻度认知障碍被认为是 PDD 的强危险因素，但其他非运动症状的研究尚较少；APOE 基因、MAPT 基因和 GBA 基因都可能与 PDD 的发生有关，但仍需进一步研究证实；额叶、前扣带回皮质增厚和颞叶、边缘叶、额叶体积减小的 PD 患者发生痴呆的风险增高。

二、发病机制

帕金森病痴呆的病理变化是路易体型神经退行性改变、皮质下神经元丢失和阿尔茨海默型病理学改变的组合变化。目前认为皮质路易小体增多是 PDD 的重要发病机制。一项纳入了 140 例无认知功能障碍的患者和运动症状出现 2 年后发生痴呆的 PDD 患者的病理研究探索神经纤维缠结、老年斑、路易小体和神经突触与痴呆的关系，结果表明有 28.6% 的 PD 患者合并 AD 的病理学改变，其中 89.5% 为痴呆患者皮质路易小体形成增多。这提示路易体与帕金森病痴呆的重要联系。而一项定量评估病理学改变的研究发现路易小体及 AD 病理改变的联合作用与 PDD 的发生最为相关。另外，AD 相关的 α - 突触蛋白和 tau 蛋白也在 PDD 的发展中发挥重要作用，研究发现，同时出现路易体、α - 突触蛋白和 tau 蛋白的 PDD 患者痴呆进展更迅速。

三、临床表现

目前认为中老年人认知障碍的发展经历包括正常老化、MCI、痴呆这 3 个过程。MCI 在正常老化和痴呆之间，MCI 和 PDD 的区别是认知障碍对日常生活活动能力（ability of daily living activities，ADL）的干扰程度。与 PDD 相比，PD-MCI 中的认知缺陷对患者的功能或工具性 ADL 没有显著影响。MCI 在 PD 的发生率为 19%，MCI 5 年内进展为痴呆的发生率极高，超过 80%。因此 PD-MCI 被认为是痴呆的危险因素，PDD 常由 PD-MCI 发展而来。PD 病程超过 10 年常伴有严重的多个认知域的异常，影响日常生活活动能力。PDD 属于皮质下痴呆，主要表现为注意力下降和波动、信息处理速度下降及包括启动、计划、组织、有效地进行有目的的活动等在内的执行障碍，但记忆力相对保留。语言的流畅性下降、不成比例的视觉信息的处理障碍，包括视觉感知、视觉构建等，在 PDD 表现突出，并可以作为 PDD 与 AD 的鉴别依据。

四、评估与诊断

评估方面，在 PD 运动功能和非运动功能的评估的基础上，PDD 重点强调认知功能（cognition）、社会及日常生活能力（daily activity）、精神行为症状（behavior）的评估，即所谓的 ABC 评估。MMSE、MoCA 均可对 PD 患者整体认知障碍情况进行评价。其中，MMSE 区别正常老化和痴呆的敏感度和特异度均达到 80% 以上，对筛查痴呆有较好的价值。但对识别正常老人和 MCI、MCI 和痴呆劣于 MoCA，MoCA 在识别帕金森病导致的认知障碍效果更好。

而针对相应的认知域的评估，目前并无针对 PDD 的特异性量表，通常参照痴呆的评估进行选择，如记忆的评估可选择听觉词语学习测验、韦氏记忆量表、逻辑记忆分测验等，注意的评估可选择数字广度测验、数字划销测验、注意力变化测验和连线测验 A，执行的评估可选择语义词语流畅性测验、连线测验、数字符号测验、Stroop 测验、数字排序测验、伦敦塔测验等。在诊断方面，2018 中国痴呆与认知障碍诊治指南 PDD 诊断推荐使用 2007 年运动障碍协会 PDD 诊断标准或 2011 年中国 PDD 诊断指南标准。2007 年国际运动障碍协会（the Movement Disorder Society，MDS）制定的 PDD 诊断指南认为执行力、注意力、视空间、记忆力四个核心认知域中的任意两项受损即可诊断为 PDD。2011 年我国的 PDD 诊断指南由中华医学会神经病学分会帕金森病与运动障碍学组制定，是基于 MDS 标准制定的。该指南认为在确诊原发性 PD 的基础上，1 年后隐匿出现缓慢进展的影响日常生活能力的认知障碍即可诊断为 PDD。PDD 和 DLB 的临床表现类似，很难根据临床表现进行区分，因此指南中人为设定 "1 年的时间标准" 作为两者的鉴别诊断依据。

五、治疗

（一）药物治疗

PDD 的治疗主要是对症支持治疗。PDD 患者在控制运动症状时应注意多巴胺能药物的剂量。多巴胺能药物尤其容易发生神经精神不良反应，抗胆碱能药通常会加重认知功能障碍，一般避免用于 PDD 患者。除了运用非痴呆型 PD 药物控制震颤、强直等运动症状外，PDD 的药物治疗主要关注患者的认知及情绪，包括胆碱酯酶抑制剂、美金刚、抗精神病药物。胆碱酯酶抑制剂是主要用药，可轻中度改善认知障碍程度。一项纳入 550 例 PDD 患者的随机研究发现多奈哌齐治疗 24 周后，患者的阿尔茨海默病评定量表—认知部分（Alzheimer disease Assessment Scale-Cognitive Subscale，ADAS-cog）评分提高。美金刚对 PDD 的治疗效果存在争议。Aarsland D 等进行一项安慰剂对照、多中心随机对照的 PDD 或 DLD 研究，34 位患者接受 20 mg/d 美金刚治疗，38 位患者接受安慰剂治疗，24 周后发现患者的主要结局评估指标（clinical global impression of change，CGIC）改善。但是最近一项纳入 75 个路易体痴呆和 120 个 PDD 患者的安慰剂对照、多中心研究发现，接受 20 mg/d、24 周美金刚治疗的 PDD 患者的结局测量指标无明显改善。尽管胆碱酯酶抑制剂、美金刚研究结果不一致，但是衡量临床获益后，选择胆碱酯酶抑制剂治疗 PDD 仍然是主流选择。当患者存在难治性精神病性症状，在调整抗帕金森病药物治疗之后，PDD 患者可考虑选择喹硫平、氯氮平等药物治疗。

（二）非药物治疗

目前 PDD 的康复治疗缺乏大型随机双盲对照试验，但是目前认为痴呆患者预后差，药物治疗效果不理想，认知训练可作为 PDD 药物治疗的补充。认知干预包括认知刺激、认知康复、认知训练，三者侧重点不同。认知刺激是针对轻中度痴呆患者，利用非特异性的认知干预手段，如手工制作、主题讨论和数字迷宫任务等，以改善患者的整体认知功能或社会功能。认知康复针对因认知功能障碍而导致日常生活能力或社会功能受损的患者，通过医生和照料者协作，采用个体化干预手段或策略，结合患者的日常生活，维持和改善患者在日常生活中的独立性和关键个体功能如进食、服药和洗漱等。认知训练可以针对记忆、注意和执行加工过程等一个或多个认知域开展训练，利用计算机化训练方法，可以针对被训练者的认知水平选择训练难度，并可根据训练表现进行动态调整，从而实现适应性的训练效果。认知干预是安全可靠的非药物治疗手段。尽管目前尚无大样本随机对照的 PDD 认知障碍训练研究，但是，一方面，认知干预和多种改善认知药物联合应用治疗可有效改善痴呆患者尤其轻中度痴呆患者的认知功能；另一方面，鉴于目前仍无有效的预防痴呆的药物，认知干预，特别是认知训练，将成为痴呆高风险的 PD 患者的早期干预和预防手段。因此，在药物治疗的基础上，应重视认知干预，强调认知刺激、认知康复、认知训练的综合干预。

六、展望

PDD 是帕金森病的严重并发症，一旦发生，可对患者日常生活、社会交往、预期寿命产生不利影响，后果严重。目前对 PDD 的发病机制尚不明确，危险因素混杂，药物和非药物干预手段作用有限。因此，PDD 研究的重点仍将放在发病机制的探讨及痴呆的预防研究上。

（黄佩玲　公维军）

参考文献

1. ZIS P，MARTINEZ-MARTIN P，SAUERBIER A，et al. Non-motor symptoms burden in treated and untreated early Parkinson's disease patients：argument for non-motor subtypes. Eur J Neurol, 2015, 22（8）：1145-1150.

2. PIGOTT K，RICK J，XIE S X，et al. Longitudinal study of normal cognition in Parkinson's disease. Neurology，2015，85（15）：1276-1282.

3. BENGE J F, BALSIS S. Informant Perceptions of the Cause of activities of daily living difficulties in Parkinson's disease. Clin Neuropsychol，2016，30（1）：82-94.

4. VACCARI C，EL DIB R，GOMAA H，et al. Paraquat and Parkinson's disease：a systematic review and meta-analysis of observational studies. J Toxicol Environ Health B Crit Rev，2019，22（5/6）：172-202.

5. GARCIA-PTACEK S，KRAMBERGER M G. Parkinson disease and dementia. J Geriatr Psychiatry Neurol，2016，29（5）：261-270.

6. MARINUS J，ZHU K，MARRAS C，et al. Risk factors for non-motor symptoms in Parkinson's disease. Lancet Neurol，2018，17（6）：559-568.

7. ZHANG S，OU R，CHEN X，et al. Correlative factors of cognitive dysfunction in PD patients：a cross-sectional study from southwest China. Neurol Res，2016，38（5）：434-440.

8. LIU C C, SUN Y, LEE P C, et al. Risk of dementia after Parkinson's disease in Taiwan: a population-based retrospective cohort study using National Health Insurance claims. BMJ open, 2019, 9（3）: e025274.

9. PANG S, LI J, ZHANG Y, et al. Meta-analysis of the relationship between the APOE gene and the onset of Parkinson's disease dementia. Parkinsons Dis, 2018, 2018: 9497147.

10. BLAUWENDRAAT C, REED X, KROHN L, et al. Genetic modifiers of risk and age at onset in GBA associated Parkinson's disease and lewy body dementia. Brain, 2020, 143（1）: 234-248.

11. LUNDE K A, CHUNG J, DALEN I, et al. Association of glucocerebrosidase polymorphisms and mutations with dementia in incident Parkinson's disease.Alzheimers Dement, 2018, 14（10）: 1293-1301.

12. KUNST J, MARECEK R, KLOBUSIAKOVA P, et al. Patterns of grey matter atrophy at different stages of Parkinson's and Alzheimer's diseases and relation to cognition. Brain Topogr, 2019, 32（1）: 142-160.

13. GAO Y, NIE K, HUANG B, et al. Changes of brain structure in Parkinson's disease patients with mild cognitive impairment analyzed via VBM technology. Neurosci Lett, 2017, 658: 121-131.

14. HANAGASI H A, TUFEKCIOGLU Z, EMRE M.Dementia in Parkinson's disease.J Neurol Sci, 2017, 15（374）: 26-31.

15. JELLINGER K A. Dementia with Lewy bodies and Parkinson's disease-dementia: current concepts and controversies.J Neural Transm（Vienna）, 2018, 125（4）: 615-650.

16. IRWIN D J, WHITE M T, TOLEDO J B, et al. Neuropathologic substrates of Parkinson disease dementia. Ann Neurol, 2012, 72（4）:

587-598.

17. COMPTA Y, PARKKINEN L, O'sULLIVAN SS, et al. Lewy- and Alzheimer-type pathologies in Parkinson's disease dementia: which is more important? Brain, 2011, 134 (Pt 5): 1493-1505.

18. KRONIMUS Y, ALBUS A, BALZER-GELDSETZER M, et al. Naturally occurring autoantibodies against tau protein are reduced in Parkinson's disease dementia. PLoS One, 2016, 11 (11): e0164953.

19. SPERLING S A, SHAH B B, BARRETT M J, et al. Focused ultrasound thalamotomy in Parkinson disease: Nonmotor outcomes and quality of life. Neurology, 2018, 91 (14): e1275-e1284.

20. SANTANGELO G, VITALE C, PICILLO M, et al. Mild cognitive impairment in newly diagnosed Parkinson's disease: a longitudinal prospective study. Parkinsonism Relat Disord, 2015, 21 (10): 1219-1226.

21. AARSLAND D. Cognitive impairment in Parkinson's disease and dementia with Lewy bodies. Parkinsonism Relat Disord, 2016, 22 (S1): S144-S148.

22. BESSER L M, LITVAN I, MONSELL S E, et al. Mild cognitive impairment in Parkinson's disease versus Alzheimer's disease. Parkinsonism Relat Disord, 2016, 27: 54-60.

23. FINNEY G R, MINAGAR A, HEILMAN K M.Assessment of mental status.Neurol Clin, 2016, 34 (1): 1-16.

24. SMITH C R, CAVANAGH J, SHERIDAN M, et al. Factor structure of the montreal cognitive assessment in Parkinson's disease. Int J Geriatr Psychiatry, 2020, 35 (2): 188-194.

25. 中国痴呆与认知障碍诊治指南写作组，中国医师协会神经内科医师分会认知障碍疾病专业委员会.2018 中国痴呆与认知障碍诊治指南

（三）：痴呆的认知和功能评估.中华医学杂志，2018，98（15）：1125-1128.

26. 中国痴呆与认知障碍指南写作组，中国医师协会神经内科医师分会认知障碍疾病专业委员会.2018中国痴呆与认知障碍诊治指南（一）：痴呆及其分类诊断标准.中华神经科杂志，2018，98（13）：965-970.

27. EMRE M，AARSLAND D，BMWN R，et al. Clinical diagnostic criteria for dementia associated with Parkinson's disease.Mov Disord，2007，22（12）：1689-1707.

28. 中华医学会神经病学分会帕金森病及运动障碍学组，中华医学会神经病学分会神经心理学与行为神经病学组. 帕金森病痴呆的诊断与治疗指南.中华神经科杂志，2011，44（9）：635-637.

29. MCKEITH IG，DICKSON DW，LOWE J，et al. Diagnosis and management of dementia with lewy bodies：third report of the DLB consortium. Neurology，2005，65（12）：1863-1872.

30. 中国微循环学会神经变性病专业委员会.路易体痴呆诊治中国专家共识.中华老年医学杂志，2015，34（4）：339-344.

31. DUBOIS B，TOLOSA E，KATZENSCHLAGER R，et al. Donepezil in Parkinson's disease dementia：a randomized，double-blind efficacy and safety study. Mov Disord，2012，27（10）：1230-1240.

32. AARSLAND D，BALLARD C，WALKER Z，et al. Memantine in patients with Parkinson's disease dementia or dementia with lewy bodies：a double-blind，placebo-controlled，multicentre trial.Lancet Neurol，2009，8（7）：613-618.

33. EMRE M，TSOLAKI M，BONUCCELLI U，et al. Memantine for patients with Parkinson's disease dementia or dementia with Lewy

bodies: a randomised, double-blind, placebo-controlled trial. Lancet Neurol, 2010, 9（10）: 943-945.

34.认知训练中国专家共识写作组，中国医师协会神经内科医师分会认知障碍疾病专业委员会.认知训练中国专家共识.中华医学杂志，2019，99（1）：4-8.

第十一章

脑小血管病与认知功能障碍
研究进展

脑小血管病（cerebral small vessel disease，CSVD）占缺血性脑卒中的 20% ~ 25%，是指各种病因影响脑内小动脉及其远端分支、微动脉、毛细血管、微静脉和小静脉所导致的一系列临床、影像、病理综合征。根据 2013 年国际血管改变神经影像标准报告小组建议，CSVD 在影像学方面主要包括近期皮层下小梗死（small subcortical infarction，SSI）、血管源性腔隙（lacune of presumed vascular origin）、血管源性脑白质高信号（white matter hyperintensity of presumed vascular origin，WMH）、血管周围间隙（perivascular space，PVS）、脑微出血（cerebral microbleeds，CMBs）和脑萎缩（brain atrophy）六个方面，并确定了相应的诊断标准。CSVD 是导致认知功能损害和痴呆、情感障碍、尿便障碍、步态异常和生活能力下降的主要原因，是当前脑卒中预治策略中的主要靶目标。本章将从 CSVD 患者认知功能障碍的临床特征、影像学研究、治疗和展望四个方面进行详细阐述，提高对 CSVD 的重视，并早期预防 VCI 的发生，以期对临床诊治提供一定的理论依据。

一、CSVD 患者认知功能障碍的临床特征

CSVD 临床表现多样化，其主要临床特征包括认知功能损害和痴呆、步态异常、运动障碍、情感障碍、人格和行为障碍等，严重增加了社会和经济负担，增加了老年人的跌倒风险和致残性，最终可导致 CSVD 患者全面日常生活能力下降和死亡的发生。MMSE 和 MOCA 是最常用的评价认知功能的量表。CSVD 存在的认知功能障碍主要表现为注意—执行功能障碍、信息加工速度减慢、视空间障碍等，而记忆功能受累相对较轻且再认功能相对保留，这可能与上述功能相关的前额叶—皮层下环路受损有关，CSVD 破坏了神经元之间、前额叶皮质和皮质下中枢之间的信号传递，进而引起了认知功能障碍的发生。一项入组 294 例 SVD 患者，随访 3 ~ 5 年，发现 63.9% 的 SVD 患者存在不同程度的 VCI，其中 22.1% 符合 VaD 和 41.8% 符合 VCIND，行多因素线性回归发现，基线期脑白质高信号（white matter hyperintensities，WMHs）严重程度和腔梗总数目是导致 CSVD 患者发生 VCI 的独立危险因素。

此外，CSVD 患者容易出现情感、行为和人格障碍，表现为淡漠、激惹、动力缺乏等表现，符合卒中后抑郁表现。近来研究发现淡漠而不是抑郁，是引起 CSVD 患者执行功能障碍的主要原因。

二、CSVD 与认知功能障碍的影像学研究

近年来，多种神经影像学技术，如 DTI、静息态功能核磁共振（rest state functional magnetic resonance imaging，rs-fMRI）、磁共振波谱分析（magnetic resonance spectroscopy，MRS）、PET、SPECT 等技术应用于 CSVD 患者的认知功能障碍研究中，得到了

一些新的阶段性的成果，现阐述如下。

（一）DTI研究

DTI是目前唯一可在活体显示脑内白质纤维束超微结构和走行的无创性成像技术，可早期发现皮层—皮层下环路（cortical-subcortical circuits）受损的情况。常用参数包括部分各向异性（fractional anisotropy，FA）、ADC、平均扩散率（mean diffusivity，MD）。一项采用DTI技术入组了73例CSVD患者和39例对照组来探索其微血管灌注和微结构的完整性，发现CSVD患者较低的认知功能与正常出现脑白质（normal appearing white matter，NAWM）和皮层灰质两个脑区微血管低灌注有关，支持了NAWM和皮层灰质的低灌注参与了CSVD患者认知障碍的病理生理机制。一项来自荷兰的DTI研究也得到了类似的结论，发现NAWM的MD值与CSVD患者的认知功能独立相关。一项神经影像学研究入组了584例CSVD患者，采用连续测验（trail making test part B，TMT-B）评估信息加工速度，发现WMHs与TMT-B测验成绩下降有关，提示由于额叶和丘脑辐射的纤维束破坏导致前额叶—皮层下环路（fronto-subcortical circuits）功能障碍，是CSVD信息加工速度下降的重要预测因素。另一项DTI研究发现CSVD患者存在执行功能障碍和信息加工速度降低，CSVD患者存在脑体积缩小、WMHs体积增加、DTI弥散特征改变；还发现CSVD患者腔梗数量和NAWM的弥散特征是执行功能障碍的独立预测因素；腔梗数量和脑萎缩是信息加工速度的独立预测因素，缺血脱髓鞘改变是引起CSVD患者认知损害的神经病理学基础。

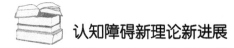

（二）rs-fMRI 研究

rs-fMRI 可以在安静状态下无创的进行人脑功能检测，在探索认知功能障碍方面具有较大的临床应用前景。目前将 rs-fMRI 技术应用到 CSVD 患者的认知功能研究并不多见。一项采用 rs-fMRI 技术的研究发现 CSVD 患者在前额叶、顶叶、扣带回功能连接降低，而在小脑功能连接增强，上述改变模式可预测神经心理学测验成绩，支持了 CSVD 患者的认知障碍与上述脑连接模式受损密切相关。另一项采用 rs-fMRI 技术的研究也得到了类似的结论，该研究采用全脑功能连接方法发现 CSVD 患者在额、顶叶脑网络连接降低，而在小脑功能连接增强，上述脑功能连接改变模式与 CSVD 患者的脑白质损伤严重程度和神经心理学测验密切相关。最近一项来自意大利的 rs-fMRI 研究入组了 67 例皮层下血管性认知功能障碍（subcortical vascular cognitive impairment，SVCI）患者，认知测评采用 MoCA 和 Stroop 测验，影像学指标采用基于全脑分析的局部一致性（regional homogeneity，ReHo），发现在左侧小脑后部较高的 ReHo 与 MoCA 呈显著的负相关，而在扣带回中部较高的 ReHo 与认知功能降低有关，提示 ReHo 指标与 SVCI 的认知功能下降显著相关，而相应脑区活动增加与特异认知功能的代偿有关。

（三）MRS 研究

MRS 是目前唯一用于观察活体组织代谢变化、生化改变的非创伤性技术。常见的测定指标有 N- 乙酰天门冬氨酸（N-acetylaspartate，NAA）、肌酸（creatine，Cr）及胆碱（choline，

Cho）的浓度。通过分析代谢产物浓度的变化可直观地用于评价 CSVD 患者的生化代谢的改变。一篇采用单体素 1H-MRS 的研究发现 SVD 患者在顶叶白质的 NAA/Cr 比率的降低与注意功能下降呈正相关，而与记忆和执行功能没有相关性。袁俊亮等对 23 例 LA 患者和 23 例对照组进行了 MRS 研究，研究发现 LA 患者在半卵圆中心的白质损伤区的 NAA/Cho、NAA/Cr 显著低于对照组；LA 患者在 NAWM 区的 NAA/Cho 与其 MMSE 评分存在显著的正相关，本研究提示 MRS 技术可作为一种较好的评价 LA 患者认知功能障碍发生机制的有效工具。然而，也有不同的研究结果，2013 年 Huang LA 等入组 12 例 SVD 患者和 6 例对照组，采用 MRS 技术却未发现半卵圆中心的 NAA/Cho、Cho/Cr 和 NAA/Cr 比值存在显著性差异，可能与入组的样本量不大有关。

（四）PET 研究

PET 作为最新一代的核显像技术，对于显示大脑皮层、皮层下结构的氧代谢具有明显的技术优势。近来一项 11C 标记的匹斯堡复合物（Pittsburgh compound-B，11C-PIB）入组了 21 例 CSVD 患者，发现 11C-PIB 不仅是评估淀粉样 -β 蛋白沉积还是评价 CSVD 患者的脑白质损害严重程度和脑白质病变进展的重要手段。一项来自韩国的 72 例皮层下血管性轻度认知障碍患者（subcortical vascular mild cognitive impairment，svMCI），行 11C-PIB-PET 检查并随访 3 年，发现有 59.6% 患者存在脑叶和深部 CMBs，基线期和随访期 PIB 摄取率仅与脑叶 CMBs 的进展有关；提示淀粉样相关的病理改变和 CSVD 对脑叶 CMBs 和认知下降存在协同效应，这对探索 svMCI 防治策略具有重要的指导意义。一项联合 DTI 和

11C-PIB-PET 技术对 CSVD 患者进行研究，发现 PIB 摄取率与脑白质网路无关，较大的脑白质体积或腔梗与降低的脑集成网络（增加最小路径长度和降低全局效率）和增加的脑分割网络（集聚系数、增加传递性、增加模块化）显著相关，上述脑网络改变属性与 CSVD 患者的注意、语言、视空间、额叶—执行功能密切相关，提示 CSVD 患者存在脑白质脑网络分割和集成属性的改变模式，可预测 CSVD 患者的认知功能障碍。

（五）SPECT 研究

SPECT 也可以监测脑血流、脑代谢或者大脑活动的变化。一项入组 12 例 CSVD 患者的 SPECT 研究发现，CSVD 患者的即刻回忆及延迟回忆和可重复神经心理状态评估量表的记忆分测验成绩的下降与额叶、颞叶和小脑的低灌注呈正相关，提示 SPECT 是探索 CSVD 患者脑灌注和神经心理学特征的较好的影像学技术。另一项针对 56 例 MCI 患者的 99mTc ECD SPECT 研究，采用年龄相关白质改变分级量表评价 WMHs 严重程度，发现与轻度 WMHs 相比，MCI 合并重度 WMHs 与岛叶、颞叶的低代谢密切相关，提示 WMHs 可以监测皮质代谢功能障碍。一项入组 12 例 CSVD 患者的 SPECT 研究还发现 CSVD 患者存在执行功能、注意、加工速度和记忆回忆等维度损害，上述认知改变与 SPECT 的脑灌注降低有关。

三、CSVD 患者认知功能障碍的治疗

至今尚无较好的针对 CSVD 患者认知障碍的预防策略及诊断与治疗方案，治疗 CSVD 患者认知障碍包括减缓疾病进展和对症

治疗（如改善认知和情感精神行为）。认知障碍治疗方面，虽然缺乏有效证据，但严格控制脑血管的危险因素、纠正不良生活方式、积极治疗合并的脑血管病及他汀治疗，可以有效地延缓 CSVD 的进展，对防治 CSVD 患者发生潜在卒中及预防 VCI 和痴呆的发生有益。胆碱酯酶抑制剂治疗 VaD 的临床试验显示其能一定程度地改善患者的认知功能，对 VCIND 可能也有一定疗效。N- 甲基 -D- 天门冬氨酸受体拮抗剂——美金刚对缺血后谷氨酸介导的兴奋性毒性作用可能具有保护作用，2 项安慰剂对照干预研究显示其对轻、中度 VaD 的认知有改善作用，亚组分析表明其对小血管性痴呆的效果更明显。一项探讨尼莫地平对小血管性痴呆疗效的随机对照研究结果提示，尼莫地平对皮质下型 VaD 患者有一定改善认知的作用，但仍需更多研究证据。一项荟萃分析发现，认知锻炼（如持续教育）能显著降低 WMHs 对认知产生的负面影响。尽管如此，对于兴奋性氨基酸阻断剂、胆碱酯酶抑制剂和钙离子拮抗剂等相关药物治疗 CSVD 导致的认知功能障碍仍存有争议，尚待临床试验进一步证实。

四、CSVD 与认知功能障碍的展望

综上所述，CSVD 患者存在认知功能障碍的发病机制，还存在许多悬而未决的问题亟待解决：①极少数研究发现 CSVD 患者认知功能损害并不显著，CSVD 损伤到怎么样的阈值或者 CSVD 总负担到什么样的严重程度，会引起认知功能障碍目前尚无定论；② CSVD 是如何选择性损害注意—执行功能、信息加工速度、记忆和视空间等维度？这些认知功能损害与临床症状及长期的预后关系是怎么样的；③ CSVD 亚型中的 PVS、CMBs 与认知功能的

关系，目前尚无明确的定论，上述脑结构改变发生的部位、损伤的严重程度与认知功能损害的关系目前也尚不清楚。

　　未来的研究应着眼于以下几个方面：①临床研究方面，应采用大样本、多中心、前瞻性研究，增加随访时间，全面探索引起CSVD患者认知功能障碍的独立危险因素，以及疾病发生、发展和转归，联合敏感度和特异度较高的神经心理学测验量表来深入探讨CSVD引起认知障碍的病理生理学机制；②未来应该重视血清学生物标记物、遗传学指标及神经病理学研究，可能对探索CSVD的认知功能障碍有一定的研究价值；③影像学研究方面，未来多模态神经影像学技术（如DTI、rs-fMRI）、神经电生理技术，如事件相关电位等，有助于在一定程度上从时间进程上和空间定位上进一步来探索认知障碍发生的病理生理学机制。

（袁俊亮　张玉梅）

参考文献

1. BERROCAL-IZQUIERDO N, BIOQUE M, BERNARDO M. Is cerebrovascular disease a silent condition in patients with chronic schizophrenia-related disorders?Int Clin Psychopharmacol, 2017, 32（2）：80-86.

2. PANTONI L. Cerebral small vessel disease：from pathogenesis and clinical characteristics to therapeutic challenges. Lancet Neurol, 2010, 9（7）：689-701.

3. WARDLAW J M, SMITH C, DICHGANS M. Mechanisms of sporadic cerebral small vessel disease: insights from neuroimaging. Lancet Neurol, 2013, 12（5）: 483-497.

4. ROMERO J R, PREIS S R, BEISER A, et al. Risk factors, stroke prevention treatments, and prevalence of cerebral microbleeds in the framingham heart study. Stroke, 2014, 45（5）: 1492-1494.

5. 贾阳娟, 韩凝, 王美蓉. MoCA 与 MMSE 在急性缺血性卒中后认知障碍评估中的应用. 中华行为医学与脑科学杂志, 2017, 26（1）: 46-50.

6. DICIOTTI S, ORSOLINI S, SALVADORI E, et al. Resting state fMRI regional homogeneity correlates with cognition measures in subcortical vascular cognitive impairment. J Neurol Sci, 2017, 373: 1-6.

7. PAVLOVIC A M, PEKMEZOVIC T, TOMIC G, et al. Baseline predictors of cognitive decline in patients with cerebral small vessel disease. J Alzheimers Dis, 2014, 42 Suppl 3: S37-S43.

8. ZHANG X, TANG Y, XIE Y, et al. Total magnetic resonance imaging burden of cerebral small-vessel disease is associated with post-stroke depression in patients with acute lacunar stroke. Eur J Neurol, 2017, 24（2）: 374-380.

9. LOHNER V, BROOKES R L, HOLLOCKS M J, et al. Apathy, but not depression, is associated with executive dysfunction in cerebral small vessel disease. PLoS One, 2017, 12（5）: e0176943.

10. ZHANG C E, WONG S M, UITERWIJK R, et al. Intravoxel incoherent motion imaging in small vessel disease: microstructural integrity and microvascular perfusion related to cognition. Stroke, 2017, 48（3）: 658-663.

11. VAN NORDEN A G, VAN UDEN I W, DE LAAT K F, et al. Cognitive

function in small vessel disease: the additional value of diffusion tensor imaging to conventional magnetic resonance imaging: the RUN DMC study. J Alzheimers Dis, 2012, 32（3）: 667-676.

12. DUERING M, GESIERICH B, SEILER S, et al. Strategic white matter tracts for processing speed deficits in age-related small vessel disease. Neurology, 2014, 82（22）: 1946-1950.

13. HASHIMOTO T, YOKOTA C, KOSHINO K, et al. Binding of 11C-pittsburgh compound-B correlated with white matter injury in hypertensive small vessel disease. Ann Nucl Med, 2017, 31（3）: 227-234.

14. KIM Y J, KIM H J, PARK J H, et al. Synergistic effects of longitudinal amyloid and vascular changes on lobar microbleeds. Neurology, 2016, 87（15）: 1575-1582.

15. KIM H J, IM K, KWON H, et al. Effects of amyloid and small vessel disease on white matter network disruption. J Alzheimers Dis, 2015, 44（3）: 963-975.

16. CAI Z, WANG C, HE W, et al. Cerebral small vessel disease and Alzheimer's disease. Clin Interv Aging, 2015, 10: 1695-1704.

17. PINTER D, ENZINGER C, FAZEKAS F. Cerebral small vessel disease, cognitive reserve and cognitive dysfunction. J Neurol, 2015, 262（11）: 2411-2419.

18. DEL BRUTTO V J, ORTIZ J G, DEL BRUTTO O H. Total cerebral small vessel disease score and cognitive performance in community-dwelling older adults. results from the atahualpa project. Int J Geriatr Psychiatry, 2018, 33（2）: 325-333.

第十二章

皮质基底节变性认知障碍研究进展

一、概述

（一）皮质基底节变性的定义及一般病理学特点

1. 定义

（1）皮质基底节变性（corticobasal degeneration，CBD）属于一种慢性进展性神经变性疾病，典型临床特征为失用、姿势异常、肌张力障碍及不对称的无动性强直综合征。

（2）在疾病最初时期，临床上通常将其误诊为帕金森病或者其他类型的变性疾病，在近些年相关研究中，许多医学从业者将该疾病研究重点转向认知障碍方面，而对于认知障碍的深入研究也能够在一定程度上为临床诊断与治疗提供参考依据。该病最早于 1967 年由 Rebeiz 等报道，从 1990 年以来，随着 Gallyas 银染和 tau 蛋白免疫组化的应用，临床和病理资料的病例报道逐渐增多。目前，国内有时有报道，皮质基底节变性通常见于成年人群体，根据相关资料显示，该疾病发病年龄多为 40 ~ 70 岁，平均发病年龄为 60 岁，病程以 4 ~ 8 年为主，平均病程为 5.9 年。在临床上可表现为进行性帕金森综合征，同时存在基底节受损与大脑皮层不对称情况，以神经元与胶质细胞中异常 tau 蛋白蓄积作为主要病理改变。当处于早期阶段时，经常规影像学检查后未发现明显特征性变化，当发展至典型期时通过 MRI 检查也仅发现脑室扩大与脑萎缩，因此临床影像学检查主要用于排除其他疾病可能性。

2. 一般病理学特点

（1）皮质变性：非对称且显著位于环 Rolandic 皮质的额顶部皮质变性是 CBD 的典型特征，一般而言，尸检发现非对称额顶部皮质萎缩占 80%，可见胼胝体变薄、相应部位脑室扩大，并观察到受损侧与临床定位吻合。偶尔有不典型病变，如胼胝体头、扣带回及岛叶可显示种种异常。颞部一般幸免（除非合并 AD 等损害），枕叶一般也是不甚明显，显微镜下显示在皮质尤其明显萎缩区神经元缺失、胶质细胞增生。早期有时只有显微镜才能发现，因而病理诊断在鉴别本病与其他锥体外系疾病有相当意义。

（2）神经元去染色质：气球样及去染色神经元是 CBD 的第二特点，它们通常见于较深的受损额顶部皮质，也可见于其他皮质及皮质下区域。当然，由于萎缩区神经元缺失、胶质细胞增生以致难以找到，但多层切片一般可确定。

（3）皮质下变性：黑质变性一般较严重。其他皮质下结构损害，如基底节、丘脑、中脑导水管周围灰质、红核、齿状核、中脑上下丘等，表现为神经元缺失、胶质细胞增生。

（4）tau 相关的免疫学改变：tau 相关的免疫学改变可见于皮质内，神经元神经纤维缠结可以用银染色发现。

（5）"重叠"的 tau 细胞病理学：CBD 的 tau（＋）包涵体提示本病与其他也有 tau（＋）包涵体神经变性疾病（如 Pick 病、

PSP、AD 等某些疾病）有着某种关系。但在神经微纤维和微管直径与包涵体生化特征（多肽分子质量不一）上，还存在一定的差别。

二、临床特点

（一）运动特点

当皮质基底节变性处于早期阶段时，主要表现为皮质基底节综合征，其中包括肌痉挛、不对称性帕金森综合征与肌力障碍。在临床各种运动障碍中以肢体僵硬最为常见，根据相关研究结果显示，有 85% 左右的患者存在肢体僵硬情况，且症状较为严重；有 70% 左右的患者存在躯体僵硬情况，但帕金森综合征较为少见；有 40% 左右的患者存在不明原因震颤情况，主要表现为混合性震颤（运动性、静止性及姿势性），但该疾病震颤表型缺乏典型特征，可明显与其他疾病所导致的震颤进行区分；同时还有 75% 左右的患者存在步态异常情况，且多于跌倒频率相近；有 38% 左右的患者存在四肢肢体障碍。

（二）高级皮层特点

皮质基底节变性高级皮层特点较多，主要包括：认知障碍、失语、失用、皮层感觉缺失、异己肢、行为改变。其中有超过 50% 患者存在肢体失用情况，以观念运动性失用为最常见类型。在失用临床诊断中会受到僵硬、肢体张力障碍及运动迟缓的影响，而导致诊断难度较高。失用作为神经变性疾病中较为常见的症状，但该疾病具有一定特殊性，主要表现为程度严重的不对称肢体失用。有 30% 左右患者存在异己肢，30% 左右患者存在皮层感觉缺失情况，通常表现为视觉与感觉方面的忽视。同时有超过 50% 的患者存在失语情况，其中以原发性进行性失语最为常见，严重时还可进一步发展为缄默症。言语失用症可单独存在于皮质基底节变性中，在临床诊断中对于该症状的诊断难度较高，且容易影响发病率方面的评估。对于未存在明显失语症状的患者进行言语检测，通常会发现潜在言语障碍。有70%左右的患者存在认知障碍情况，在以往研究中通常认为该症状仅发生于皮质基底节变性晚期阶段，但近些年来许多相关研究结果显示，认知障碍也可存在于该疾病早期阶段，临床上可表现于不同认知区域。

（三）其他特点

皮质基底节变性也存在其他类型的特点，其中有60%左右的患者存在眼肌运动异常情况，有50%左右的患者存在运动神经体征，但该体征也可见于帕金森综合征相关症状中，因此不可作为临床上疾病鉴别相关体征。

（四）皮质基底节变性的认知障碍

1. 言语障碍

失语作为皮质基底节变性高级皮层特点，主要表现为音韵及音律障碍、口语流畅性障碍、言语理解障碍、书写障碍、命名障碍、复述障碍等。综上所述，该疾病言语障碍主要包括口语表达、书面语表达、口语理解、书面语理解。根据相关研究结果发现，患者书面语表达障碍较其他类型言语障碍而言，程度更为严重，同时口语理解与书面语表达之间也存在较为明显的差异性。在相关性分析中显示，皮质基底节变性患者书面语表达与口语表达方面存在正相关性，说明该疾病对于患者语言输出功能存在较为严重的影响。同时在相关性分析中显示，皮质基底节变性患者书面语理解与口语表达存在正相关性，说明该疾病可直接影响患者听觉与视觉的传入通路，同时也对认知与记忆相关的运动传出通路存在协同影响作用。

皮质基底节变性可作为导致患者出现失语症的重要原因，经分析后可能与颞上回部位的后言语皮质中枢、额下回部位的前言语皮质中枢之间存在相关性，皮质下结构损害可作为影响患者言语障碍的重要因素。在相关研究中显示，失语发生机制主要为：①皮质下结构所形成的直接影响；②与脑部皮质基本语言中枢存在较为紧密的关联性；③大脑皮质语言输出结构受到损害；④由皮质下损害所导致的神经机能控制异常。

2. 记忆与注意障碍

在皮质基底节变性中，记忆与注意方面障碍的研究已经成为临床重点研究方向。根据相关研究结果显示，在对皮质基底节变性患者与正常人群对比后，相较于正常人群，该疾病患者在即刻回忆与延迟回忆方面存在较为明显的障碍，说明该疾病会导致患者出现记忆方面的障碍。根据相关研究结果显示，皮质基底节变性患者在早期阶段时就存在工作记忆方面的障碍，其中包括抑制记忆策略与无关信息方面受损、暂时记忆缓冲库方面受损及自由回忆方面受损。同时许多患者在执行能力方面也存在较为明显的障碍。

3. 视空间障碍

皮质基底节变性也容易引发视空间障碍情况，症状程度严重时还可发展为巴林特综合征。根据相关研究结果显示，在心理旋转方面的测试中（在头脑中想象二维或三维物体旋转），相较于正常人群，该疾病患者的反应时间不仅存在明显延长情况，同时也无法做出准确判断。经分析后可能是受到颞叶皮质与顶叶皮质的影响，当其中皮质—纹状体环路受到破坏后就容易导致患者出现视空间方面的障碍，综上所述，当纹状体发生病变会使空间定向功能受到选择性损害，进而导致自我中心性空间框架能力受到影响，最终导致视空间功能障碍。

三、诊断与治疗

（一）诊断标准

目前临床上诊断皮质基底节变性主要分为很可能存在与可能存在两种，其中很可能判断指标包括：发病隐匿且渐进性发展；症状持续时间超过 1 年；发病年龄不低于 50 岁；家族史排除；可能表型为很可能皮质基底综合征，FBS 或者 naPPA 加上 1 条及 1 条以上的皮质基底综合征特征；排除 tau 蛋白基因突变。可能判断指标包括：发病隐匿且渐进性发展；症状持续时间超过 1 年；发病年龄无限制；存在家族史；可能表型为可能皮质基底综合征，FBS 或者 naPPA，PSPS 加上 1 条及 1 条以上的皮质基底综合征特征；存在 tau 蛋白基因突变。

（二）治疗

目前临床上尚无明确治疗皮质基底节变性的方法，因此在治疗相关研究中以神经保护作为主要方向。目前医学界针对皮质基底节变性的治疗以对症治疗为主，分为早期阶段治疗与晚期阶段治疗。早期阶段主要通过药物进行治疗，又可分为运动症状药物治疗与非运动症状药物治疗。在运动症状药物治疗中，帕金森综合征可通过左旋多巴治疗，肌张力障碍可通过肉毒毒素治疗，肌阵挛可通过丙戊酸、左乙拉西坦、苯二氮卓类治疗；在非运动症状药物治疗中，认知障碍可通过乙酰胆碱酯酶抑制剂（AChE1）或者 N- 甲基 -D- 天冬氨酸（NMDA）受体拮抗剂治疗，精神行为障碍可通过 5- 羟色胺再摄取抑制剂（SSRI）治疗。当发展至晚期阶段时主要为并发症治疗，其中语言障碍则通过针对性语言治疗，吞咽困难通过鼻饲或者经皮内镜胃造瘘治疗，痉挛通过肉毒毒素治疗，姿势不稳则通过康复训练方式治疗。

四、小结及研究进展之我见

目前临床上对于皮质基底节变性的研究不断深入，认知障碍作为其中研究重点方向，可通过对认知障碍特点的研究，为该疾病认知功能机制方面的研究提供相应参考依据，有助于增强疾病研究的全面性，为临床治疗提供帮助，在诊断方面，由于 18F-FDG PET 脑代谢显像在病变的早期即可敏感的区分出脑代谢的改变，进行性核上性麻痹患者 18F-FDG PET 显像脑代谢出现额叶、顶叶、尾状核头、中脑代谢对称性降低，多系统萎缩患者则多为小脑和基底节对称性代谢降低，CBD 的患者在 18F-FDG PET 检查中可表现为不对称大脑皮质摄取代谢低，受累肢体对侧大脑皮质以额顶叶最为显著，基底节核团也可出现代谢低。虽然新的诊断标准并未将影像学特别是 18F-FDG PET 脑代谢显像纳入，但该方法在未来或许可以作为诊断的参考标准之一，在基因检测方面，尚未发现与 CBD 发病相关的明确致病基因，目前研究显示该病的病理机制主要为 tau 的异常沉积，微管相关蛋白 tau 基因突变可导致CBD，因此，未来如果该病在基因上能有所突破，或许基因治疗可能成为该病的一种积极治疗方法。

（雷爱弟　刘　畅　孙海欣　张玉梅）

参考文献

1. 王晓丹，刘帅，石志鸿. 皮质基底节综合征临床表现影像学及病理学特点分析. 中华老年医学杂志，2018, 37（7）: 747-751.

2. 徐蒨，吴平，蒋承峰，等. 皮质基底节变性患者脑部葡萄糖代谢特征分析. 中华核医学与分子影像杂志，2018, 38（10）: 654-658.

3. 翟大为. 基底节脑出血行微创颅内血肿碎吸术治疗的应用与可行性研究. 家庭医药，2017.

4. 邢秀颖，袁俊亮. 脑小血管病患者认知功能障碍的临床特征. 中华行为医学与脑科学杂志，2018, 27（1）: 35-39.

5. SUNG H J, HYEOK G K. Delayed degeneration of an injured spinothalamic tract in a patient with diffuse axonal injury. Neural Regeneration Research, 2017, 12（11）: 1927-1928.

6. 徐耀，陈兰兰，苏悦，等. 轻度认知障碍及阿尔茨海默病患者脑血流灌注与认知功能的回归分析. 中华医学杂志，2019, 99（3）: 193-197.

7. 金卫星，路遥，陈进，等. 颅脑损伤后认知功能障碍特点与损伤部位相关性研究. 中国现代医生，2016, 54（23）: 71-73.

8. GIUSY O, EMILIANO B, SILVIA C, et al. Atrophic degeneration of cerebellum impairs both the reactive and the proactive control of movement in the stop signal paradigm. Experimental Brain Research, 2017, 235（10）: 1-11.

9. 杜鹏，木依提，栾新平，等. 不同显微入路清除基底节区血肿术后认知功能研究. 新疆医学，2016, 46（2）: 174-177.

10. 董艺，李袁婧，王永祥，等．脑小血管病与认知功能障碍．中华行为医学与脑科学杂志，2018，27（8）：684-687．

11. 金卫星，路遥，陈进，等．颅脑损伤后认知功能障碍特点与损伤部位相关性研究．中国现代医生，2016，54（23）：71-73．

12. PRINS D，JANSONIUS N M，CORNELISSEN F W. Loss of binocular vision in monocularly blind patients causes selective degeneration of the superior lateral occipital cortices.Invest Ophthalmol Vis Sci，2017，58（2）：1304-1313．

13. 巨涛，刘增强，刘文刚，等．早期气管切开对特重型基底节区高血压脑出血术后病人运动功能障碍及并发症的影响．中西医结合心脑血管病杂志，2016，14（20）：2440-2442．

第十三章

脑肿瘤患儿认知功能障碍的研究进展

一、脑肿瘤患儿认知功能障碍概述

（一）概述

中枢神经系统肿瘤是儿童第二常见的癌症。随着治疗技术的提升，脑肿瘤患儿生存率和生存期得到很好的提升，患儿治疗前后认知功能水平、情感心理健康水平、健康相关总体生活质量已成为现在临床关注的重点。脑肿瘤患儿认知功能水平的下降被认为是导致患儿健康相关总体生活质量低下的重要因素。据统计，超过40%的髓母细胞瘤患儿治疗后，在处理速度、广泛注意力、工作记忆方面，至少其中一个认知功能方面出现损伤。患儿认知功能障碍与多种因素相关，如肿瘤特征、相关并发症、治疗方法、个体差异、周围环境支持等。本章回顾了现有的研究，对影响脑肿瘤患儿认知功能的重要危险因素做一综述，以期为未来提高脑肿瘤患儿生活质量提供研究方向。

（二）脑肿瘤患儿认知功能水平

1.智力整体水平

脑肿瘤患儿普遍存在着智力下降在初次诊断时及完成治疗后1年的评估中，患儿韦氏智力评分比健康人群平均智力低一个标准差左右。脑肿瘤患儿智力分数的下降，与其不能随着年龄增长获得与年龄相对应的智力水平的提升有关，而不是丢失了已有的技能。在一项有关髓母细胞瘤的研究中发现，髓母细胞瘤患儿在治疗后的随访中，智力分数在基线分数上有了提高，但仅为健康同龄人的49%～62%。脑肿瘤患儿智力水平的下降与患儿诊断时年龄、肿瘤本身、治疗措施不同相关。

2.执行功能、工作记忆

执行功能、工作记忆和情绪行为调节障碍被认为是引起脑肿瘤患儿心理社会后遗症的最重要原因。由于治疗带来的处理速度下降、注意力低下和工作记忆缺陷是脑肿瘤患儿认知发展缓慢和学习成绩下降的主要原因。执行功能指机体对思想和行动进行有意识控制的心理过程，是对思维、情绪和行为进行自我调节和自我管理所必需的认知过程，从基本的注意力抑制、控制到更复杂的认知灵活性、集合转换和做计划。工作记忆是一种对信息进行暂时加工和贮存的容量有限的记忆系统，在许多复杂的认知活动中起重要作用。与健康对照组相比，脑肿瘤患儿在处理速度和执行功能方面，如工作记忆、持续注意力、认知灵活性等表现更差。

3.记忆力

记忆力是识记、保持、再认识和重现客观事物所反映的内容和经验的能力。脑肿瘤患儿常表现出记忆力的下降。大多数髓母细胞瘤患儿在治疗后表现出一定程度的记忆障碍，患有星形细胞瘤的患儿也表现出记忆力的受损。尽管脑肿瘤患儿语言记忆相比视觉记忆受损更严重，但在长期随访观察中发现视觉记忆呈纵向进行性下降趋势。

二、影响脑肿瘤患儿认知功能的因素

（一）肿瘤特征对脑肿瘤患儿认知功能的影响

1.肿瘤体积

肿瘤体积越大，对认知功能的影响越大。更高级别的病理类型，与更差的认知功能相关。Palmer 等对 126 例髓母细胞瘤患儿进行队列研究，随访 5 年，研究了患儿在处理速度、广泛注意力和工作记忆三个方面的认知功能，研究显示肿瘤体积、更高级别的病理类型，与更差的神经功能相关。

2.肿瘤位置

相同病理类型，肿瘤位置不同，对认知功能水平的影响不同。

颅内生殖细胞肿瘤的发生位置对患儿认知功能有着显著影响。Park 等对 20 例颅内生殖细胞肿瘤患儿进行了队列研究，在患儿接受放射治疗前，对其基线认知功能水平进行了测试，发现患儿认知功能在不同位置的肿瘤上有显著差异，基底节区患儿评分最低。在颅内生殖细胞肿瘤患儿完成全部治疗后的随访中，也有相似的结果，基底节区肿瘤患儿治疗后神经认知功能表现仍然较差，虽然在早期随访期内趋于改善，但与正常人群相比，平均分仍有显著差距，且这种认知功能受损可能是终生的。鞍上区生殖细胞肿瘤患者在总体智商评分、言语智商、处理速度、视觉记忆等方面在短期随访过程中呈下降趋势，其他部位生殖细胞肿瘤患儿评分呈增加趋势，鞍上区生殖细胞肿瘤患儿存在激素水平缺乏，这可能是导致认知功能下降的原因之一。松果体区生殖细胞肿瘤患儿在工作记忆、信息处理速度和视觉记忆方面表现出早期和持续性的缺陷。这些发现支持了松果体区肿瘤会破坏特定认知功能神经网络的假设，这种破坏可能是由于肿瘤或肿瘤压迫健康脑组织，造成脑网络受损。松果体位于丘脑上视丘区内，可能通过丘脑额叶和丘脑海马回路，参与工作记忆和陈述性记忆。

患有幕下肿瘤的患儿与患有幕上肿瘤的患儿相比预后更差，尤其是在认知功能水平和社会情感功能方面。这可能与小脑在协调运动功能和认知方面起相关作用有关。相关功能磁共振成像研究显示，小脑在神经网络中起到协调执行功能和工作记忆的作用。小脑的损伤可能会影响患儿执行功能、空间认知、个性和语言及精细运动技能，尤其在复杂活动中最为明显。接受过后颅窝肿瘤治疗的患儿在运动功能测试中，尤其是在执行平衡任务时，相比其他部位肿瘤患儿，表现也较差。

毛细胞星形细胞瘤是儿童后颅窝最常见的脑瘤类型，主要通过手术治疗。毛细胞星形细胞瘤患儿预后常伴有运动并发症、精细运动技能和平衡功能障碍、学习困难、行为和情绪调节障碍等。髓母细胞瘤也是好发于后颅窝的儿童脑肿瘤。髓母细胞瘤患儿存在着整体认知能力下降，这种认知功能水平的下降被认为不是由于已习得的技能丧失导致的，而是不能像同龄人一样速度习得新技能。

3. 梗阻性脑积水

后颅窝肿瘤患儿易发生梗阻性脑积水，大约30%的梗阻性脑积水患儿需要做脑室腹腔分流术或内镜下第三脑室造瘘术，来缓解梗阻性脑积水症状。脑肿瘤患儿脑积水已被证明与认知功能障碍相关，需要分流手术的患儿智力水平、学业表现上明显低于不需要分流手术的患儿。患有幕下脑肿瘤的患儿相比幕上脑肿瘤患儿，有着更大的认知功能障碍的负担。分流手术可以改善严重脑积水患儿认知功能水平。髓母细胞肿瘤常发生在后颅窝，因此在髓母细胞肿瘤患儿中，通常伴有脑积水的症状。脑室系统的梗阻会增加颅内压，产生机械应力，从而降低脑血流量，降低神经递质活性，损伤轴突和髓鞘，造成神经元功能失调。这种由脑积水造成的智力损伤被认为是持续性的。此外，为缓解患儿脑积水症状而采取的脑室腹腔分流术或内镜下第三脑室造瘘术等手术介入，可能会导致直接的颅脑结构损伤，增加术后并发症的风险。

（二）治疗对脑肿瘤患儿认知功能的影响

1. 手术

（1）手术介入：部分儿童脑肿瘤只需要神经外科手术的治疗。神经外科手术的介入有助于明确肿瘤病理分类，分子病理的分型，为后续治疗提供指导。全切手术可延长患儿生存期，但这不可避免地带来手术相关的并发症，如认知功能的损伤、延髓功能障碍、小脑功能障碍等。手术切除在后颅窝肿瘤患儿长期治疗中起到重要作用。Heitzer Andrew M 等对 32 例低级别胶质瘤患儿进行了神经心理功能的术后随访，结果表明，单纯只经过手术治疗，不经过放疗或化疗的低级别胶质瘤的儿童仍易出现记忆、执行功能障碍及运动功能障碍。

（2）术后并发症：更多研究表明，术后并发症与认知障碍有关。围手术期并发症，如细菌性脑膜炎、认知功能区损伤、分流感染、多次手术都与患儿认知功能下降相关。围手术期并发症在幼儿人群中更为常见，使这一人群面临着更大的认知问题风险。Kao 等对28 例髓母细胞瘤患儿进行了认知功能随访，诊断时认知功能受损、脑膜炎或分流术后感染、重复手术与治疗后智商受损显著相关。

2. 放疗

接受放射治疗的儿童脑肿瘤患者有发生认知功能障碍和心理社会迟发效应的风险。Willard 等对 350 例儿童脑肿瘤患者，在放疗前、放疗后 6 个月、放疗后 5 年进行了认知功能水平的测定，大部分患儿整体认知功能水平比较稳定，常在某一方面存在认知功能障碍。Zapotocky 等研究发现，更积极的手术处理和早期放射治疗的介入，与后颅窝室管膜瘤患儿 10 年生存率升高相关。但早期放射治疗的介入，与患儿认知功能水平随治疗后时间延长呈下降趋势相关。

（1）机制：颅脑放射治疗通常被认为是影响认知功能迟发障碍的最重要的因素。放射治疗导致的认知功能障碍可能与白质和大脑可塑性改变、血管损伤、神经发生减少相关。大脑结构的改变与广泛认知功能相关，小脑—丘脑—大脑通路中的白质完整性与工作记忆表现显著相关。放射治疗导致的海马体中新神经元生长受限，与特定的记忆缺陷相关。放射治疗引起的记忆功能障碍被认为是与白质改变相关的大脑功能弥漫性整体功能障碍，而不是孤立的记忆障碍。已有研究显示，在成人脑肿瘤患者中，一些大脑皮层区域对放射治疗更加敏感，易受到损害，但此结论在脑肿瘤患儿中还缺乏证据，儿童相较于成人神经发生和白质束的髓鞘化更多。

（2）放疗剂量：接受颅脑放射治疗的患儿，常出现学习成绩差、记忆力减退、注意力不集中和处理速度减慢等认知功能障碍。目前预防和减少认知功能障碍的方法主要包括避免幼儿接受放射治疗，减少放射治疗剂量和正常脑组织受放射治疗的体积。放射治疗剂量与患儿智商之间的关系得到了广泛的证明，放射治疗剂量越大，患儿认知功能障碍越明显；随着治疗后年限的延长，患儿认知功能水平下降趋势越明显。Iska Moxon-Emre 等对 113 例髓母细胞瘤患儿在确诊后的每年进行韦氏智力的评估，研究发现接受较低剂量全脑全脊髓放射治疗的患儿智力水平维持在诊断后一年时的智力水平，有较稳定的智力轨迹。而接受较高剂量全脑全脊髓放射治疗的患儿智力水平呈下降趋势。

（3）放疗靶区：放射靶区大小与患儿认知功能水平相关。接受全脑全脊髓放疗的患儿比接受局部或不经放射治疗的患儿认知功能更差。这一发现，在质子治疗中也得到验证。Kahaley 等比较了经质子全脑全脊髓放射治疗、质子局部放疗和仅手术治疗的儿童脑瘤患者的认知水平，发现质子局部放疗与更好的认知功能水平相关，经质子全脑全脊髓放射治疗是认知功能障碍的危险因素。

（4）质子放射治疗：质子放射治疗减小了正常脑组织接受辐射剂量的体积，在脑肿瘤患儿中质子放射治疗相比传统放射治疗，被认为可能会降低迟发性认知功能障碍、听力损伤和内分泌系统损伤的发生机会和严重程度，可提高患儿预后生活质量。在肉瘤、霍奇金淋巴瘤和神经母细胞瘤中也有相似报告显示质子放射治疗可降低放射毒性。但这一观点并未得到证实，在 Kahaley 等的研究中，接受质子放射治疗的患儿和传统放射治疗的患儿智力水平并无显著差异。质子放射治疗在儿童脑肿瘤患儿中的应用，是否可以导致临床意义上的认知保护，还需进一步研究。

3. 化疗

化疗被认为相比放疗对患儿认知功能的毒性要小，但单纯化疗对患儿认知功能的影响很难被确定，脑肿瘤患儿常采用手术联合放疗化疗的综合治疗模式，化疗药物的选择也常常是多种药物联合使用。化疗对患儿认知功能的影响常被肿瘤位置、脑积水程度、手术术式的选择、放射治疗的剂量靶区等因素所掩盖。在儿童急性淋巴细胞白血病的研究中，已显示特定的化疗药物是患儿认知功能损伤的直接危险因素。

化疗引起的神经系统并发症包括白质脑病、癫痫发作、脑梗死和认知功能障碍。治疗儿童脑肿瘤常用的两种化疗药物卡莫司汀和顺铂对中枢神经前体细胞和少突胶质细胞的毒性比对肿瘤细胞株的毒性更大。全身系统给予阿糖胞苷与神经元和少突胶质细胞前体细胞死亡和细胞分裂减少有关。5- 氟尿嘧啶的神经毒性，在体内外被证实了与迟发性白质变性有关。Heitzer 等对 25 例治疗后低级别胶质瘤患儿进行了认知功能水平测试，结果显示低级别胶质瘤患儿在智商、记忆力、阅读、数学和精细运动功能方面的表现均低于同龄人。更多的化疗周期与较低的智商和数学评分相关。

（三）个体差异对脑肿瘤患儿认知功能的影响

1. 诊断年龄

髓母细胞瘤患儿诊断年龄越小，患儿治疗后认知功能越差。Schreiber 等对 165 例髓母细胞瘤患儿进行了队列研究，研究显示患儿诊断年龄较小，小于 7 岁是智力和学术能力下降的危险因素。Pulsifer 等对 155 例接受质子放疗的脑肿瘤患儿进行了认知功能评分。患儿智力评分和适应功能评分在基线和随访时均在平均范围内。接受全脑全脊髓质子治疗的患儿，年龄小于 6 岁组与年龄大于 6 岁组相比，智力评分有显著下降，主要表现在智商、处理速度和工作记忆方面。

但这一结论，在颅内生殖细胞肿瘤患儿的研究中，并没有得到统一的认识。Mabbot 等回顾性研究了 35 例颅内生殖细胞肿瘤患儿，患儿诊断时年龄越大，预后越好，诊断年龄越小，预后越差。但在 Tso Winnie 等的研究中，回顾性随访分析了 25 例颅内生殖细胞肿瘤患儿，研究发现，患儿诊断年龄与认知功能水平并无相关性。这可能因为生殖细胞肿瘤诊断年龄多在 10～20 岁，患儿已经掌握了大部分基本生活发展技能，此时颅脑放射治疗对生殖细胞肿瘤患儿大脑的影响较小。此外生殖细胞肿瘤病变常在大脑中线，而髓母细胞瘤病变常在后颅窝，对认知系统可能有着不同的影响。

2. 性别

男性和女性的大脑、小脑结构发育发展轨迹存在着不同，这可能是放射治疗后出现迟发性认知功能障碍的潜在调节因素。Bledsoe 等对 114 例后颅窝脑肿瘤患儿进行了队列研究，研究发现在治疗后 4 年的随访中，女性的认知评分明显高于男性。在这 4 年的随访中，女性的智商平均提高了 7.61 分，而男性的智商平均下降了 2.97 分。

三、脑肿瘤患儿认知功能评价量表

（一）认知功能量表

1. 韦氏儿童智力量表

韦氏儿童智力量表被认为是评价儿童认知功能的金标准，是国际公认通用的智力测验，被广泛应用于儿童认知功能评价中。适用于 6 ~ 16 岁儿童，包含言语和操作两个部分，言语测试分为六个分测验，包括常识、词汇、类同、理解、算术和背数；操作部分也分为 6 个分测验，包括填图、图片排列、积木、拼图、译码和迷津。除背数和迷津为备选题，其余 10 个分测验为必做题。智商均数为 100，标准差为 15，相对有效范围为 55 ~ 145。

2.Woodcock-Johnson 测验

Woodcock-Johnson 测验是评估学习障碍的测验，它可对一般智力、特定认知能力、学习能力、口头语言和成就进行评估。Woodcock-Johnson 认知能力标准测验包括 10 个分测验，包括言语理解、视觉听觉学习、空间关系、视觉匹配等。认知能力的扩展测验也包括 10 个分测验，如图片认知、判断速度和单词记忆等。成就标准测验包括 12 个分测验，包括字母和单词辨认、阅读流利度、阅读理解、数学流利性和语言发展。成就扩展测验包括 10 个分测验，包括标点、阅读词汇和数量概念等。学习障碍评估是个相对较新的领域，现已被使用在脑肿瘤患儿的长期随访中。

3.Cogstate 测试

Cogstate 是一个基于计算机测试，用于评估注意力、记忆力和处理速度等认知功能障碍的系统。计算机化认知评估可有效提高反应时间测量的精准度。在成人中，Cogstate 已经被证明能够检测出与临床表现一致的认知损害，如阿尔茨海默病、创伤性脑损伤、精神分裂症。并且它对脑肿瘤手术后的认知功能变化比较敏感。在儿童中，Cogstate 可被用于识别认知康复后认知功能水平的变化。

（二）生活质量量表

生活质量量表可以从侧面反映患儿的认知功能水平。PedsQL 是一种广泛使用的儿科通用健康相关生活质量评估工具，PedsQL 通用核心量表，适用于健康人群和急慢性病人群，分为四个模块，身体健康、情感健康、社会融入和学校学习。PedsQL 问卷包括父母评价卷和儿童自评卷，具有良好的心理测量特性，已广泛应用于各种人群。PedsQL 评分为 0 ~ 100 分，分数越高表明健康相关生活质量越好。

四、展望

随着治疗水平的提升，如何提升脑肿瘤患儿治疗后生活质量，已越来越被大家所重视。提供定期的认知功能水平的评估，有助于提升患儿预后的生活质量，提供早期提升认知功能的帮助，如治疗认知功能障碍的药物、特殊教育的介入、情绪的改善、针对认知功能受损方面的训练、修复特定的认知功能损伤等。现大多数针对儿童脑肿瘤患儿认知功能障碍的研究多集中在横截面回顾性研究上，研究结果存在偏倚，长期大样本的队列研究是未来儿童脑肿瘤认知功能方面研究的重点。随着新的评估手段和干预手段的进步，进一步了解影响脑肿瘤患儿认知功能的危险因素，改进现有治疗模式，是未来的研究方向。

（吕文漪　赵子铭　王金芳　张玉梅）

参考文献

1. PALMER S L, ARMSTRONG C, ONAR-THOMAS A, et al. Processing speed, attention, and working memory after treatment for medulloblastoma: an international, prospective, and longitudinal study. J Clin Oncol, 2013, 31: 3494-3500.

2. TSANG D S, EDELSTEIN K. Late effects after childhood brain tumor treatment: it's not just about the radiation. Neuro Oncol, 2019, 21 (5): 565-567.

3. ALIAS H, LAU SIE C D, SCHUITEMAI, et al. Neuropsychological consequences for survivors of childhood brain tumor in malaysia. Front Psychol, 2018, 9: 703.

4. CHEVIGNARD M, CÂMARA-C H, DOZ F, et al. Core deficits and quality of survival after childhood medulloblastoma: a review. Neurooncol Pract, 2017, 4: 82-97.

5. PARK Y, YU E S, HA B, et al. Neurocognitive and Psychological functioning of children with an intracranial germ cell tumor. Cancer Res Treat, 2017, 49: 960-969.

6. LIANG S Y, YANG T F, CHEN Y W, et al. Neuropsychological functions and quality of life in survived patients with intracranial germ cell tumors aftertreatment. Neuro Oncol, 2013, 15: 1543-1551.

7. KOUSTENIS E, HERNÁIZ D P, DE S L, et al. Executive function deficits in pediatric cerebellar tumor survivors. Eur J Paediatr Neurol, 2016, 20: 25-37.

8. KRISTIANSEN I, STRINNHOLM M, STRÖMBERG B, et al. Clinical characteristics, long-term complications and health-related quality of life (HRQoL) in children and young adults treated for low-grade astrocytoma in theposterior fossa in childhood. J Neurooncol, 2019, 142: 203-210.

9. GLASS J O, OGG R J, HYUN J W, et al. Disrupted development and integrity of frontal white matter in patients treated for pediatric medulloblastoma. Neuro Oncol, 2017, 19 (10): 1408-1418.

10. TOUSSAINT L, INDELICATO D J, STOKKEVÅG C H, et al. Radiation doses to brain substructures associated with cognition in radiotherapy of pediatric brain tumors. Acta Oncol, 2019, 58 (10): 1457-1462.

11. LE F L, DELION M, ESVAN M, et al. Management of hydrocephalus in pediatric metastatic tumors of the posterior fossa at presentation. Childs Nerv Syst, 2017, 33: 1473-1480.

12. HEITZER A M, RAGHUBAR K, RIS M D, et al. Neuropsychological functioning following surgery for pediatric low-grade glioma: a prospective longitudinal study. J Neurosurg Pediatr, 2019: 1-9.

13. STAVINOHA P L, ASKINS M A, POWELL S K, et al. Neurocognitive and psychosocial outcomes in pediatric brain tumor survivors. Bioengineering (Basel), 2018, 5: E73.

14. WILLARD V W, BERLIN K S, CONKLIN H M, et al. Trajectories of psychosocial and cognitive functioning in pediatric patients with brain tumors treated with radiation therapy. Neuro-oncology, 2019, 21: 678-685.

15. ZAPOTOCKY M, BEERA K, ADAMSKI J, et al. Survival and functional outcomes of molecularly defined childhood posterior fossa ependymoma: Cure at a cost. Cancer, 2019, 125: 1867-1876.

16. LIN S Y, YANG C C, WU Y M, et al. Evaluating the impact of hippocampal sparing during whole brain radiotherapy on neurocognitive functions：a preliminary report of a prospective phase II study. Biomed J, 2015, 38：439-449.

17. AJITHKUMAR T, PRICE S, HORAN G, et al. Prevention of radiotherapy-induced neurocognitive dysfunction in survivors of paediatric brain tumours：the potential role of modern imaging and radiotherapy techniques. Lancet Oncol, 2017, 18：e91-e100.

18. MOXON-E I, BOUFFET E, TAYLOR M D, et al. Impact of craniospinal dose, boost volume, and neurologic complications on intellectual outcome in patients with medulloblastoma. J Clin Oncol, 2014, 32：1760-1768.

19. KRULL K R, HARDY K K, KAHALLEY L S, et al. Neurocognitive outcomes and interventions in long-term survivors of childhood cancer. J Clin Oncol, 2018, 36：2181-2189.

20. KAHALLEY L S, DOUGLAS R M, MAHAJAN A, et al. Prospective, longitudinal comparison of neurocognitive change in pediatric brain tumor patients treated with proton radiotherapy versus surgery only. Neuro-oncology, 2019, 21：809-818.

21. BALIGA S, YOCK T I. Proton beam therapy in pediatric oncology. Curr Opin Pediatr, 2019, 31：28-34.

22. KAHALLEY L S, RIS M D, GROSSHANS D R, et al. Comparing intelligence quotient change after treatment with proton versus photon radiation therapy for pediatric brain tumors. J Clin Oncol, 2016, 34：1043-1049.

23. SLEURS C, DEPREZ S, EMSELL L, et al. Chemotherapy-induced neurotoxicity in pediatric solid non-CNS tumor patients：an update on current

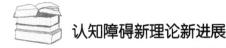

state of research and recommended future directions. Crit Rev Oncol Hematol，2016，103：37-48.

24. GIBSON E M，NAGARAJA S，OCAMPO A，et al. Methotrexate chemotherapy induces persistent tri-glial dysregulation that underlies chemotherapy-related cognitive impairment. Cell，2019，176：43-55.

25. NAGAI K，MAEKAWA T，TERASHIMA H，et al. Severe anti-GAD antibody-associated encephalitis afterstem cell transplantation. Brain Dev，2019，41：301-304.

26. PULSIFER M B，DUNCANSON H，GRIECO J，et al. Cognitive and adaptive outcomes after proton radiation for pediatric patients with brain tumors. Int J Radiat Oncol Biol Phys，2018，102：391-398.

27. TSO WINNIE W Y，LIU ANTHONY P Y，LEE TATIA M C，et al. Neurocognitive function，performance status，and quality of life in pediatric intracranial germ cell tumor survivors. J Neurooncol，2019，141：393-401.

28. SEKERES M J，RIGGS L，DECKER A，et al. Impaired recent，but preserved remote，autobiographical memory in pediatric brain tumor patients. J Neurosci，2018，38（38）：8251-8261.

29. BLEDSOE J C，BREIGER D，BREIGER M，et al. Differential trajectories of neurocognitive functioning in females versus males following treatment for pediatric brain tumors. Neuro-oncology，2019，21（10）：1310-1318.

30. MULROONEY D A，HYUN G，NESS K K，et al. The changing burden of long-term health outcomes in survivors of childhood acute lymphoblastic leukaemia：a retrospective analysis of the st jude lifetime cohort study. Lancet Haematol，2019，6：e306-e316.

31. PETERSON R K，TABORI U，BOUFFET E，et al. Predictors of

neuropsychological late effects and white matter correlates in children treated for a brain tumor without radiation therapy. Pediatr. Blood Cancer, 2019, 66 (2): e27924.

32. HEITZER A M, ASHFORD J M, HAREL B T, et al. Computerized assessment of cognitive impairment among children undergoing radiation therapy for medulloblastoma. J Neurooncol, 2019, 141: 403-411.

33. EATON B R, GOLDBERG S, TARBELL N J, et al. Long-term health related quality of life in pediatric brain tumor survivors treated with proton radiotherapy at <4 years of age. Neuro Oncol, 2020.

第十四章

脑卒中后持续性注意障碍的评定和治疗

一、概述

持续性注意是一种基本的注意功能，持续性注意决定了注意的"高级"方面（选择性注意和分配性注意）和一般认知能力的效能。持续性注意也是学习和记忆等其他认知领域的基础。几乎所有活动都在某种程度上涉及持续性注意。有研究表明，持续性注意障碍可能导致或加重执行功能、记忆或学习等方面的高水平障碍。持续性注意力是掌握各种日常生活活动的必要条件，如开车、做饭或工作等。脑卒中患者往往在持续性注意方面存在障碍。持续性注意障碍的脑卒中患者在移动、平衡和日常生活活动方面表现较差。此外，这些障碍可能会影响患者的运动和功能恢复，并与摔倒的风险增加有关，严重影响患者的日常生活能力和生活质量。常见的卒中后抑郁症状和疲劳也可能与持续性注意缺陷有关，对于接受康复治疗的脑卒中患者来说，持续性注意力至关重要。

此外，有研究发现脑卒中患者在卒中发生后 2 个月时的持续性注意能力和 2 年的功能状态（包括 Barthel 指数等）之间发现了显著的相关性。这种关系被证明是独立于 2 个月时的功能状态而存在的。由于持续性注意在基于学习的功能恢复中扮演着特殊的角色，持续性注意应该能够预测运动和功能恢复的程度。

考虑到持续性注意障碍在脑卒中患者中的普遍性、对康复效果产生的影响及其可能在康复预后方面具有一定预测性，有必要在脑卒中人群中进行有关持续性注意障碍的客观、准确的识别和评定，并对脑卒中患者的持续性注意障碍进行有针对性的干预和治疗。

同时由于日常生活、就业和社交等也在很大程度上依赖持续性注意能力，持续性注意缺陷会对脑卒中患者回归家庭和社会产生负面影响，因此有必要采取一系列干预措施，使康复效果最大化。

二、持续性注意的概念及表现

持续性注意，是指一个人在一段较长时间内对一项任务保持一致的行为表现的能力，是注意的时间特征，也是注意功能的基本成分，是更高层次的注意（选择性注意、分配性注意）和其他认知功能的基础。衡量持续性注意除了要考虑时间的长短，还应注意一定时间内的效率。影像学研究表明，持续性注意表现与右侧大脑半球额叶和顶叶皮层区域激活相关。

持续性注意障碍一般表现为患者不能进行长时间的活动，活动容易中断，易受周围环境干扰。同时需要较大强度的信息刺激才能引起注意，反应迟钝，精神容易疲劳。因此，患者在进行康复训练时也不能长时间保持注意力，影响康复训练的效果。

三、持续性注意障碍的评定方法

虽然在发展特定人群的持续性注意力评估方面取得了进展，但目前还没有一种被广泛接受的、针对不同患者群体的持续性注意障碍的临床评估，以下对主要的有临床研究依据的评定方法进行综述。

（一）注意筛查量表

常见的注意筛查量表有 MMSE 和 MoCA，上述两个量表都包含注意方面的评估，但是特异性较差，不能筛查出具体的注意成分，一般只作为患者的入组或者排除选择。

（二）注意成套测验

1. 日常注意测验（the test of everyday attention，TEA）

TEA 通过日常活动项目测试注意功能，是具有良好的生态学效度的标准化测试，同时具有良好的信度和效度。该量表包含 8 个分测验，其中就包括持续性注意测验。王科英等对 TEA 进行了汉化修订，并在中国大陆正常人群中对 TEA 的信度和效度进行了检验，使其更适合我国文化。

2. 注意过程测验（attention process test，APT）

APT 不但可以检测出各种注意障碍领域，包括持续性注意及选择性注意、分配性注意、转移性注意等，还可以测试出注意障碍的严重程度。同时，APT 还是一种结构化的注意力训练方法，可以提高不同领域的注意技能。但是 APT 主要与其对应的注意训练结合使用，很少单独用于某种注意障碍类型的评定。

（三）持续性注意的特异检查方法

1. 持续性操作测试（the continuous performance test，CPT）

持续性操作测试（CPT）对脑损伤或功能障碍高度敏感，这些发现在不同人群和不同版本的 CPT 中得到了重复验证。CPT 现在被引用为在实践和研究中最常用的持续性注意测量方法。在研究中，结果与持续注意的模型一致，包括皮层（额叶、顶叶）、皮层下和功能系统（包括基底神经节、丘脑和额叶之间的通路）的相互作用。右半球受累（非对称反应）在多项研究中也有明显体现。无论是由于弥漫性还是更多的局灶性损伤 / 功能障碍，CPT 都表现出对注意力系统功能障碍的敏感性。CPT 表现可以被看作是症状特异性（注意力障碍），但它不是障碍特异性（如多动症）。

CPT 通过计算机程序快速呈现多个持续变化的刺激，当目标刺激出现时要求被试者尽可能快的做出按键反应，计算机记录平均反应时、击中次数、遗漏次数、错误次数，及其随时间延长出现的变化，通过计算这些数据评估持续性注意功能。这项测试有多个版本，如视听整合持续性操作测试（integrated visual and auditory continuous performance test，IVA-CPT），日本高级脑功能障碍学会研发的持续性操作测试等。目前国内多个机构已经编制了多个版本的 CPT 软件。中国康复研究中心康复评定科编制了一版持续性操作测试软件，并且已经建立了常模，具有良好的信度和效度，已应用于临床研究。

2. 精神运动警觉测试（the psychomotor vigilance test，PVT）

精神运动警觉测试，也是一种被广泛使用的持续性注意的测量方法。由于其对睡眠的敏感性，通常被用于与睡眠障碍或昼夜节律有关的研究中。在测试过程中，被试者注视屏幕中间的空白框，每隔一段时间，会有一个毫秒级的计时器开始滚动，被试者必须尽快按下按钮使计时器停止计时。按下按钮后，计时器显示时间，为被试者提供表现反馈。刺激间隔 2 ~ 10 秒，测验持续 10 分钟。Pearce S C 等应用 PVT 对脑卒中患者进行睡眠障碍和持续性注意障碍的研究显示，与对照组相比脑卒中患者平均反应时间减慢，遗漏次数增多，表明其持续性注意功能受损。

3. 数字警觉测试（digit vigilance test，DVT）

DVT 是一种纸笔划销测试，要求在两张不同的纸上随机显示 59 行单个数字，快速视觉跟踪数字"6"或"9"，并尽快从纸上划去。总的完成时间（以秒为单位）分别记录在两页测试表中。如果被试者完成第一页的时间超过 400 秒，则不再进行第二页的测试，其总的时间为测试第一页所需时间的两倍。完成 DVT 的时间越短，说明持续性注意越好，完成测试通常需要大约 10 分钟。由于其对读写的要求低，同时测验的设计不受文化影响，已经被广泛用于评估神经功能障碍患者的持续性注意。然而，DVT 在脑卒中患者中存在较大的随机测量误差，使得测试者很难对测试结果进行解释，不能确定 DVT 的变化是随机测量误差的结果还是患者的真实变化。

4. 计算机化数字警觉测试（computerized digit vigilance test，C-DVT）

有研究人员开发了一种计算机化数字警觉测试，测试界面呈现在电脑屏幕上，外设键盘只有两个按钮（一个按钮上有一个"○"，另一个按钮上有一个"×"）。当屏幕上显示数字"6"时，参与者被要求按外部键盘上的"○"按钮。如果屏幕上显示的是其他数字,参与者被要求按下"×"按钮。要求被试者用未受影响的手臂按按钮。在被试者按下任意一个按钮后,屏幕将显示另一列5位数字。C-DVT自动提供指令(包括口头和书面形式),进行演示,并记录测试的结果。C-DVT与DVT一样,以完成时间(s)作为持续注意的主要指标,完成C-DVT的总时间越短,持续性注意力越好。此外,还记录了其他信息(即错误的数量、点击反应时间的平均值、点击反应时间的标准差)。与DVT相比,C-DVT有3个优点。首先,C-DVT可以减少人员劳动量。患者可以独立完成C-DVT,因为该测试可以自动提供指令、演示和记录测试结果。其次,C-DVT对持续性注意的评价效率更高。最后,与传统的纸笔CVT相比,计算机化测试的随机测量误差更小。研究表明,C-DVT在评估脑卒中住院患者持续性注意方面有良好的反应性。同时,该研究还发现,入院时的C-DVT评分与出院时的巴氏指数(barthel index,BI)之间有一定的相关性。对C-DVT进行的初步研究表明,其具有令人满意的同时效度、生态效度和重测信度。

四、持续性注意评定"国际指南"之我见

卒中后认知障碍管理专家共识指出,目前并没有任何一个评估测试可以作为通用的工具。有必要进行简单、敏感、可靠同时具有特异性、早期可诊断不同注意维度评定方法的相关研究,包括持续性注意评定方法的研究。以确定单独持续性注意的康复训练是否优于整体注意训练对持续性注意障碍的效果;对某种或某几种注意领域的康复训练是否比其他领域的康复训练更有效及从一个注意领域到另一个注意领域的康复训练是否存在康复训练效

果的泛化等。

　　医务人员也应根据不同病患类型、患者所处的康复阶段、患者本人和家庭的实际需要及其所享有的医疗资源对注意评价做出个体化的选择。推荐早期对卒中后认知障碍高危人群，尤其是日常生活能力下降的脑卒中患者进行标准化筛查和评估，同时进行阶段性认知评估，并且每隔 3 个月进行随访，但需要防止出现练习效应（建议使用同一量表的不同版本）。

五、持续性注意障碍的康复训练方法

　　认知康复的常用方法包括认知再训练和认知补偿，目前临床上主要通过认知再训练的方法对注意力障碍进行干预。脑卒中后持续性注意障碍与其他类型的注意障碍常常合并存在，相互影响。持续性注意障碍的康复治疗一般与其他类型注意障碍或认知障碍合并在一起进行。目前并没有单独的、有针对性的持续性注意障碍的治疗方法方面的研究报道。本章就有研究依据可以改善脑卒中患者持续性注意障碍的注意训练方法进行综述。

（一）传统的注意力训练

　　如作业疗法、物理疗法、常规纸笔注意训练（猜测游戏、删除作业等）。

（二）注意过程训练（attention process training, APT）

　　APT 是一种基于理论模型的、分级的、多层次整体注意力康复训练方法，包括持续性、选择性、转换性和分配性注意障碍的治疗。APT 的有效性已经在一项针对 78 例脑卒中患者（干预组接受 APT 训练和常规护理，对照组仅接受常规护理）的随机对照试验中得到验证，其研究结果显示训练 5 周后，APT 对整体注意力有显著的积极影响，6 个月进行随访时发现，干预组的整体注意力评定结果也优于对照组。该研究表明早期对脑卒中患者进行注意障碍康复是有益的，但是这种干预是否具有成本效益，是否会促进其他功能结果（如照顾者的负担）的改善，仍需进行进一步研究和探讨。

（三）计算机辅助注意训练

近年来，用于训练注意力的计算机化认知程序越来越受欢迎，尤其是在老龄化人口中，以改善认知障碍老年人的认知能力。在进行注意力等认知能力的康复时，与传统的认知训练相比，计算机辅助方法可以直接向患者提供结果反馈，既提高灵活性还可以缩短治疗时间，极大地提高患者的主动性和参与性。加拿大中风最佳实践指南认为，在治疗师的指导下，针对注意力的具体方面进行计算机辅助训练来治疗注意力障碍是合理的（证据 B 级）。YOO C 等采用计算机软件辅助对脑卒中患者进行的随机对照研究（实验组 23 例，接受康复治疗和计算机辅助认知训练；对照组 23 例，只进行康复治疗，包括物理治疗和作业治疗）显示，治疗 5 周后，实验组在认知功能，包括听觉持续操作测试和视觉持续操作测试等持续性注意功能的认知评估项目上有统计学意义的改善。研究发现，使用计算机辅助认知康复治疗可以改善脑卒中患者包括持续性注意等方面的认知功能。

（四）VR 联合计算机辅助认知训练

随着计算机辅助认知训练的应用，虚拟现实训练也被应用在脑卒中患者认知康复领域。虚拟现实训练类似于计算机辅助认知训练系统，不同的是，虚拟现实训练可以为患者提供基于计算机的虚拟的现实内容，以应对患者身体难以参与的情况。使用 VR 训练后，脑卒中患者在许多认知领域（如执行力、视觉空间能力、注意力和记忆技能）都有显著改善，使用新型 VR 工具进行康复治疗可以通过提高患者的积极性和参与性，从而对脑卒中患者的认知结果产生积极的影响。一项针对脑卒中患者使用 VR 训练的随机对照研究（实验组接受 VR 认知训练和计算机辅助认知训练；对照组仅接受计算机辅助认知训练）显示，虚拟现实训练与计算机辅助认知训练相结合的干预对急性期脑卒中患者的持续性注意等认知功能和日常生活表现有积极的恢复作用，其研究结果表明，虚拟现实训练干预是急性期改善脑卒中患者认知功能和日常生活活动能力的有效策略。

（五）tDCS

陈滟等使用 tDCS 结合注意力训练，对一例卒中后右侧偏瘫伴有持续性注意障碍的患者进行治疗。将刺激部位定位于左前额叶背外侧（dorsolateral prefrontal cortex，DLPFC）和前额叶。经过 2 周的治疗后，患者的持续性注意有明显改善。作者认为，阳级位于前额叶和左侧 DLPFC 的 tDCS 治疗，可能使与注意警觉和稳定有关的大脑皮质兴奋性得到提高，从而使包括持续性注意障碍的注意障碍得到了改善。但是该研究的样本量小，有必要进行样本量更大、更进一步地深入研究，进而提供更多的客观依据。

虽然持续性注意能力是脑卒中患者各种功能恢复的前提，同时对患者的日常生活活动和生活质量有着重要的影响，但是目前尚没有单独的有关持续性注意障碍或其他某个注意力领域的康复训练的研究。这可能是由于注意等认知康复需要大量时间等多方面投入，持续性注意障碍的康复通常被整合到整体注意障碍和更复杂的认知障碍康复中，以获得更广泛的认知改善效果。这可能是未来研究的方向，以确定对注意力领域或对某个或某些注意力领域进行认知训练是否比进行广泛领域的训练更有效。认知训练是否有从注意力领域向其他认知领域，或从一个注意力领域到另一个注意力领域的效果迁移，以提高认知康复的效率。

计算机技术、虚拟现实技术、互联网及手机等移动设备的发展，也给脑卒中患者在社区或家庭中进行注意障碍等认知训练提供了可能性。患者不需要去医院，也不需要治疗师指导就可进行认知训练；或者患者可以通过网络得到治疗师的远程指导；还可以在认知训练过程中得到家人的支持；认知训练也可以以游戏模块的方式呈现，提高患者的兴趣和参与的主动性等。

持续性注意障碍的康复训练也应该尽量个体化，根据患者情况设定长期目标。同时设定康复目标应该结合患者的 ADL 能力，尽可能让患者更多地参与到其日常生活、工作、休闲活动中。

（李秀丽　黄富表　宋鲁平）

参考文献

1. FORTENBAUGH F C, DEGUTIS J, ESTERMAN M. Recent theoretical, neural, and clinical advances in sustained attention research. Ann N Y Acad

Sci，2017，1396（1）：70-91.

2. PEARCE S C，STOLWYK R J，NEW P W，et al. Sleep disturbance and deficits of sustained attention following stroke. J Clin Exp Neuropsychol，2016，38（1）：1-11.

3. LOETSCHER T，POTTER K，WONG D，et al. Cognitive rehabilitation for attention deficits following stroke. The Cochrane database of systematic reviews，2019，2019（11）.

4. 蒋燕，刘安诺，刘鸿雁，等. 脑损伤患者注意障碍评定方法及治疗进展. 山东医药，2018，58（27）.

5. RUPP T L. Psychomotor vigilance performance. 2013：102-104.

6. LEE P，LI P C，LIU C H，et al. Test-retest reliability of two attention tests in schizophrenia. Arch Clin Neuropsychol，2011，26（5）：405-411.

7. BRONNICK K，EMRE M，TEKIN S，et al. Cognitive correlates of visual hallucinations in dementia associated with Parkinson's disease. Mov Disord，2011，26（5）：824-829.

8. YANG C M，LIN G H，CHEN M H，et al. Development of a computerized digit vigilance test and validation in patients with stroke. J Rehabil Med，2015，47（4）：311-317.

9. HUANG S，CHEN T，LIN G，et al. Responsiveness and predictive validity of the computerized digit vigilance test in patients with stroke. Disability and Rehabilitation，2019，41（22）：2683-2687.

10. 董强，郭起浩，罗本，等. 卒中后认知障碍管理专家共识. 中国卒中杂志，2017，12（6）：519-531

11. NOWELL C，DOWNING M，BRAGGE P，et al. Current practice of cognitive rehabilitation following traumatic brain injury：an international

survey. Neuropsychol Rehabil, 2019: 1-20.

12. SOHLBERG M M, MATEER C A. Effectiveness of an attention-training program. J Clin Exp Neuropsychol, 9 (2): 117-130.

13. SHAH T M, WEINBORN M, VERDILE G, et al. Enhancing cognitive functioning in healthly older adults: a systematic review of the clinical significance of commercially available computerized cognitive training in preventing cognitive decline. Neuropsychology Review, 2017, 27 (1): 62-80.

14. LEE Y M, JANG C, BAK I H, et al. Effects of computer-assisted cognitive rehabilitation training on the cognition and static balance of the elderly. J Phys Ther Sci, 2013, 25 (11): 1475-1477.

15. ESKES G A, LANCTOT K L, HERRMANN N, et al. Canadian stroke best practice recommendations: mood, cognition and fatigue following stroke practice guidelines, update 2015. Int J Stroke, 2015, 10 (7): 1130-1140.

16. YOO C, YONG M H, CHUNG J, et al. Effect of computerized cognitive rehabilitation program on cognitive function and activities of living in stroke patients. J Phys Ther Sci, 2015, 27 (8): 2487-2489.

17. Gamito P, Oliveira J, Coelho C, et al. Cognitive training on stroke patients via virtual reality-based serious games. Disability and Rehabilitation, 2017, 39 (4): 385-388.

18. MAGGIO M G, LATELLA D, MARESCA G, et al. Virtual reality and cognitive rehabilitation in people with stroke: an overview. J Neurosci Nurs, 2019, 51 (2): 101-105.

19. CHO D R, LEE S H. Effects of virtual reality immersive training with computerized cognitive training on cognitive function and activities of

daily living performance in patients with acute stage stroke: a preliminary randomized controlled trial. Medicine（Baltimore）, 2019, 98（11）: e14752.

20. 陈滟，刘虹，佟建霞，等 . 经颅直流电刺激治疗脑卒中后注意力障碍的 1 例报告 . 中国康复医学杂志，2017，32（6）：713-715.

第三篇

认知障碍的评定

第十五章

选择性注意障碍

（一）选择性注意的定义与早期研究

1. 选择性注意

我们生活在一个充斥着纷繁信息刺激的环境当中，大量的信息刺激着我们感官，但是我们总是会被有特色的东西吸引或是集中于投入的事情而忘却周围的一切。设想我们身在元宵灯会的人山人海当中，我们随着熙熙攘攘的人流游览前行，一边赞叹景色，一边要小心避让逆行的游客，忽然一束烟花随着尖锐的呼啸声直上九天，绽放出漂亮的火花，被这绚烂景象吸引而驻足的游客比比皆是。我们被花灯和烟花吸引，周围环境中其他的事物都变得模糊而无关紧要了。实际上，我们有意识的感知到的内容只是我们感觉系统每一时刻可以获得的海量信息中很少的一部分，注意使得人们在某一时刻选择有意义的、符合当前活动需要和任务要求的刺激信息，同时避开或抑制无关刺激。从外界环境中优先选择特定的信息进行加工，同时忽略其他无关信息的认知过程就是选择性注意（selective attention）。

人类注意具有选择性的特性在 20 世纪 60 年代开始就由心理学家进行了大量的研究。最早 William James 指出，注意是接受信息的过程，是大脑以清晰而灵活的方式，从几个同时存在的物体或者思路中选择一个的过程，意识的集中与专注是注意的核心。注意力的控制使个体从环境中选择接受某些信息，同时屏蔽掉那些与当前任务无关的信息。注意力的控制使个体更有效率，但是高效的同时也意味着我们处理其他事情的能力受限，受限的程度也因年龄、神经状态、疲劳、压力和其他因素的作用而有所不同。我们把注意分为有意注意（voluntary attention）和反射性注意（reflexive attention）两大类。有意注意作为一种自上而下的目标驱动的影响，对应着我们有意注意一些东西的能力；反射性注意则是自下而上的，由刺激驱动的，被感觉事件捕获个体注意的现象。

2. 内隐注意

当被试者处在全黑的实验室中，眼前屏幕上绘制了与屏幕中心距离不同的字母，要求被试者视线集中在屏幕的中心位置不动，通过电火花短暂地照亮屏幕。实验发现在屏幕被短暂照亮的瞬间，即便视觉焦点集中在屏幕中心，被试者也可以内隐地注意到整个屏幕，并选择性地知觉某些区域的字母而非全部（图 1）。这是赫尔姆霍兹（Hermann von helmholtz）在 1894 年做的一个实验中意外发现的有趣现象。对于被试者可以内隐地注意到视线焦点以外的信息，霍尔姆兹的解释是：个体的注意所指向的位置可以与视线的位置不同，即可以内隐地注意到想要获取的信息。

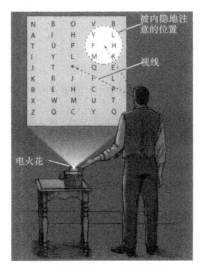

图1 内隐注意实验（彩图见彩插1）

3. 双耳分听实验

Cherry（1953年）利用耳机向被试者的双耳输入竞争性的声音，并要求被试者集中注意在一侧听筒并忽视另外一侧的信息。实验发现，被试者可以正确复述注意耳一侧的信息，而无法正确报告非注意一侧的信息内容，但是可以正确地报告出耳机内信息的物理属性：如声音是人声还是噪音、男女、音高等。也就是说，被试者在非注意信息的物理或声学特征上具有相关知识只是忽略了其中的信息内容（图2）。

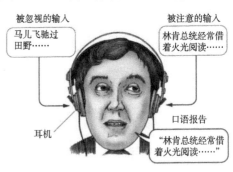

图2 双耳分听实验（彩图见彩插2）

Cherry 的双耳分听实验结果与他当时研究的鸡尾酒会现象相符合：不论处在多么嘈杂的环境中，个体都可以从中获取到自己感兴趣话题的信号，并把注意力集中到当中去，因为这种情况经常发生在鸡尾酒会中，所以把这种现象称为鸡尾酒会现象。另外，Nowbray 也做了类似的实验，让被试者收听一个故事，同时阅读另外一个故事，两个故事毫无关系。其后对两个故事进行情景上的询问，结果发现，几乎所有的被试者都是对其中一个故事稍微了解，对另外一个故事几乎一无所知。

双耳分听的两个实验在当时的得出的结论是：人类的注意具有高度的选择性，个体对注意的信息是有意识的，注意的聚焦是受意识导向的，当注意集中于一个事件时，就会忽略到其他事件，以至于几乎没有非注意信息能够被我们的意识获取。

（二）选择性注意的理论与模型

1.注意的瓶颈理论

早晚选择理论：在认知加工的过程中，根据选择发生的位置的不同，形成了早选择（Broadbent，1958 年；Treisman，1964 年）与晚选择学说（Deutsch，1963 年）两种。

（1）在早选择学说中，最具有代表性的理论有过滤器理论（Broadbent，1958 年）、衰减理论（Treisman，1964 年）。

①针对 Cherry 双耳分听实验中关于注意的选择性效应，Broadbent 给出了更加具体的解释，并提出了信息加工系统过滤器的概念（图 3）。

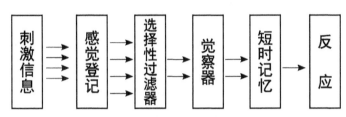

图3 信息加工系统过滤器

他认为选择性注意决定于三个成分：选择性过滤器、一个容量有限的通路、与通路相关的觉察器。感觉登记刺激信息的贮存，对新进呈现的刺激形成感觉记忆，此时刺激信息受到前注意分析（preattention analysis）的处理：刺激信息的物理特征，如音高、强度等。选择性过滤器对前注意分析的结果进行筛选，进而决定哪些刺激接受进一步的加工。经过了过滤器选择之后，信息进入容量有限通道，在同时注意几种作业的时候，由于单通道容量有限的特性，不能传导所有被过滤器选择的信息。故通过容量有限通道的信息被转送到觉察器，在此处分析信息的意义，只有通过选择性过滤器的刺激才能被个体"知晓"。进行筛选的过滤器机制会被注意的信息开放，因此，他认为刺激的选择发生在信息加工的早期，而那些被门控机制拒之门外的刺激根本不需要经过完全的知觉加工。

② Broadbent 的过滤器理论在当时解释了加工局限的现象，但是却无法解释另一些现象：当自己的名字出现在非注意耳朵的时候，被试者通常可以报告出来（Moray，1959 年）。在 Broadbent 的过滤器理论中，语义的分析应该在觉察器中发生，名字的觉知是不可能发生的，因此 Anne Treisman 提出，非注意通道的刺激并不是完全被拒之门外，而仅仅是发生了退化或削弱，

也就是衰减理论。

在衰减理论中，与 Broadbent 的过滤器理论的全或无的选择相比，Treisman 认为前注意分析是一个复杂的过程，需要进行三种分析或检验：第一分析检验是分析刺激的物理属性；第二分析检验是分析刺激是否是语言的，如果是语言的，则将语言的刺激区分为音节和单词；第三分析检验是识别单词并赋予意义。并不是进来的所有刺激都会受到三种分析检验，直到竞争刺激能够与其他刺激区分开之前，分析检验一直在加工（图 4）。

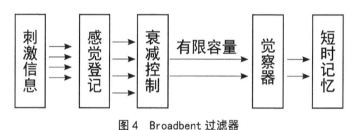

图 4　Broadbent 过滤器

过滤器模型和衰减模型存在两个区别：一是过滤器模型是对刺激物理属性的粗略分析，而衰减模型的前注意分析则更复杂，甚至有出现语义的加工；二是过滤器模型认为信息的选择是全或无的性质，而衰减模型未被选择的信息通道并不是完全关闭，只是关小或者阻抑。

（2）晚期选择理论认为 Treisman 的衰减理论仍然存在着弊端，首先，前注意系统过于复杂，与注意分析几乎同样的完善机制让人无法理解；其次，在 Lewis 的双耳分听实验研究中有了新的发现。Lewis 在注意耳和非注意耳同时播放单词，非注意耳一侧的单词有时与注意耳一侧的单词没有语义上的联系，有时是同义词。Lewis

测量了注意耳一侧单词呈现与被试者对声音之间的反应时间，结果发现，非注意耳一侧出现同义词时，被试者反应时间产生延迟，而没有语义联系的情况下，不会出现反应延迟的现象。在早选择的两个理论中，均不存在非注意耳一侧的语义联系产生分析检验的情况，因此 Deutsch（1963 年）提出了一个比衰减理论更为简单的模型——后期选择模型（图 5）。

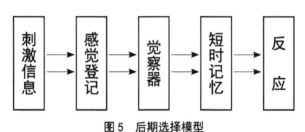

图 5　后期选择模型

后期选择模型认为，所有进来的刺激都得到了加工，而且加工后的信息是以平行方式进行传递的，信息的选择取决于工作记忆的工作极限，即并非所有被传递的信息都得以储存。在工作记忆中贮存的信息，依据其重要性做出进一步的加工处理。

2. 资源理论认知

资源理论是 Kahneman 在 1973 年的著作《注意与努力》中提出的（图 6），他把注意看成是对刺激的分类并识别的认知过程。认知的资源是有限的，受到个体唤醒水平的影响，当个体完成识别刺激时就会占用认知资源，而同时完整识别多个刺激自然也会占用更多的认知资源，直到个体的认知资源耗尽，那么新异的刺激就不会被认知识别。个体的认知过程是灵活可控的，如果个体在完成作业课题前准确的对其进行评价，那么个体相应的唤醒水平也会受到影响，同时在认知资源的分配上也会形成更合理的预案。

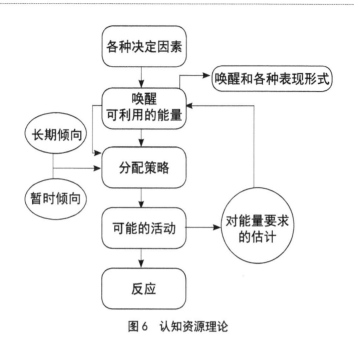

图 6　认知资源理论

3. 多重资源理论

Kahneman 的认知理论模型中将注意资源视作一种未分化的资源，不能解释为什么一些任务组合比其他任务更容易，或者为什么一些困难的任务可以一起执行而没有任何问题。针对这一问题，Wickens 在 1984 年提出了多重资源理论。在这一模型中，认知资源是多维的：视、听觉的感觉态（modality）、信息处理（information processing）、信息代码（information code）和响应模式（response mode）。当同时执行多个任务时，任务之间的相关干扰是由于每个任务使用与其他任务相同的资源；如果两个任务涉及的是不同的资源维度，则任务可以同时执行。

资源理论构建了注意选择性理论的第二层建筑，从个体的资源出发，解释了一系列早晚选择不能解释的问题。然而，它自身同样也存在着无法解释的问题点：资源究竟是什么？如何完整的描述它？它与神经系统中的脑活动存在怎样的机制？这些问题直到现在也仍然在讨论当中。

4. 视觉特征受控抑制理论

Treisman 在 1993 年提出了特征受控抑制模型（feature controlled inhibition model），在这个模型中，知觉对象被视为是具有特征的客体，而全部的特征均可以以结合（conjoined）的方式被打包输入，分别进入空间和非空间通道，在这两个通道中根据主客观因素而被选择，最终特征再进行客体的整合表征（integrated representation）。

5. 注意网络系统

Posner 在大脑成像和脑损伤研究的基础上提出，以注意的功能作用为界，将参与不用的注意过程的脑区划分为功能特定的三个脑网络：警觉（alerting）、定向（orienting）和执行控制（executive control）。注意网络包括一定的皮层和皮层下结构，它们被整合到一起执行网络系统任务。警觉系统涉及蓝斑核、右额叶、顶叶皮层，是一种高敏度的准备状态，用以对目标任务做出精准而又快速的反应；注意定向涉及额叶视区、上顶叶、颞顶联合区、上丘，是从大量输入信息中做出特定选择的过程，包括注意解离（disengaging）、注意转移（shifting）、注意投入（engaging）三个阶段；注意的执行控制功能涉及前扣带回、丘脑腹侧核、前额皮质、基底节区，是指为能完成目标指向行为而抑制常规反应倾向，依据任务要求，灵活调整行为的能力，有着监测和解决冲突的作用。

虽然三个注意网络之间相互独立，并且各具独立的神经基础，但是近来的研究发现，各网络之间存在诸多的联系。具体来说：
①认知控制的实现需要三个注意网络之间的协同作用；②注意的
功能效率与网络之间的相互作用有关系；③注意警觉与执行控制
的相互作用可以促进冲突效应；④注意定向促进执行控制，而注
意警觉可以影响注意定向。

二、选择性注意的影响因素

通过对个体行为和广告传播的研究发现，选择性注意的影响
因素来自于三个方面：信息特征、情境因素和个人特征。其中，
信息特征包括信息的形式、信息的情绪和信息的渠道；情境因素
包括检索线索、奖励；而个人特征则包括个体的认知需求和调节
定向。

（一）信息特征对选择性注意的影响

1. 信息的形式

信息的存在有多种多样的形式，如语言、文字、图片、声音、
视频等。个体对不同形式的信息及不同信息形式的组合，其加工
和处理的能力存在着差异。在一项单纯文本学习和有图片呈现的
学习之间效率差距的实验中显示，与单纯呈现文本相比，呈现图
片学习所消耗的时间更多，受试者对学习内容的理解和回忆更加
有效率。在眼动观察实验下，多媒体学习对于注意分配的研究发现，
多媒体学习存在临近效应，图文位置临近材料文字区的注视时间
更长、注视次数更多、平均注视时间更长。并且，在学习中加入
色彩，可以降低学习难度，激发注意。由于信息形式及其组合的
不同，个体对信息的选择性注意有明显的差异。

2. 信息的情绪

从个体生存过程中发展形成了一种对情绪信息的特殊敏感性，个体对情绪信息会产生相应的神经生理、心理反应，进而做出趋近或是逃避的行为策略。因而与中性信息相比，情绪信息会更快地引发选择性注意，从而保证个体更快速、有效地处理情绪事件。在一个研究情绪对广告外显和内隐记忆的影响实验中发现，积极情绪的信息对外显记忆有促进作用，对正面事件回忆更容易，并且在决策中更加偏向积极情绪的信息。而负性情绪的信息同样也会影响个体的注意与记忆。妒忌情绪具有指向性，会对优势他人的信息产生更多的注意，信息的加工更为精细，记忆更深刻。

3. 信息的渠道

信息可以来源于视觉、听觉、触觉、本体感觉等多种不同感觉通路。大量研究表明，个体可以利用多重感觉通路对外部世界进行感知，从而对感觉信息的判断更准确，响应更迅速。这种将感觉通路的冗余信息有效整合成统一、连贯、稳定的知觉现象叫作感觉整合。实验表明，多感觉整合所涉及的脑区是随着任务和刺激加工属性的不同而变化的。

（二）情境因素对选择性注意的影响

1. 检索线索

线索引导注意分配，促进个体识记、理解的效果，提高找寻必要信息的效率和有效性。线索对学习效果的促进作用在图文整合假说上得到支持。该假说认为，线索在学习中起到由表及里的串联作用，将学习进行组织整理，使得材料信息之间的逻辑加以强调，进而实现更为深入、建构性的认知加工。在视觉选择性注意加工的优先效应相关实验中发现，有效线索提示的目标和新异目标具有注意优先权。不同特征组合目标的注意优先顺序是：有效线索—新异目标＞有效线索—非新异目标＞无效线索—非新异目标。

2. 奖励

奖励能够使刺激更容易吸引注意资源，与目标联结时，能够促进注意选择，与分心物联结时，能够阻碍注意选择，奖励水平决定引导效应的大小。对于个体的生存和发展而言，注意那些具有奖赏结果的成绩是有必要的。当视觉刺激与金钱、食物等有形的外在奖励联系在一起时，信息会获得高度的注意优先权。

（三）个人特征对选择性注意的影响

1. 认知需求

认知需求是一种认知动机，指个体参与享受思考的倾向，影响着个体信息加工的倾向性。个人特征影响对于信息的感知，认知需求高的个体比认知需求低的个体具有更好的回忆能力，说明在信息处理过程中进行了更精细的加工。而在个体对健康风险判断上同样可以看到认知需求在选择性注意上的影响，对于健康风险认知需求高的个体，在基于事实的风险感知会增强，比之认知需求低的个体，他们会在健康信息上分配更多的注意。

2. 调节定向

调节定向影响个体对信息的精细加工，在个体决策的整个过程中，个人因素（文化背景、自我构建）、刺激因素（信息框架、解释水平、非语言性线索、信息属性）和情境因素（决策时间距离、任务操纵）的影响，引起个体的选择性注意。调节定向包括促进定向和预防定向，当个体处于促进定向时，会关注希望和理想的目标，对所选项的积极结果敏感。

三、选择性注意的评价方法

（一）Stroop 字色干扰任务

美国心理学家 John Riddley Stroop 在 1935 年发现，在颜色命名的实验里，单词的颜色与其表示的意义不一致的时候，被试的反应时间就会变长。如用红笔写下"green"这个单词，让被试者说出单词是用什么颜色写成，其反应时间要大于识别用红笔写一串字符的颜色所消耗的时间要长，这个效应就叫作 Stroop 效应。在选择性注意的评价当中，这一效应的应用叫作 Stroop 字色干扰任务（Stroop Word-Color interference Test，SWCT）。

Stroop 字色干扰任务的实验范式有多种演变形式，这里具体介绍一种实验方式：计算机屏幕中央伪随机呈现红、蓝色块和红、蓝两个汉字，每个汉字均有红、蓝两种颜色。要求受试者看到红色汉字或红色色块尽快按鼠标左键，看到蓝色汉字或蓝色色块时尽快按右键。每一刺激呈现 0.5 s，间隔 1 s。测试时间为 4 min，共 120 个刺激，字色相反、字色一致色块各 40 个。计算机记录正确数及平均反应时。

（二）Ruff 2 S 和 7 S

选择注意测验呈现给被试者的是一个由三行字母和数字组成的字符块，要求被试在 15 s 之内，尽可能地从这些字符中找出特定的两个字符（如 2 和 7），15 s 过后，一个新的由字母和数字组成的三行字符块会出现，被试者继续找出特定的两个字符（2 和 7）。这样的字符块一共是 20 个，其中 10 个由字母组成，另外 10 个由数字组成，被试者的得分则是总共选择正确的字符的总数。

四、选择性注意障碍的治疗方法

注意参与记忆、交流、阅读、执行能力等较高水平的认知和知觉功能性活动，而注意的障碍同样会对其他认知领域的功能产生影响。注意障碍是指在一件工作中，患者缺乏持续注意的能力，患者持续注意的时间很短暂并且易分散；不能充分的集中注意，但是可以对简单的刺激有反应，如声音和物体；更严重的患者可以有不能有效的转移注意，或者分别注意在两个同时发生的事情上有困难。

脑损伤后出现的注意障碍根据其临床表现可以分成 6 种类型：①觉醒状态低下；②注意范围缩小；③保持注意障碍；④选择性注意障碍；⑤转移注意障碍；⑥分配注意障碍。其中，选择性注意障碍是指：患者不能有目的地注意符合当前需要的特定刺激及剔除无关刺激的障碍。在临床中存在大量的脑损伤患者不能在复杂的环境中提取当前需要的信息的现象，许多研究表明，这种障碍的产生是由于脑损伤患者对目标刺激的辨识和不相关信息的过滤出现缺陷而导致的。

王科英等用 Stroop 字色干扰试验对脑损伤患者与正常组进行评价，发现脑损伤患者与正常组有明显的差异，这表明脑损伤后患者出现选择性注意障碍。在之前的研究中发现存在双侧额叶损伤及弥漫性轴索损伤患者的 Stroop 字色评分明显降低，以双侧额叶损伤更明显。Kingma 等在对左右脑损伤患者的 Stroop 字色干扰任务的研究发现，左右脑损伤均表现出比正常对照组差的成绩，而右侧脑损伤在干扰实验中较左脑损伤与对照组表现更差，故认为右脑损伤可产生更明显的选择性注意障碍。

注意障碍的训练原则：①训练开始之前，确认给予患者的口令、建议、信息得到注意，在有可能的情况下，让患者复述已说过的话；②应用功能性活动治疗，提供丰富的生活活动，提高患者的注意力、应变力；③训练首先在安静不易分心的环境下进行，随着患者活动执行能力的提高，逐渐回归正常的日常环境；④患者注意改善的时候，适度的增加治疗时间和任务难度；⑤引导患者主动观察环境，识别引起精神不集中的潜在因素，并尝试排除或改变他们；⑥准确解释并强调活动顺序的重要性；⑦与家人一起制订治疗目标，并为日常生活制订治疗计划，鼓励患者家人为患者在非治疗时间进行训练；⑧注意训练的同时，兼顾其他认知障碍的康复。

注意障碍的训练方法：①信息处理训练，可细分为兴趣法、示范法、奖励法、电话交谈法等；②以技术为基础的训练，有测试游戏、删除作业、时间感和题目顺序等；③分类训练，按照指示完成作业练习或对指示做出适当反应的训练，依照指示内容的不同可针对注意的持续性障碍、选择性障碍、交替性障碍、分别性注意障碍做出不同的训练方案；④电脑辅助法。

五、总结与展望

从 19 世纪末 James 关于注意独具洞察力的描述开始，注意作为科学家们的研究对象，不断地被挖掘，与之相关的学说、模型相继提出，让这个伴随每个个体却又难以捉摸的家伙渐渐显露出了它本来的面貌。而注意的选择性也作为其中多个争论点之一，通过反复的研究与实验，直到现在我们在其功能结构和解剖定位上有了相关的理论。关于选择性注意的，我们发现了许多分布广泛而又高度特异化的系统，这些系统参与选择性注意的注意控制。注意的选择机制也不再局限于早选择还是晚选择，因为我们已经发现，注意可以在多个阶段起作用。

随着注意研究的深入，与注意相关细分领域的研究成果也越来越多。注意障碍的康复治疗也成为研究的焦点。与之相关的康复评定细致化，针对性训练也随着研究慢慢成形。患者的注意障碍直接地影响着日常的训练与生活，应用针对性的康复手段提高患者的注意能力，对于患者整体康复疗效的提升尤其重要，也使康复治疗更清晰化、个性化。

注意障碍的康复治疗方法同样也伴随着研究的深入和科技的进步更加丰富。传统的康复手段往往是面对面的人工训练，治疗效果由于疾病的特殊性而大打折扣，而内容的单调、治疗时间的受限，导致治疗师和患者易疲劳，有效时间短。而计算机辅助技术的产生、多维度的训练、丰富的训练方案极大地解放了治疗师，也提高了患者参与训练的主动性。

（裴昱焜　黄富表　宋鲁平）

参考文献

1. 赵欣,袁杰,徐依宁,等.基于物体的注意的机制与影响因素.心理科学进展, 2014,22（11）：1708-1722.

2. 孙玉静，尚雪松.注意网络神经机制的述评.Advances in Psychology, 2017,7（3）：366-376.

3. 王瑞,冯宝莹,黎明.选择性注意的发生机制及影响因素.心理技术与应用, 2017,5（9）：567-573.

4. 臧学莲,张笑笑,贾丽娜,等.选择性注意机制在情景线索效应中的作用.心理科学进展,2017,25（9）：1503-1511.

5. BANNERMAN R L, MILDERS M, SAHRAIE A. Attentional cueing: fearful body postures capture attention with saccades. J Vis, 2010, 10（5）: 23.

5. 张玥,刘越月，石加男.积极情绪强度对广告外显和内隐记忆的影响.心理与行为研究,2015,13（4）：541-546,551.

7. 杨丽娴,李铃芳,张锦坤.妒忌情绪下的定向遗忘效应:基于情境模拟诱发.心理与行为研究,2019,17（3）：311-317.

8. 杨青,吴毅.脑卒中患者空间注意障碍的认知康复研究进展.中华物理医学与康复杂志,2018,40（8）：630-633.

9. OZCELIK E, ARSLAN-ARI I, CAGILTAY K. Why does signaling enhance multimedia learning? evidence from eye movements. Computers in human behavior, 2010, 26（1）: 110-117.

10. 谢和平,王福兴,周宗奎,等.多媒体学习中线索效应的元分析.心理学报,

2016，48（5）：540-555.

11. ANDERSON B A. Social reward shapes attentional biases. CognNeurosci，2016，7（1-4）：30-36.

12. KUO J C，HORNG D J，LIN C L，et al. The causal relationship between need for cognition and advertising recall. Social Behavior and Personality：an international journal，2012，40（6）：1025-1032.

13. BATE A J，MATHIAS J L，CRAWFORD J R. Performance on the test of everyday attention and standard tests of attention following severe traumatic brain injury. Clin Neuropsycholog，2001，15（3）：405-422.

第十六章

分配性注意障碍

一、定义和理论机制

（一）定义

注意分配（divided attention，DA）的定义为同时执行两个或多个任务的能力，有时也被称为共享型注意力（shared attention）。需要注意分配的情况是常规，而不是例外。的确，这类例子不胜枚举。驾驶汽车通常是这类注意在多重任务时的典型例子。例如，你在驾驶汽车的同时可以听歌、聊天，还可以在不熟悉的路段看路标或者导航。这种复杂的认知技能包括两种截然不同的机制：首先，同时处理多个来源输入的信息，如明白几个人在说什么；其次，同时执行多项任务，如开车时看导航。第一种机制涉及注意分配，而第二种机制被称为双任务范式（dual-task paradigms）。

个体在不同子任务之间分配注意资源的能力常取决于三个主要因素：任务间的干扰、任务的难度和每个任务的个人专长。任务相似性（刺激呈现、反应方式）是影响任务执行的首要因素。

相同加工模式的内涵可增加两个任务之间相互干扰的程度，而导致效率降低。第二个因素与任务的复杂性有关，两个任务相结合的测试提供了一种客观方法来理解这个因素。在单任务条件下看似容易执行的测试与第二个任务同时进行就会变得更加复杂。最后，专业化程度即完成任务的自动化程度，是影响个体注意资源分配到不同任务的第三个因素。事实上，由于执行熟悉任务或自动化任务所需的有意识注意资源很少，因此在无干扰情况下就可以快速完成任务，在执行同时性双任务时，可以释放注意资源用于完成另一项任务。

（二）理论机制

一些理论阐述致力于解释受试者将注意分享或分配到同时进行的两项或几项任务的能力。其中两个最重要的理论是中心容量理论（the center capacity theory）和多元资源理论(the multiple resource theory)，此外，还有其他的解释。

1. 中心或单一容量理论（the center or single capacity theory）

注意加工的容量和资源概念在理解允许同时执行两项任务的机制及在感觉、认知和运动任务之间注意分配的方式方面起着决定性作用。中心或单一容量构成了某一特定时刻某一特定主题的所有可用加工资源，这些资源是有限的。它们的利用或消耗将取决于受试者的投入、动机和努力程度。这些资源可根据情况或任务指令的约束进行分配。可用资源消耗方面的任务需求由工作量的概念来定义。受试者在双重任务中的表现将取决于可用资源（即资源有限）或输入的质量（即数据有限）。受输入质量限制（即数据有限）的表现，可以通过受试者在非常嘈杂的环境中不可能准确或完整解码一条听觉信息来证明，尽管他／她已经尽了最大努力来捕捉这条信息。

这个模型的优点之一，是它在某种程度上绕过了评估同时执行任务的难度问题。实际上，这一难度不再需要预先确定，因为它将随消耗的资源数量不同而有所变化。因此，只要受试者的动机、努力和可用资源数量保持不变，就有可能从理论上评估任务消耗的资源数量。在受试者注意程度投入不变的情况下，他/她将可用资源优先分配给一个任务，而不是分配给另一个任务的方式也变得可行。不同作者以图 7 所示的模式，对这种资源消耗和任务之间的分配进行了形式化描述：执行操作特征（performance operating characteristics，POC）或注意操作特征（attention operating characteristics，AOC）。

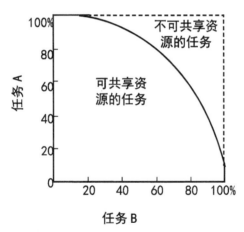

图 7　在恒定工作水平下的执行操作特征（POC 或 AOC）

如果第二个任务使第一个任务的成绩变差，实验员可能会得出这样的结论：这两个任务依赖于相同的注意资源，它是同时执行的成本或与同时执行有关的成本。如果两项任务可以同时进行，并且效率不变，则它们不是依赖于相同的资源，属于数据有限，而不是资源有限。人们会注意到，第二个任务可能会促进第一个任务的执行，在这种情况下，存在并发益处或与并发执行相关的益处。例如，一个音乐家试图通过节拍器来提高他／她的演奏，以校准他／她正在执行的分区的节奏。

这种表达方式的曲线形式取决于任务 A 和 B 共享可用资源的程度。如果任务不共享相同的资源，则双任务的执行水平将与单任务的执行水平相同（图 7）；另外，如果任务共享相同的资源，则两个任务中的一个任务的执行表现将根据另一个任务的执行表现（曲线）而变化。当任务依赖于相同的资源时，其中一个任务的执行水平可能会根据主体分配给它的资源数量而变化，这可能对另一个任务不利，也可能有利。

因此，从理论上讲，根据任务需求对可利用资源数量的依赖性，可以预测多个任务的表现。当然，这样一种预测能力，在决定什么情况下可期待一名飞行员同时正确执行不同任务方面具有重要的实际意义。但不幸的是，这种预测的可能性只存在于严格的理论层面。

这种模型的局限性在于，首先，它不提供这些资源的分配、共享或使用方式的任何说明；此外，尽管在数学和实验层面上很有希望，但实际上并没有考虑到某些特定任务组合时观察结果的多样性，也没有考虑到在同时执行的任务之间的相互作用和相互竞争的影响因素。例如，如果任务 A 对任务 C 执行表现的影响程度比任务 B 对任务 C 执行表现的影响更明显，中央容量模型将认为任务 A 比任务 B 需要更多的资源。这一结论将使我们预测任务 A 对任务 D 的影响比任务 B 对任务 D 的影响更严重。在实践中，这一预测并不总能得到证实。

这种模型的预测能力经常被证明是错误的。因此，如果曲线形式的调制参数笼统用诸如动机或努力来表示，那么人们可能会对全神贯注于资源及其可用能力的价值产生一些怀疑。最后，诸如此类的疑虑导致单一的中央容量模型被更复杂的多元资源模型所取代。

2. 多元资源理论

支持这一理论的人不再仅仅把他们的模型建立在资源的数量上，而且还建立在可利用资源的类型上。根据该模型，任务之间不存在干扰，是因为每个任务依赖于不同的加工资源。事实上，许多研究都支持这一观点。因此，该理论的捍卫者认为，有必要为每种感知方式区分特定的资源加工池。Allport 等人的实验就是这样进行的。在一项听觉和记忆的双重任务中，如果要记忆材料也以听觉形式呈现，研究者发现记忆会发生缺失；当同样的记忆数据以书面形式呈现时，记忆效果显著提高；而当资料以图片形式呈现时，记忆效果极好（90% 正确）。其中一个任务表现水平的变化，即这里的记忆率，似乎取决于输入通道。从多元资源的角度来解释，就是考虑到在单词的听觉呈现过程中，记忆成绩的降低是由于这两个任务需要相同的资源池，即位于听觉编码下的资源池。另一方面，当资料以文字或图片的形式呈现时，同时需要两个资源池，一个（口头的）用于复述信息的听觉编码，另一个（视觉的）用于图像编码，由于两个资源池的独立性，可视化编码将极大地提高成绩水平。

在同一项研究中，Allport 等人证明了音乐家以同样的效率进行表演的能力，即在单一任务中收听一段音乐，或者在双重任务中同时用二分法听课文。另一个例子是 McLeod 的一个实验，该实

验关注的是双任务的表现水平与反应模式之间的关系。作者让22
名受试者同时进行手动连续跟踪和声音识别，一半受试者必须对
声音做出口头反应，而另一半受试者则用跟踪任务中不使用的那
只手做反应。作者观察到发生声音识别错误的较少，但在跟踪任
务中，反应方式相似情况下，跟踪任务的成绩更差：用手做反应
的受试者犯错的数量明显高于口头做反应的受试者。在第二个实
验中，作者让受试者参与同样的跟踪任务，但这次是与一个包含
两个难度级别的计算任务相结合：100 以下的数字加 2 或减 7。

他观察到计算任务对跟踪质量没有影响。这些观察结果支持
在每个特定任务下存在独立资源池的观点。这种多元资源模型最
详细的形式之一来自 Wickens，他在一篇关于注意分配的文献综述
中，提出了一个基于不同资源池存在的模型（图 8），他根据这些
不同的资源池进行了区分：

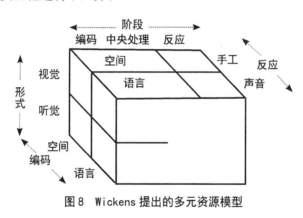

图 8 Wickens 提出的多元资源模型

编码模式（视觉 *vs* 听觉）；编码类型（空间 *vs* 语言）；加
工的不同阶段（编码、中心和输出细化）；反应类型（手工 *vs* 声音）。

这个模型由于在实际应用中可能性很小而迅速受到批评。因此，Cohen 指出，仅仅对于 Wickens 提出的资源池分类，人们已经不得不考虑到 $2 \times 2 \times 3 \times 2$，也就是 24 个因素，这些因素会影响难度。即使从理论的角度来看，这似乎是合理的，但在实验的基础上，这种差异也变得不可能管理，附加的限制是，我们仍然不确定是否已经考虑了所有相关的变量。

二、注意分配的评价

（一）传统的测试方法

神经系统疾病患者经常发生注意障碍。有几种神经心理学工具可供评估，包括认知测试（纸笔测试或计算机辅助测试）和自我或信息量表。传统的认知测试通过比较在双任务环境下和分别执行相同任务时的成绩来分析任务间的相互干扰。该方法还提供了一种方法来确定两个任务的注意资源分配是否相等。在目前临床实践中，已经验证了四种双任务评估测试：Baddeley 等描述的双任务测试、注意分配分测试的注意成绩测试（the test of attention performance，TAP）、William Lennox 提出的注意成套量表理论（the battery attention William Lennox，BAWL）及维也纳测试系统的特殊能力倾向测试。表 1 详细列出了这些测试的特征。在巴德利（Baddeleet）的双任务中，受试者被要求复述一系列数字，同时通过沿着一系列形成预定路径的方块画一条线来执行视觉跟踪任务在开始数字回忆任务之前，受试者的数字广度已经确定。心理测试结果表明，该方法具有良好的灵敏度，但也有较弱的复测信度。Zimmermann 和 Fimm 提出的 TAP 注意分配分测验被广泛应用于临床。为了避免干扰效果，受试者必须以不同的感知方式执行两项任务：对特定图形模式的视觉检测和对相同声音的检测。该成套量表理论有几个优点，包括简单独特的反应（按下反应按钮）和精确连续记录受试者的成绩。本测试具有良好的信度和效度。在 BAWL 注意分配测试中，使用了与简单任务比较相同类型的双任务。这个测试包括执行数字回忆——根据受试者的数字广度进行调整和一个反应时间任务，分别选择两个二进制数，然后同时执行。基于 Go/No-Go 范式，双二进制反应时间任务意味着考虑刺激的两个特征 [形状（十字或圆圈）和颜色（红色或蓝色）]，并且只对特定的组合（红色十字或蓝色圆圈）做出反应。本测试具有良好的效度、信度和敏感性。维也纳测试系统的分配注意子测试采用了检测两个通道同时变化的相同任务。在这个测试中，受试者必须检测两个视觉通道中的一个或一个视觉通道和一个声音通道中的两个连续变化；信度和效度均为良好。

与单纯的心理测量评估不同，自我或信息反馈的优势在于，它可以识别出那些不经常发生或只在日常活动的特定环境中才会发生的缺陷。尽管这些数据具有纯粹的定性性质，但这些工具能够预测日常生活中的功能表现。在这篇文章中，Ponsford 和 Kinsella 详细阐述了注意力行为的评分量表（the rating scale of attentional behavior，RSAB），在李克特量表（Likert scale）的 5 分制（从"从不"到"始终"）中，对 14 个项目按照出现的频率进行评分。该量表具有良好的效度、灵敏度和内部信度，但内部信度较低。与 RSAB 相比，更详尽的是注意力评估问卷（self-evaluation attention questionnaire，QAA），这是一份自我管理的注意力评估问卷，

表 1　用于评估分散注意力的认知测试的心理测量特性

作者	测试	子任务	知觉形式	测试时长	作者	心理测量的特性	
						效度	信度
Baddeley（1997年）	双任务（修订版）	视觉—运动认知为+数字搜索	联合的（运动和语言）	2分钟/子任务	Baddeley（1997）	+	-
Zimmerman 和 Filmm（2010年）	分配型注意任务（TAP），2.3版	混合的TR任务	联合的（听觉和视觉）	3.25分钟/子任务	Zimmerman 和 Filmm（2010）	+	+
Leclercq 和 Peter（2007年）	BAWL.分配型注意任务	双二进制TR任务32项+数字搜索	联合的（语言和视觉）	3分钟/子任务	Leclercq 和 Peter（2007）	+	+
Strum（2008年）	Vienna测试共享注意任务	混合的或视觉TR任务	联合的（听觉和视觉）或（单峰视觉）	12分钟/子任务	Strum（2008）	+	+

注："+"：满意；"-"：不满意。

比利时布鲁塞尔圣吕克大学再验证神经心理学研究中心（1999 年），共 66 个项目用于评估日常活动中的注意力。对于每个项目，受试者必须在李克特量表（Likert scale）的 6 分制中，从"从不"到"始终"，指出出现的频率和遇到的困难。不幸的是，到目前为止，还没有研究检查心理测量性质的问卷发表。注意分配问卷（the divided attention question naire，DAQ）可用于了解更多的注意分配的具体障碍。DAQ 由 15 个项目组成，采用李克特量表（Likert scale）评分，以评估在执行似乎涉及注意分配的活动时遇到的频率和难度。在老化过程中发生的感知变化也被分析，范围从"容易"到"困难"。不幸的是，没有法语版的 DAQ。尽管有很好的重测信度，但是这个自我管理的问卷可能不是一个有效的注意分配能力的测量方法，因为这个构想是用实验室任务来测量的。注意分配绩效指标与 DAQ 评分之间缺乏联系似乎是由于实验室测试的生态效度较弱。

（二）生态方法——虚拟现实技术

　　神经影像技术的出现最初隶属于神经病学的鉴别诊断，它重塑了神经心理学的研究目标，现在的研究重点是评估日常活动中缺陷的影响。对个人在日常生活活动中执行注意分配任务的能力形成正确的看法，仍然是传统测试的挑战。目前可用的神经心理评估工具基本上是建立在经过验证的标准化心理测量测试基础上的，尽管有度量控制，但这些测试的生态效度仍然存在争议。一个测试的生态有效性包括两个不同的概念：可靠性和真实性。判定是指测试结果预测日常功能的程度。"逼真度"一词涉及评价的自然度和测试模拟真实任务所需的认知投入的能力。

近年来，科学文献中出现了一个共识，即需要更多的生态神经心理学评估工具来预测个人的日常功能。认知障碍对日常活动的影响目前是通过功能性任务来评估的，如在一个模拟厨房里做蛋糕或煎蛋卷。然而，有时造成过分简单化的情况仍然是一项复杂的工作。在评估过程中无法控制所有变量和干扰事件是另一个限制参数。某些测量方法，如反应时间不能使用。另一种更好地了解功能性残疾的方法是观察患者在熟悉的环境中——家庭、工作等。这种方法的侵入性，加上许多技术限制，使它成为一种相当不实际的方法。例如，外部观察者的影响或研究中障碍的低发生率往往使直接观察成为过时的方法。

为了更好地理解功能损害与分配注意障碍，它可能需要设计一个可以足够被控制的实验情况，以便于允许客观评估陈述的真实性，也要足够复杂以反映困难的存在，类似于患者在日常生活中所遇到的真实情况。虚拟现实似乎是一种概念化的神经心理评估，符合生态测试，提供模拟现实的测试情况，保证再现性和建议情况的控制调节。虚拟现实是一个术语，在文献中用来描述计算机生成的人工环境，使虚拟时空探索和对象相互作用。所使用的技术决定了环境沉浸的程度：非沉浸式，一个普通的计算机屏幕；半沉浸式，一个带有 3D 眼镜的大屏幕显示器；沉浸式，使用一个头戴式显示器（head-mounted display，HMD）设备。

捕获者在 HMD 中检测到头部运动被复制到计算机生成的 3D 图像中，创建一个虚拟的环境。HMD 包括一个眼罩，让佩戴者有与外界隔绝的感觉。该技术具有控制环境变量（干扰因素、复杂刺激等）改变常规试验标准条件的优点。它也使记录个人的表现成为可能，允许更详细的后验分析。该技术克服了上述几个偏见，因为它提出了现实和熟悉的环境模拟（教室、办公室、城镇），同时插入适应刺激。这项技术的生态性质有助于更好地了解个人在日常生活活动中遇到的困难。因此，虚拟现实可以用来缩小当前工具的潜力有限和医疗专业人员及家庭人员对预测日常生活行为日益增长的期望之间的差距。

虚拟现实技术主要用于心理治疗，更具体地说是暴露疗法，用于治疗焦虑症和恐惧症。虚拟现实在认知领域的应用和更具体的注意分配评估仍处于实验阶段。虽然文献中许多使用虚拟现实技术的研究涉及注意分配，但很少涉及对这种认知功能本身的生态评估。

注意分配被定义为同时专注于不同的任务，这被描述为当今社会最大的问题之一。理解注意力的默认检查是问卷调查或生理信号，如诱发电位和脑电图。48 名参与者（18 ~ 25 岁的大学生）使用视觉、听觉和听觉—视觉刺激组合获得生理记录，以发现持续注意力和注意分配之间的差异。结果发现，从选择性注意中很难确定分配注意，但通过适当的方法可以成功地进行分类。与文献相反，本研究通过研究一个完全健康且注意力高度集中的群体来处理注意力类型的基础结构。

三、注意分配在康复中的应用

在编码过程中注意分配通常会显著降低后期记忆。在很短的学习时间内（限制了后期控制编码的影响，从而最小化了分注意分配的负面影响），目标条件将比全注意条件产生更好的记忆。注意分配的情况在实际上比全注意力的情况能产生更好的记忆，这是一个非常不寻常但在理论上可以预测的结果。

有学者研究了注意分配对前瞻记忆意图自动提取的影响。结果表明，自发检索不是自动的，挑战性的注意分配任务干扰了自发检索，而不影响检索意图的执行。如何提高记忆力？大量的研究表明，在提高记忆力训练过程中遇到的困难是，比如练习的是注意力分配而不是注意力集中，通过这方面的训练可以提高之后的记忆成绩。但是没有研究表明在练习检索时注意分配可以提高记忆力。这就出现了一个问题，为什么练习中许多类型的训练确实能提高长期记忆，但注意分配的训练却不能提高长期记忆。一种推测是，只有在将检索强度降低到中等水平时，才能提高长期记忆力。相反，注意分配只会推迟检索的开始，而不会降低检索的强度。

最近的神经影像学研究表明，认知正常的受试者在患阿尔茨海默病风险增加的情况下，其大脑功能发生了变化。遗忘型轻度认知障碍（amnestic mild cognitive impairment，aMCI）很可能发展为阿尔茨海默病。应用 fMRI 对 aMCI 患者进行的相关研究中，已有大量资料证实，在执行记忆任务时，大脑皮层的激活情况发生了改变。记忆和注意是密切相关的认知功能，目前有学者对 aMCI 的记忆障碍是否与注意缺陷有关进行了研究，并采用 fMRI 技术进行扫描，结论发现，在 aMCI 患者中，功能网络在注意分配方面存在变化，主要表现为前额皮质激活减弱。这些发现对评估 aMCI 的认知能力和监测未来治疗效果有一定的意义。

为使创伤性脑损伤（traumatic brain injury，TBI）患者做好出院康复准备，物理治疗师可以合并双任务步态活动。目的是评估 TBI 患者住院康复中双任务测量，边走边说测试（walking while talking test，WWTT）、改良步行和记忆任务（modified walking and remembering test, mWART)、"起立—行走"计时测试—认知(the timed up and go test-cognitive, TUG- COG)的可靠性和临床可行性。结果显示：WWTT、mWART 和 TUG-COG 具有良好的可靠性，临床上可用于 TBI 后住院患者的康复治疗。

越来越多的研究探讨了脑震荡或轻度创伤性脑损伤（mild traumatic brain injury，mTBI）对步态的影响。有学者提出了两个问题：①脑震荡或 mTBI 后的步态是否异常；②何种步态范式（单任务、双任务、复杂步态）能检测出脑震荡后的步态异常。并为以下两个结论提供了证据：①脑震荡或 mTBI 后步态异常明显，但随着时间的推移一般会消失；②研究结果的不一致性、小样本的规模及在同一时间段内检查相同测量的少量研究，表明了在独立人群和研究人员之间进行重复的必要性。未来的研究应该集中在双任务和复杂步态任务上，因为它们有可能检测出急性期之外的异常运动功能。此外，研究应提供详细的人口统计学和临床特征，以便在研究之间进行更精确的比较。

在轻度创伤性脑损伤后双任务表现受到损害。有学者尝试研发一种双任务范式，通过利用移动设备技术，以标准化和可扩展的方式评估认知运动功能，通过实验得出结果：从单一任务范式到双任务范式的认知成绩不受平衡条件或条件交互作用的显著影响。

虚拟现实技术的发展使得神经心理学家可以研究复杂的、模拟真实世界的行为，比如双重任务对驾驶水平及驾驶效率的影响。有学者认为一个需要较高认知和较高身体需求的任务（如硬币分类），将导致驾驶效率的极大降低。

对双重任务（即一个人同时执行两项任务的情况）和随后的

任务间干扰的研究表明，运动和姿势涉及运动和认知成分。因此，双任务为改善高危人群跌倒或认知障碍的诊断、预防和管理提供了一个有希望的途径。然而，通过双任务干预来解决这些主要的公共卫生问题需要更好地理解双任务干预的机制。在这方面，我们回顾了目前提出的主要双任务理论和影响健康年轻人双任务干扰效应的因素，从而解释了目前对双任务机制缺乏共识的原因。

我们也考虑认知—运动双任务，其中运动任务是一个较少被研究的 过渡运动（如步态起始或转向），而不仅仅是经常被研究的步态和姿势任务。卒中后双任务迁移性能下降。双任务干扰的程度和任务优先化策略对所使用的步行和认知任务的组合具有高度特异性，并受卒中的影响。临床康复影响：研究结果可能为建立评估工具和制订干预方案提供基础，以解决卒中后双任务移动功能。老年人比年轻人表现出更高的双重任务绩效下降。虽然这被认为与注意能力的降低有关，但没有具体说明确切的受影响的功能。有学者研究表明，运动—认知双重任务干扰的年龄特异性效应通过视觉短时记忆（visual short - term memory，VSTM）存储容量明显下降得到了反映。他们支持将 VSTM 解释为中央注意容量，这是通过视觉摄取和同时运动性能共享的。与年轻人相比，老年人更早达到容量极限，并且已经处于较低的运动任务复杂性之下。

关于大脑老化的一般文献，表明在认知运动双任务表现 中，认知任务在年轻人和老年人中涉及不同的神经基质。还考虑了多感官老化的概念，以及其他系统（如视觉、听觉）的老化导致认知负荷下降的程度。根据神经重叠原理，现有的认知训练研究表明，目标过程，如注意分配和抑制，可以改善老年 人的平衡和步态。

然而，还需要更多的研究，包括在步态的实际直立表现和平衡任务中的功能神经成像，以便直接测试神经重叠的原理，更好地优化干预研究的设计，以改善步态和姿势。

分心和多任务通常不利于学习和记忆。然而，人们经常边听音乐边学习，坐在嘈杂的咖啡店里，或间歇地查看电子邮件。通过不同的注意和工作记忆不同难度的分配型注意力任务获得了相似的结果，这表明人们通过有选择的参与最有价值的项目可能弥补注意力分配的成本及损害记忆力的因素不一定会损害选择性记住重要信息的能力。

老年人对之前看到的注意分配表现出内隐记忆，这是注意力控制能力差的结果。目前还不清楚这种影响是由于在注意分配的任务中缺乏对编码的控制，还是在测试任务中缺乏检索约束，或者两者兼而有之。有学者通过实验发现：在编码时注意分配，而不是在检索时，导致注意分配的显著启动，这表明对编码过程的控制是低抑制控制的人群（如老年人）注意力转移的主要决定因素。

认知和运动双任务步态训练对脑卒中患者双任务步态表现的影响：认知双任务步态训练（cognitive dual task gait training，CDTT）改善认知双任务步态，运动双任务步态训练（motor dual task gait training，MDTT）改善运动双任务步态，但组间差异不显著。因此，可以采用不同类型的双任务步态训练来提高不同类型的脑卒中双任务步态性能。

四、注意分配的脑神经活动

自上而下的对声音和视觉物体的选择性或注意分配，以及自下而上的对听觉和视觉干扰物的触发注意力，已经得到了广泛的研究。然而，还没有研究系统地比较与所有这些类型的注意力相关的大脑活动。为此，我们使用 fMRI 来测量参与者的大脑活动，这些参与者或执行音调或中央窝格栅方向辨别任务，或同时执行这两种任务，全脑方差分析（analysis of variance，ANOVA）揭示了额顶叶注意网络对选择性听觉和视觉注意的影响，这些网络存在部分重叠。然而，参与控制听觉和视觉注意力的前额叶区域是分离的。方差分析还表明，左侧额中回的额外活动增强与注意分配有关，支持该区域在自上而下的双任务表现整合中的作用。预期干扰物干扰了任务表现。然而，与我们的预期相反，与干扰物相关的激活只存在于听觉和视觉皮层。这表明对干扰物的限制可能是由于在目前要求严格的歧视任务中严格集中注意力所致。

有学者通过 fNIRS 扫描不同的双耳分听任务（dichotic listening，DL）和 2-back 任务相关的大脑区域，发现自上而下的分配型注意 DL 任务激活了左侧颞顶区。个人可以将注意分配在不同的地点，但分配的空间注意力会增加对多个信息流的监控。在这里，我们使用自然场景的照片调查了注意力的分配，通过 fMRI 检查显示：当将注意分配在两个物体类别上时，与集中在单一类别上时，双侧额顶叶网络被激活，但在空间位置上注意分配没有主要效果。在这个网络中，发现左侧背侧前运动皮层和左侧顶内沟结合了与任务和刺激相关的信号。当参与者在两个不同的地点对两个类别进行监控，并且场景中包含一个非目标对象时，这些区域表现出最大的激活。

（赵　爽　黄富表　宋鲁平）

参考文献

1. MAÏTÉ C L，GAÉTANE D，AXEL C. Ecological assessment of divided attention：what about the current tools and the relevancy of virtual reality. Rev Neurol（Paris），2016，172（4-5）：270-280.

2. LECLERCQ M，ZIMMERMANN P. Applied neuropsychology of attention：theory，diagnosis，and rehabilitation. Psychology Press，2013.

3. BATBAT T，GÜVEN A，DOLU N. Evaluation of divided attention using different stimulation models in event-related potentials. Med Biol Eng Comput，2019，57（9）：2069-2079.

4. MULLIGAN N W，SPATARO P. Divided attention can enhance early-phase memory encoding：the attentional boost effect and study trial duration. J Exp Psychol Learn Mem Cogn，2015，41（4）：1223-1228.

5. GASPELIN N，RUTHRUFF E，PASHLER H. Divided attention：an undesirable difficulty in memory retention. Mem Cognit，2013，41（7）：978-988.

6. DANNHAUSER T M，WALKER Z，STEVENS T，et al. The functional anatomy of divided attention in amnestic mild cognitive impairment. Brain，2005，128（Pt 6）：1418-1427.

7. RACHAL L，SWANK C，TRUDELLE-JACKSON E，et al. Reliability and clinical feasibility of measuring dual-task gait in the inpatient rehabilitation setting following traumatic brain injury. Physiother Theory Pract，2019，3（512）：1336-1342.

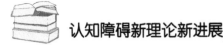
8. FINO P C, PARRINGTON L, PITT W, et al. Detecting gait abnormalities after concussion or mild traumatic brain injury: a systematic review of single-task, dual-task, and complex gait. Gait Posture, 2018, 62: 157-166.

9. LINDER S M, KOOP M M, OZINGA S, et al. A mobile device dual-task paradigm for the assessment of mTBI. Mil Med, 2019, 184 (Suppl 1): 174-180.

10. VICKERS K L, SCHULTHEIS M T, MANNING K J. Manning, driving after brain injury: does dual-task modality matter. Neuro Rehabilitation, 2018, 42 (2): 213-222.

11. MADLI B, KATHY D, CÉLINE T, et al. The interaction between cognition and motor control: a theoretical framework for dual-task interference effects on posture, gait initiation, gait and turning. Neurophysiol Clin, 2018, 48(6): 361-375.

12. YANG L, LAM F M, HUANG M, et al. Dual-task mobility among individuals with chronic stroke: changes in cognitive-motor interference patterns and relationship to difficulty level of mobility and cognitive tasks. Eur J Phys Rehabil Med, 2018, 54 (4): 526-535.

13. STAROVASNIKŽAGAVEC B, MLINARIČLEŠNIK V, GOLJAR N.Training of selective attention in work-active stroke patients. Int J Rehabil Res, 2015, 38 (4): 370-372.

14. KÜNSTLER E, PENNING M D, NAPIÓRKOWSKI N, et al. Dual task effects on visual attention capacity in normal aging. Front Psychol, 2018, 9: 1564.

15. KAREN Z H L, LOUIS B, ANAT M, et al. Cognitive involvement in balance, gait and dual-tasking in aging: a focused review from a neuroscience of aging perspective. Front Neurol, 2018, 9: 913.

16. MIDDLEBROOKS C D，KERR T，CASTEL A D. Selectively distracted：divided attention and memory for important information.Psychol Sci，2017，28（8）：1103-1115.

17. WEEKS J C，HASHER L. Divided attention reduces resistance to distraction at encoding but not retrieval. Psychon Bull Rev，2017，24（4）：1268-1273.

18. LIU Y C，YANG Y R，TSAI Y A，et al. Cognitive and motor dual task gait training improve dual task gait performance after stroke - A randomized controlled pilot trial. Sci Rep，2017，7（1）：4070.

19. SALO E，SALMELA V，SALMI J，et al. Brain activity associated with selective attention，divided attention and distraction. Brain Research，2017，1664：25-36.

20. TOMITA N，IMAI S，KANAYAMA Y，et al. Use of multichannel near infrared spectroscopy to study relationships between brain regions and neurocognitive tasks of selective/divided attention and 2-back working memory. Percept Mot Skills，2017，124（3）：703-720.

21. FAGIOLI S，MACALUSO E. Neural correlates of divided attention in natural scenes. J Cogn Neurosci，2016，28（9）：1392-405.

第十七章

失认症

一、失认症（Agnosia）的概述

（一）失认症的定义及流行病学

失认症（Agnosia）是一类非常少见的神经心理障碍，患者在意识清楚，且无视觉、听觉和躯体感觉障碍情况下，不能辨认以前熟悉的物体、人、声音等。这种功能的缺陷不能用记忆、注意力、语言问题或对刺激的不熟悉来解释。患者可以对刺激的存在做出反应，但是难以足够详细地处理感知信息并有意义地识别，以上症状常特定于某一感官（如视觉），因此可以通过其他感觉器官（如触觉或听觉）来进行识别。失认不同于命名异常，命名异常是一种命名障碍，即使患者使用其他感觉方式，如触觉和嗅觉，他们也无法命名一个物体。纯粹的失认症非常罕见，不到1%的神经系统患者患有失认症，其中又多继发于脑血管病，视觉失认症是最常见的一种类型。尽管目前国内外对于失认症的分类不尽相同，但在我们临床医学中使用更多的仍是将其分为：视觉性失认症、听觉性失认、触觉性失认和体象障碍。

（二）失认症的分型

1. 视觉性失认症（visual agnosia）

视觉失认病变多位于枕叶。患者的视觉足以看清周围物体，但看到以前熟悉的事物时却不能正确识别、描述、命名，而可通过其他感觉途径进行辨认。这种视觉性失认不是视力方面的问题导致，多与枕叶视中枢损害有关。此症又大致分为联想性失认、面孔失认、颜色失认、统觉性失认，视觉失认也是最常见最容易理解的失认症。

（1）联想性失认（associative agnosia）即物体失认。患者可对复杂物体的各种属性分别得到感觉信息，也可将这些信息进行综合认知，很好地完成复杂物体间的匹配任务，也能将物体的形状、颜色等正确地描述在纸上，但患者却不知物体的意义、用途，无法称呼物体的名称。联想性视觉失认症的发生考虑与双侧枕下颞叶间联系皮层受损有关，从而导致视觉及其记忆和语言之间的功能解体。

（2）面孔失认（prosopagnosia）：此类患者又大概分为两种类型，一种是我们常说的主要由脑损伤造成的获得性面孔失认症（acquired prosopagnosia，APA），主要表现为不能认出既往熟悉的家人和朋友。另外一种是没有任何脑损伤而出现的先天性面孔失认症（congenital prosopagnosia，CPA），有家族遗传性，目前研究发现 CPA 比 APA 患者多。面孔识别依赖于一个分布式的神经网络，大部分研究指出，面孔失认的病变部位多位于右侧枕颞叶、颞叶区域，特别包括梭状回，此区域在面孔识别中起着很重要的作用，此部位病变将导致患者无法将面部的内在特征整合成一个整体。面孔失认症是一种目前未被很好识别但普遍存在的影响长期面部记忆、熟悉的面部识别或语义处理的疾病形式。

（3）颜色失认（color agnosia）：颜色失认症是指患者不能对所见颜色命名，同时也不能根据别人口头提示的颜色，指出相应颜色的物体。根据脑损伤的部位不同，颜色失认症患者的色知觉障碍表现也不同，可分别出现全色盲性失认症（achromatopsia）、颜色命名性失认症（color anomia）和特殊颜色失语症（specific color aphasia）。全色盲失认症患者不能认知物体的颜色，只能把五光十色的外部事物，看成黑白或灰色的世界。这种患颜色失认症的患者在大脑的左侧枕颞区有损伤，或者两侧或单侧的大脑皮层枕区腹内侧，包括舌回和梭状回，大体相当于 V4 区皮层损伤所致。

（4）统觉性失认（apperceptive agnosia）：又名同时性视觉失认。这类患者对一个复杂事物只能认知其个别属性，但不能同时认知事物的全部属性，故又称同时性视觉失认症。统觉性视觉失认症通常与顶叶、枕叶皮质的损伤有关。

2. 听觉性失认症

听觉失认病变多位于双侧颞上回中部及其听觉联络纤维。听觉失认症的患者，大脑初级听皮层（颞横回的 41 区）、内侧膝状体、听觉通路、听神经和耳的结构与功能基本正常，但患者却不能根据语音形成"词聋（word deafness）"或不能分辨乐音的音调，甚至有些患者不能区别说话人的嗓音，如闭目后不能识别熟悉的钟声、动物鸣叫声等。听觉性失认损伤结构多包括：①词聋患者大多数左颞叶 22 区或 42 区次级听觉皮层损伤；②乐音失认症患者，多为右颞 22 区、42 区次级听皮层受损所致；③嗓音识别障碍又可分为两种类型，一类为陌生人嗓音分辨障碍多见于两侧颞叶次级听皮层（22 区、42 区）同时损伤，对患者来说，所有的陌生人都用一副腔调讲话。另一类为熟人嗓音失认症（phonagnosia），对熟人嗓音确认能力丧失，但尚能分辨陌生人说话的嗓音差异，熟人嗓音不识症多因有半球外侧下顶叶受损所致。

3. 触觉性失认

即实体觉缺失，顶叶皮层的中央后回（3-1-2 区）躯体感觉区结构与功能基本正常，多为右半球顶叶感觉区与记忆中枢间的联系障碍，主要为患者触觉、温度觉、本体觉等基本感觉存在，闭目后不能凭触觉辨别以前熟悉的物品，如手机、钥匙、牙刷等，但如睁眼看到或用耳朵听到物体发出的声音就能识别。本症患者一般少有主诉，临床医师如不仔细检查很难发现。

4. 体象障碍

体象障碍病变部位多位于顶叶，特别是顶叶的角回及缘上回。患者基本感知功能正常，但对自身躯体的存在、空间位置及各部位之间的关系失去辨别能力，临床包括偏侧忽视、病觉缺失、手指失认、自体认识不能、幻肢现象。多因皮层感觉区与记忆中枢或语言中枢之间的联络受阻造成（此内容具体详见本书偏侧忽略相关章节）。

二、失认症常见病因及病理机制

1. 失认症常见病因

此症可由多种神经系统疾病引起，如先天的脑发育障碍，后天的脑血管病、颅内肿瘤、颅内感染、神经变性疾病、痴呆、缺氧、一氧化碳中毒、头部外伤等。它可以突然出现，如脑卒中或头部受伤，也可以逐渐出现，如肿瘤和痴呆。临床症状取决于所涉及的区域及病变的性质，失认症患者通常保留他们的其他认知能力。

2. 失认症的发病机制

与对感觉、学习、记忆、语言等方面的深入研究相比，知觉的生理心理学机制仍在不断研究当中，失认症是一种知觉障碍。神经解剖学家早已经发现，在各种感觉功能的大脑皮层中，存在着两级功能区，即初级感觉区和次级感觉区。此外，在各种性质不同的皮层感觉区之间还存在着联络皮层区。近年所积累的神经心理学的科学事实和灵长动物实验资料，都说明颞、顶、枕联络区皮层，特别是颞下回、颞上沟、顶叶背外侧区（5区、7区）对物体知觉形成具有重要作用。最近几十年，神经心理学对失认症的研究，积累了许多生动的科学事实。许多研究报告都证明，在颞、顶、枕区之间的联络皮层和额叶联络区皮层中，都存在着"多模式感知细胞"，可以对多种信息发生反应，实现多种感觉的综合反应过程。这些失认症患者的感官、感觉神经、感觉通路和皮层初级感觉区的结构功能完全正常，但次级感觉皮层或联络区皮层存在着局部的器质性损伤，高层次脑中枢间的联络障碍，从而导致临床失认症的发生。例如，视觉失认症常见的类型有联想性失认症、面孔失认症、颜色失认症和统觉性失认症，人类的视觉皮层包括初级视皮层 [V1，亦称纹状皮层（striatecortex），brodmann17区] 及纹外皮层 [（extrastriatecortex），如 V2、V3、V4 等，包括 brodmann18 区和 brodmann19 区]。患者的初级视皮层 brodmann17区、外侧膝状体、视觉通路、视神经和眼的功能和结构正常无损。脑局灶损伤可分别在 2-4 视觉皮层区（V2、V3、V4）或颞下回、颞中回、颞上沟，也常见枕—颞间的联络纤维受损。联想性视觉失认症通常与双侧枕下颞叶间联系皮层受损有关，这种缺陷是由于视知觉和语言系统分离信息不能在知觉联合皮层和负责语言的脑区之间进行转化造成的，即虽然能够形成有关物体的知觉表征，但这种知觉表征不能激活该物体的视觉语义记忆。面孔失认的病变部位多位于右侧枕颞叶、颞叶区域，特别包括梭状回，随着研究推进，发现大脑不同区域损伤破坏识别网络面孔能力，可将面孔失认症的病变定位构建成一个独立功能连接的大脑网络。颜色失认症这些患者在大脑的左侧枕颞区有损伤，或者两侧或单侧的大脑皮层枕区腹内侧，包括舌回和梭状回，大体相当于 V4 区皮层损伤所致。统觉性视觉失认症通常与顶叶、枕叶联络区皮质的损伤有关。同样，听觉失认病变多位于双侧颞上回中部及其听觉联络纤维。触觉性失认多为右半球顶叶感觉区与记忆中枢间的联系障碍。从上我们可得知，即使是以其中一种感觉系统为主的知觉，无论是视知觉、听知觉还是躯体知觉，也是这些系统与注意、记忆、语言中枢共同活动的产物。

尽管目前对不同类型的失认症和特定部位脑损伤之间的联系还不是十分清晰，相关的脑损伤和不同病例的评估方面存在相当大的异质性。但我们应该相信随着现代科学技术的进步、脑科学与智能技术创新、类脑人工神经网络模型和人工智能信息处理，新的神经成像工具使科学家们能够更好地了解导致各种失认症的病变部位，并从这些知识中发展出有关处理网络的理论，这些处理网络有助于每种模式的感知和识别，都将为我们提供更多、更重要的新的理论指导和依据。

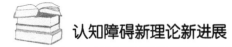

三、失认的影像学研究

（一）静息态功能磁共振成像（resting-state functional magnetic resonance imaging, rfMRI）的原理

血流动力学反应与大脑的神经活动之间存在密切联系，神经元兴奋时会引起脑血流量和耗氧量的增加，但耗氧量增加幅度较低，其综合效应是局部血液的氧含量增加，即去氧血红蛋白含量相对减低，后者是顺磁性物质，它的含量降低引起 T_2 加权像（T_2WI）信号增强，反之，T_2 加权像（T_2WI）信号也能反映局部神经元活动，这就是 BOLD 效应的基本原理和生理基础。

（二）SPECT 和 PET 等功能影像学检查

主要用来评估脑的物质和能量代谢，在脑出现结构性病理改变之前，可协助判定大脑的认知障碍。在 PET 检查时，血管性认知功能障碍患者常存在脑内单一或多发的局限性代谢降低和血流灌注减少，呈不对称性，以左侧多见。

（三）经颅磁刺激（transcranial magnetic stimulation, TMS）技术

TMS 是一种利用脉冲磁场作用于中枢神经系统（主要大脑），改变皮层神经细胞的膜电位，使之产生感应电流，影响脑内代谢和神经电活动，从而引起一系列生理生化反应的磁刺激技术。通过不同频率刺激对皮层产生兴奋或抑制作用，开辟临床应用的新领域，如用于认知功能和行为等方面的研究，是 20 世纪 80 年代后期出现的非侵入性大脑皮质刺激和调制技术，经过 20 多年的发

展，在脑科学研究与临床应用方面硕果累累。

基于 fMRI 与 TMS 技术研究，fMRI 与具有时间特性的脑电检测手段（EEG、MEG）、PET、SPECT 等先进技术的运用，有机的结合临床丰富的认知评估量表，必将会在探索人类认知与思维活动、诊治脑部疾病等方面发挥越来越大的作用。

四、失认症的评估

（一）失认症的评定注意事项

失认症的评定应在完成了系统的感觉检查及视野检查的基础上进行。

1.适应证

临床考虑可疑有知觉障碍的患者。

2.禁忌证

①全身状态不佳、病情进展期或体力差难于耐受检查者；②意识障碍者；③严重痴呆难以配合检查者；④拒绝检查或完全无训练动机及要求者。

3.注意事项

（1）环境：选择安静的房间，避免干扰。

（2）检查前：了解患者的背景资料，根据患者的情况进行检查内容顺序的准备。对患者或家属说明测验目的、要求和主要内容，以取得同意及充分合作。

（3）检查中：在融洽的气氛中进行，注意观察患者的状态，是否合作，是否疲劳。不要随意纠正患者的错误反应。

（4）其他：患者的身体情况不佳、体力不支时，不得勉强继续检查。

（二）视觉失认症

1. 物体失认（联想性失认）

（1）对象背景分辨困难：患者不能从背景中将埋在其内的目的物找出，如不能从笔记本中找出所需的项目；不能从杂乱的抽屉中找出自己所要的东西；不能在衬衣中找出颜色与衬衣色相近的纽扣；穿衣时难以找出袖口；下楼梯时不知是否下完，在中间平台段再向下走时不知哪是下一阶等。评定方法如下。

① Ayres 对象背景试验：试验图片每组分两页，一页将各物的单独图片绘上，分别为茶杯、广口水杯、木槌、喇叭、钥匙、木手枪。另一页图片由以上三种图形重叠而成，让患者一一看清后，让患者说出图中由何种三件物品组成，不能说出为阳性。

②把白毛巾放在白床单上让患者找出，不能者为阳性。

③让患者指出白衬衣中的袖、领、袖口，找出有困难者为阳性。

（2）形状细节分辨困难：患者不能注意形状上的细微变异，常将形状相仿的物品混淆，甚至将水勺和尿壶相混，常见的是：分不清钢笔和牙刷、手杖与拐杖、轮椅和椅子、药瓶和酒瓶等。评定方法如下。

将一些形状类似，但大小不一的物体让患者区分，如一组为铅笔、钢笔、牙刷、手表；另一组为钥匙、回形针、硬币、指环等，将每种物体在不同的位置和方向上出示数次，分辨不清为阳性。

2. 面孔失认

面孔失认患者对于原先认识的人病后不能靠面容认识，往往需靠言语或熟悉的体态来区别。评定方法如下。

（1）向患者出示家人照片，让其辨认，不能为阳性。

（2）从画报上剪下人尽皆知的著名人物的面部照片，让患者辨认，不能为阳性。

3. 颜色失认

颜色失认患者病前分辨颜色无异常，病后对颜色不能分辨。评定方法如下。

（1）向患者出示一套彩色铅笔，让他说明各支是什么颜色，不能正确回答为阳性。

（2）给患者一张绘有苹果、香蕉，但没有上色的图，让患者用彩色铅笔涂上正确的颜色，不能为阳性。

（三）听觉失认症

听觉失认患者能分辨出有无声音存在但辨别不出是什么声，如不能区分门铃声还是电话铃声，不能区分狗吠还是打雷等，可进行如下评定。

（1）让患者闭目分辨摇铃、电话铃、汽车喇叭声，不能者为阳性。

（2）让患者听到声音指出图上的发声体，不能者为阳性。

（四）触觉失认症

触觉失认患者尽管触觉、本体感和冷热感正常，但不能通过触摸辨认物体。评定方法如下。

（1）在桌子放球、铅笔、硬币、钥匙、积木块、剪刀等物品，让患者闭目认真用手触摸其中的一件，然后放回桌面，再让患者睁眼辨认刚才触摸过的是哪一件物品，答不出者为阳性。

（2）让患者闭目用手触摸分辨粗砂纸、布料、绸缎、呢绒，不能分辨者为阳性。

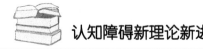

五、失认症的康复

（一）视觉失认训练法

1. 物体失认

（1）对常用的、必需的、功能特定的物品通过反复实践进行辨认，如便器。

（2）提供非语言的感觉 - 运动指导，如通过梳头来辨认梳子。教患者注意抓住物品的明显特征。

（3）让患者自己画钟面、房屋，或在市区路线图上画出回家路线等。如画一张地图，让患者用手指从某处出发到某处停止，让患者手放停止处，要求其能原路找回出发点，如此反复训练。连续两次无误可再增加难度。

（4）鼓励患者在活动中多运用感觉，如触觉、听觉等。

（5）为了最大限度地独立，必要时可在物品上贴标签，提示患者。

2. 面孔失认

（1）先用亲人的照片，让患者反复看，然后把亲人的照片混放在几张无关的照片中，让患者辨认出亲人的照片。

（2）让患者从不同场景、不同角度、与不同人合影的照片中寻找他熟悉的人。

（3）教患者根据人的特征，如发型、声音、身高、服饰等进行辨认。

3. 颜色失认

（1）用各种颜色的图片和拼版，先让患者进行辨认、学习，然后进行颜色匹配和拼出不同颜色的图案，再按指令指出不同的颜色，反复训练。

（二）听觉失认训练法

（1）反复进行听声指物练习。

（2）用其他感官代偿，如用门铃附加闪灯代偿。

（三）触觉失认训练法

触觉失认：患者触觉、温度觉、本体感觉等功能正常，但不能通过手触摸地方辨认物体形态和质地。故临床上指导患者闭目，反复多次用手摸各种不同物体，识别物体的形状和材料，通过视觉、听觉或他人对触摸的错误结果进行及时纠正。

六、预后

失认症患者很少能完全恢复他们的感觉功能。大多数恢复发生在前三个月，不同程度的恢复可能持续到一年。预后取决于患者的年龄、病因、类型、大小和位置的影响、损害的程度、治疗的效果。所以需要我们加快对失认症的认识，及早发现，及时采取干预措施，相信此病也将成为以后基础和临床研究的热点之一。

（杨爱明　贾伟丽　刘鑫鑫　张玉梅）

参考文献

1. 贾建平，陈生第 . 神经病学 . 8 版 . 北京：人民卫生出版社，2018.

2. 沈政，林庶芝 . 生理心理学 . 3 版 . 北京：北京大学出版社，2014.

3. DE RENZI E. AGNOSI A. Recenti prog med. 1989, 80（12）：633-637.

4. ÁLVAREZ R, MASJUAN J. Visual agnosia. Rev Clin Esp, 2016, 216（2）：85-91.

5. Martinaud O. Visual agnosia and focal brain injury. Rev Neurol（Paris），2017, 173（7/8）：451-460.

6. BATE S, BENNETTS R J, GREGORY N, et al. Objective patterns of face recognition deficits in 165 adults with self-reported developmental prosopagnosia. Brain Sci, 2019, 9（6）：133.

7. COHEN A L, SOUSSAND L, CORROW S L, et al. Looking beyond the face area: lesion network mapping of prosopagnosia. Brain, 2019, 142（12）：3975-3990.

8. GESKIN J, BEHRMANN M. Congenital prosopagnosia without object agnosia? a literature review. Cogn Neuropsychol, 2018, 35（1/2）：4-54.

9. CAROTA A, CALABRESE P. Simultanagnosia. Eur Neurol, 2011, 66（1）：6.

10. SLEVC L R, SHELL A R. Auditory agnosia. Handb Clin Neurol, 2015, 129：573-587.

11. MORIN P, RIVRAIN Y, EUSTACHE F, et al. Visual and tactile agnosia. Rev Neurol（Paris），1984, 140（4）：271-277.

12. VERONELLI L，GINEX V，DINACCI D，et al. Pure associative tactile agnosia for the left hand：clinical and anatomo-functional correlations. Cortex，2014，58：206-216.

13. 黄晓琳，燕铁斌 . 康复医学 . 6 版 . 北京：人民卫生出版社，2018.

14. 闵水平，孙晓莉 . 作业治疗技术 . 2 版 . 北京：人民卫生出版社，2014.

15. 陈卓铭 . 精神与认知康复 . 北京：人民卫生出版社，2017.

第十八章

视觉失认的分型及临床表现

"失认"（源自希腊语中的"缺乏知识"）是西格蒙德·弗洛伊德（Sigmund Freud）在 1891 年提出的。视觉失认是指在视觉识别上发生的障碍，尽管视野、视敏度、色觉、亮度辨别、语言和记忆正常，但无法仅靠视觉进行识别，患者可以通过其他感觉方式去识别辨认。有时将这种障碍视为一种特定视觉方式的孤立缺陷。更常见的是，患者表现出几种模式的处理受损，通常是更广泛的脑部疾病的一部分。

一、视觉失认的分型

视觉是人类最发达的感觉方式，也是我们最依赖的感觉方式。从视网膜上的感光细胞对图像进行编码开始，通过视觉神经通路的传导到外侧膝状体，最后到达枕叶的初级视觉皮层。这个通路的任何病变都会导致视觉障碍。初级视觉皮层形成的图像必须被识别和解释，可以与先前存储在记忆中的图像相比较，从而获得对个体的感觉。基于知觉系统和记忆系统之间的顺序关系，视觉失认分为 2 种亚型：知觉性失认症和联想性失认症。知觉性失认的患者由于感知加工受损而无法识别视觉刺激，排除基本视力缺陷（如视野缺损），表现出无法识别对象，绘制或复制图形。知觉性失认症通常与顶叶，枕叶皮质的损伤有关。联想性失认症的人不能将他们视觉分析的正确结果与他们对刺激物的功能和语义特性的记忆储存联系起来，难以理解他们所看到内容的含义。他们可以绘制或复制，但不知道绘制了什么。当用语言或触觉信息进行测试时，他们正确地感知形式并知道对象，但无法识别对象。联想性视觉失认通常与双侧下枕颞皮质的损伤有关。

二、视觉的双通路模式

大脑皮层特定区域影响高级视觉信息的处理，在处理视觉的某些方面（方式）具有特定作用。同时也处理许多不同的视觉形态，例如，形式、颜色、位置、运动和特征。该处理同时发生，从而产生统一的感知。这些方式分为2大类，即"What"通路和"where"通路。"What"通路即腹侧通路，涉及枕颞皮质，允许识别视觉刺激及其语义属性。包括对象"固定的"属性，例如，大小、颜色和方向。"where"通路即背侧通路，涉及枕顶叶皮质，是指有关对象的空间信息，包括位置，距离和运动。允许视觉控制动作、视觉刺激的空间定位及识别其空间属性。在视觉运动控制中起主要作用，也被称为"How"通路。

三、视觉失认的解剖结构和神经生理基础

腹侧（"what"）路径沿枕叶和颞叶向下延伸。V4区域位于舌状和梭状回中，对于处理颜色和保持颜色恒定至关重要。枕骨外侧复合体（lateral occipital complex，LOC）参与物体识别。

大脑的某些部分对面部的反应比对其他对象的反应要大。这些包括梭形面部区域（fusiform facial area，FFA），位于 V4 的正前方，枕骨下皮质的后部"枕面部"和后颞上沟区域。这些构成"核心"面部识别系统。fMRI 显示与海马体相邻的"海马旁区域（parahippocampal area，PPA）"，该区域在观看场景期间处于活动状态。视觉词形区域（visual word form area，VWFA），主要位于左下颞沟，已突出显示为阅读领域。背侧（"where"？）通路向上延伸至顶叶，并与控制肢体和眼部运动的额叶具有牢固的向前连接。在顶枕接合部侧面上的区域 V5（也称为 MT）中处理视觉运动。V5 投射到颞上内侧和顶叶下叶。参与运动处理的其他区域包括背侧 V3 和 V3A。V3、V3A 和顶叶内侧表明的 V6 被认为处理全局运动，而 V5 处理视野中央部分的运动。fMRI 研究表明，在顶叶内独立处理 2D 和 3D 基于运动的结构感知，在 LOC 中处理来自运动的结构，在内部及周围处理来自立体深度的运动。立体视信息存在于 V1 中，但是其他深度线索则需要在 V1 之后进行分析。深度信息在背侧和腹侧路径中均得到处理：背侧路径使用它来分析空间位置并指导运动，而腹侧路径使用它来辅助识别。

根据视觉通路的解剖关系，可分为影响腹侧（"What"）通路的视觉失认，包括物体失认、脑性色盲、面孔失认、地形失认和单纯性失读，以及影响背侧（"where"）通路的运动盲，同时失认和视觉性共济失调。

（一）腹侧通路的视觉失认

1. 物体失认

通常无法识别视觉呈现的物体，但可以通过触觉识别，并从物体的名称中正确的描述物体的功能。物体失认可在两个层次上进行分类，知觉性和联想性物体失认。通过详细的测试可能会发现这两个级别之间存在重叠。有作者描述了三种形式的物体失认：视觉形式失认、综合性失认、转换性失认。视觉形式失认症患者无法识别、匹配、复制或辨别简单的视觉刺激，如正方形和圆形。他们能感知到物体的线条，但在辨别距离、长度和方向时受损。综合性失认症的患者能够处理每种形式的个体元素，但是不能把这些元素组合成一个感性的整体。物体识别有时是通过一个特征一个特征的识别策略来保持的。转换性失认症的患者在经典的视角下识别对象是正常的，在不寻常的视角下存在着识别困难，这种紊乱也被称为"知觉整合缺陷"。

临床检查：基本的视觉检查；视觉呈现对象的命名（单调的图像：二维线条图不寻常的视角）；对象的绘制、复制和匹配；通过触觉或听觉刺激来提高识别能力的演示；特殊的神经心理学测试，如 Efron 形状测试、伯明翰物体识别组、视觉物体和空间感知组、重叠图形测试、金字塔和棕榈树测试。

2. 脑性色盲

脑性色盲症是由于大脑皮层加工受损而非视网膜或视神经受损引起的颜色感知障碍。它与"颜色失认"（无法识别颜色）和"颜色命名障碍"（无法命名颜色）不同。患者将世界视为"色彩流失"，"肮脏"或黑白阴影。色盲可能涉及整个视野或仅涉及 1 个半视野，色觉丧失可能是部分的（"色觉障碍"）或完全的。罕见的"纯"色盲症病例通常会累及枕骨下表面的舌状和（或）梭状回。脑性色盲的罕见可能是由于大的病变破坏了纹状体皮质，导致同名偏盲或皮质盲。最新对 92 例脑色盲的回顾强调了相关的面容失认的高频率（72%），在这项研究中，11 例有色盲但没有面容失认的患者中，最大的重叠出现在 v4 附近的右半球区域，这在色彩处理中起着至关重要的作用。这些病变通常继发于脑后区的梗死、创伤、炎症和神经退行性疾病。

临床上，患者通常相对没有症状，特别是如果他们的问题是色觉障碍或仅涉及 1 个半视野。他们可能很难区分红绿灯，也很难处理诸如分类纸币等任务。除非特别寻求，否则临床上通常不会检测到色盲。诊断需要在 1 项以上的测试中客观地证明损伤，因为许多全色盲患者在颜色命名任务上表现正常，大约三分之一的患者在 Ishihara 图上表现正常。Farnsworth-Munsell 100 色相测试的性能通常比 Ishihara 测试差。其他测试包括 Lanthony 新颜色测试，Sahlgren 饱和度测试和 Nagel 色盲检验镜。此外，还需要做光谱灵敏度测量及颜色稳定性测试。

3. 面孔失认

面孔失认指的是无法识别面孔，无论是病人以前认识的面孔，还是最近作为神经心理学测试的一部分获悉的面孔。患者必须有足够的视力和足够的视野，以便正确识别其他物体。此外，准确的诊断需要详细的认知测试。像物体失认一样，有两大类：感知性（难以区分面部的特定特征）和联想性（患者可以识别，比较和匹配面部的单个特征，但无法将其感知与自己的数据库相关联）已知面孔。患者常常发现面孔失认非常令人痛苦，必须依靠其他特征（如声音，发型，衣服或动作）来识别人。诊断需要证明患者没有物体失认，仍可以基于非视觉线索（如声音）识别人，但是无法识别著名面孔测试，Warrington 识别记忆测试或剑桥人脸记忆测试。

引起面孔失认的病变通常累及双侧枕颞皮质，尤其是梭形回和舌回。面孔失认症患者的面部和物体识别与功能磁共振成像的研究结果明显不一致，表明这两类图像的处理是在不同的皮质区进行的。在对猴子的实验研究中发现，一种仅对脸形反应的"脸细胞"的存在，这些细胞对与脸无关的的图画无动于衷。并且发现，去除眼睛的图案，"脸细胞"也认不出脸。由此可以推断，这些特殊的细胞只对脸产生反应，而且对于脸的辨认，眼睛占有很重要的地位。病变也可发生于感染、创伤、肿瘤、缺氧性脑病和先天性疾病。

先天性的面孔失认被认为是一种精神发育障碍，患病率为2.5%，其机制和潜在的病理生理学与获得性面孔失认不同，没有大脑损伤病史，传统的神经影像检查通常是正常的，但表现出面部识别方面受到损害。有学者对先天性面孔失认病例的面部和物体识别的关联或分离的证据进行了探讨，80.3%的病例的配对面部和物体识别之间存在关联，而19.7%的病例的配对面部和物体识别之间是分离的。功能性磁共振成像检测到右侧梭状回的结构紊乱及该区域与前颞区和额叶颞区的连接紊乱，也有38例面容失认症家族的报告，提示为常染色体显性遗传。

临床检查包括基本的视觉功能检查，排除一般的视觉物体失认症。面部识别的检查包括：名人测试；Benton面部识别测试；Warrington识别记忆测试；剑桥脸记忆测试；20项面孔失认指数。

4. 地形失认

是指尽管口头记忆，认知和感知相对完整，但仍不熟悉环境。它通常表现为在熟悉的环境中迷路。存在多种可能的原因，但是这两个主要原因是对空间地标的识别（"地标失认"）受损，以及难以构建作为导航基础的心理空间地图。地标失认被认为是由于对 PPH 的损害，造成海马和脾后皮质受损的心理空间地图可能难以建立。或者，对顶叶的损害可能引起以自我为中心的迷失方向。像面孔失认一样，地形失认可以是发育性的。发现右后海马旁回参与了有关场景的新信息的获取及熟悉的风景的识别，与前舌回和相邻梭形回相关。现在人们普遍认为，海马旁皮质的损伤会影响场景和标志性识别。

5. 单纯性失读症

一个有效阅读系统的获得取决于视觉和语言之间联系的专门机制的发展。纯失读症又称为"无失写失读症""词盲症"和"失认性失读症"，从整体失读到"逐个字母阅读"，严重程度有不同程度的变化，患者可以识别字母，但很难将它们组装成单词，较长的单词会变得越来越困难。患者听觉理解或自发言语没有缺陷，阅读单词的速度较慢，并且比正常人表现出更多的注意力。他们可以听写，但不能读回自己写的字。

单纯性失读的病变通常累及左侧枕颞皮质，尤其是左侧梭形回和舌回。Dejerine 在 1892 年描述了单纯性失读的经典病变，即损害左枕叶和胼胝体压部，从而产生右同向偏盲，并阻止来自右枕叶的信息进入左半球。这剥夺了左半球语言中心的所有视觉输入。然而，并非所有病变都累及胼胝体，最近，有人提出逐字阅读是由于颞下沟 VWFA 受损所致。一些对此的争论。左中梭状回的病变似乎是单纯性失读症的良好预测因子。在最近的解剖学研究中，所有单纯性失读症患者（每项研究中有三名患者）均显示病变累及该区域，而没有单纯性失读的患者都没有这种损伤，因此，单纯性失读是由左中梭状回直接损伤所致，那个区域投射受到破坏。

临床检查：基本的视觉功能检查；之前具备阅读能力；阅读评估 [单词、字母和（或）数字、乐谱、路标、地图符号]。

（二）背侧通路的视觉失认

1. 脑运动盲

运动盲或"运动失明"，是指在损害大脑皮层后检测视觉运动的障碍。严重的运动盲很少见，仅在双侧半球损伤后才可见。患者抱怨运动图像"跳跃"，并且他们难以执行诸如倒水的任务。它们还损害了平滑的追随眼动，并且在到达运动目标时显示出错误。较轻的单侧损伤患者相对没有症状，只有通过特定的心理物理检查才能发现他们的运动异常。如果有症状，则症状通常是模糊的，例如，难以判断行驶的汽车的速度或难以处理"凌乱的行驶场景"。

顶枕外侧区域的皮质损伤是常见区域，一个是位于靠近枕顶叶沟的后顶叶皮质，另一个位于靠近 v5/mt 的枕颞交界处。

临床检查：基本的视觉功能正常，眼球运动；心理物理学测试；电脑动画显示。

2. 立体视失认

临床医生熟悉因双眼对大脑的输入受损而引起的深度知觉受损（立体诊断）。然而，已经报道了少数患者继发于单侧或双侧枕顶叶病变的深度感知异常。这些患者经常将世界描述为"平坦的"。早期的证据表明，立体视觉深度受损的主要原因是右侧病变，许多纹外区视觉皮层处理深度信息。颞叶前切除术后整体立体视受损，这表明立体视有腹侧"what"通路的参与，但大多数作者发现顶叶病变更可能干扰深度感知，将其置于背侧"where"通路。

对深度的感知可能有助于个人和个人对空间的感知。因此，深度感觉障碍可能会导致视觉忽略，这与功能影像学研究一致。

3. 同时性失认，视共济失调和眼运动失用

这种异常三联征最初由 Balint 在 1909 年描述，并一起构成了以他名字命名的综合征。但巴林特综合征仅是一种描述，而不是诊断。它常常伴随着其他特征，例如，立体视障碍和平滑追随缺陷，其各个组成部分经常单独呈现。

同时性失认是指具有完整的能力来感知构成该场景的各个元素，但无法形成对复杂视觉场景的全局感知。同时性失认也可以被认为是视觉注意缺陷，患者很难同时将注意力集中在不同的物体上。如果患者想更详细地关注某个特定的物体，他必须将注意力集中在这个物体上，从而失去对附近物体的关注。在中风影响顶叶的情况下最常见，额叶可能也有涉及。在神经退行性疾病 [如后皮质萎缩（posterior cortical atrophy，PCA）、阿尔茨海默病或路易体痴呆] 中也可以看到。准确的诊断需要排除一般的认知功能障碍，偏头痛，小脑性共济失调和广泛的视野缺损。

视觉性共济失调是指尽管肢体力量正常和关节位置感觉正常，但在视觉指导下无法到达。当患者首次走进诊室时，伸手握手的准确性降低，可能会提醒临床医生。到达中心凹目标的误差较小，而远离固视点的目标则逐渐增大。尚不清楚视觉性共济失调是代表感知障碍，运动控制障碍，还是两者兼有，但被认为损坏了背侧 "where" 通路。它可以孤立地看到，也可以在 Balint 综合征的背景下看到，通常与顶枕交界处的病变有关。

眼运动失用症是对眼球运动的干扰。它也被称为 "凝视痉挛" 或 "凝视的精神瘫痪"，是指无法脱离所看到的东西以发起扫视

到新的目标。一些患者发现可以通过眨眼来克服。虽然自主性扫视的启动受到了损害，但患者通常能够对新的目标执行反射性扫视。孤立性眼运动性失用症通常见于双侧额顶病变，但在 Balint 综合征的情况下更常见于双侧枕顶叶病变。

目前，对于视觉失认病例，主要是针对脑部原发疾病的治疗与康复训练，对于视觉失认本身并无有效的治疗手段。

（王 雪 宋鲁平）

参考文献

1. WINAWER J，WITTHOFT N. Human V4 and ventral occipital retinotopic maps. Vis Neurosci，2015，32：E020.

2. BRIDGE H. Effects of cortical damage on binocular depth perception. Philos Trans R Soc Lond B Biol Sci，2016，371（1697）.

3. PARKER A J，SMITH J E，KRUG K. Neural architectures for stereo vision. Philos Trans R Soc Lond B Biol Sci，2016，371（1697）：20150621.

4. PITZALIS S，FATTORI P，GALLETTI C. The human cortical areas V6 and V6A. Vis Neurosci，2015，32：E007.

5. ÁLVAREZ R，MASJUAN J. Visual agnosia. Rev Clin Esp，2016，216（2）：85-91.

6. MARTINAUD O. Visual agnosia and focal brain injury. Rev Neurol（Paris），2017，173（7/8）：451-460.

7. HEUTINK J, INDORF D L, CORDES C. The neuropsychological rehabilitation of visual agnosia and Balint's syndrome. Neuropsychol Rehabil, 2019, 29（10）: 1489-1508.

8. HAQUE S, VAPHIADES M S, LUECK C J. The Visual Agnosias and Related Disorders. J Neuroophthalmol, 2018, 38（3）: 379-392.

9. KUMAR A, WROTEN M. Agnosia. Jan: Stat Pearls, 2019.

10. SAND K, ROBOTHAM R J, MARTELLI M, et al. Visual crowding in pure alexia and acquired prosopagnosia. Cogn Neuropsychol, 2018, 35（7）: 361-370.

第十九章

内隐认知研究进展

"个体在很大程度上不通过有意识的努力而获得知识，也没有外显知识可以解释学会的是什么。内隐学习是一种基本过程，它位于每个复杂有机体的适应性行为的最核心位置。"

内隐认知概念的提出是认知科学发展中的一个里程碑，是对受认知资源限制的人类有意识学习的突破。弗洛伊德提出的"无意识"理论是心理学领域研究历程的一个重要里程碑，引发了后继研究者对人类认知的无限思考。既然无意识的认知过程才是人类心灵的主宰，那么仅从传统外显认知的角度去理解认知、思维和学习活动，就注定是管中窥豹，局限而片面。如果能揭示内隐认知的本质和规律，将对学习潜力开发、完善认知理论宏观图景产生极大的促进。1967年，Reber发表了"人工语法的内隐学习"一文，开启了用实验手段研究内隐认知这一全新领域。在很长一段时期内，这个主题并未引起其他研究者的关注。直到20世纪90年代，世界进入互联网经济，爆炸性的海量信息时刻都充斥着人们的生活，能够使用最少的心理资源，获取最多的信息资源，化成每个现代人的渴求。因此，对获得知识和信息的活动—学习，尤其是对节省心理资源的内隐认知的探讨，就显得尤为迫切和重要。时至今日，内隐认知以其特有的高效性、抗干扰性、无意识中的抽象概括性，以及自动加工过程的心理资源节约性吸引了一大批研究者，他们试图利用外显认知所不具备的这些独特优势，突破人类有意识认知的制约。自此，自动化的无意识加工开始成为认知心理学领域的热点研究问题。然而，内隐认知的深层机制尚不清楚。内隐认知可控么？它的神经机制是什么？内隐认知是否真的无须调用认知资源？诸如此类问题都还存在很多争议，有待研究者们进一步研究和探讨。

一、内隐认知概念的演化

人类的认知过程可以是有意识的，也可以是无意识的，表现为外显（explicit）或内隐（implicit）。自 Arthur Reber 于 1965 年提出"内隐学习"这一概念以来，研究者对内隐与外显认知之间的关系进行了大量的研究，并得出相对一致的结论，即两者具有不同的神经解剖基础。当前内隐认知的研究涉及内隐感知、内隐记忆、内隐学习等不同内容，其中研究较为深入的是内隐记忆和内隐学习。这两者概念的区别主要在于，内隐记忆指获得关于单个事件或物体的过去经验的效果，而内隐学习指获得关于事物或事件之间（通常在两者以上）关系的结构属性的知识。不过，从广义知识获得的角度看，内隐学习获得的规则也是一种知识，而且所获得规则的应用很大程度上依赖于学习阶段记住的范例。因此，在这个意义上，内隐学习和内隐记忆是不可分的，很多研究者将内隐学习理解为是内隐记忆的一种。

早期的研究者直接将内隐认知与外显认知在认知的意识性上对立起来，认为外显认知的过程完全受意识控制并需要一定的注意资源，而内隐认知完全不需要意识和注意的参与，在这一过程中，个体并没有意识到或者陈述出影响他们行为的知识是什么，但却学会了这种知识。近年观点认为，意识性不能简单地用"有"或"无"进行界定，而是一个连续变量。Hobson 提出了意识连续体（consciousness continuum）理论。该理论认为，任何一种学习任务都是连续体上的一点，既包含了意识加工（或外显学习），也包含了无意识加工（或内隐学习）；内隐认知与外显认知过程的区别不仅仅在于认知过程中意识参与的程度多少，在于获取知识的目的性、认知资源占用、加工系统等方面。外显认知与内隐认知的特点见表 2。

表 2　外显认知与内隐认知的特点

	内隐认知	外显认知
获取知识的目的性	非直接	直接
认知资源占用	很少	占用
加工系统	情节	语义
驱动系统	数据驱动	概念驱动
受表面特征的影响性	受影响	不受影响
知识运用对情境的依赖性	依赖	不依赖

　　一般认为，内隐认知相比于外显认知更稳定，很少受个体心境、情绪的影响，在维系个体生存与发展方面，可能扮演着更为基础的角色。例如，我们对某些情境有似曾相识感，但是无法回忆起在哪里经历过。这种感觉就与个体内隐记忆有关，并直接影响我们的判断和决定。有研究认为，内隐认知是一种适应能力，

其在进化中的作用之一，就是允许生物体从环境中自动收集信息，然后运用已经得到的知识来指导其在新异环境中的行为，降低个体在不熟悉环境中遭遇危险伤害的概率。Reber（1993年）认为，意识在进化上出现较晚，无意识认知功能发展到一定程度才产生了意识。内隐系统在外显系统诞生之前的很长一段时间就已经存在了，按照生物进化的一般规律，较早出现的机能或特征更具有通用性，它们存在的痕迹可以在各个物种中观察到。根据这一假设，Reber进一步指出，遵循进化论原则的内隐系统，具备几个明显不同于外显学习系统的特征：强健性（Robustness），即内隐认知不容易受到神经损伤的影响；低变异性（lower variability），即内隐认知的个体差异小；IQ独立性（IQ independence），即内隐认知能力与传统意义的智商关系不大；普遍性（commonality of process），即内隐认知机制在各物种中普遍存在；年龄独立性（age independence），即内隐认知不受年龄发展的影响，相对稳定。近期的研究通过评估人类和猕猴如何学习和响应听觉或视觉刺激中结构类似的序列，证实了两个物种都对序列中元素之间的有序关系敏感。此外，人类和猴子对视觉和听觉序列产生的响应模式基本相似，表明人类序列加工能力源于进化上保守的能力，该能力在人类和非人类灵长类动物的感觉方式上似乎具有可比性。

外显认知主要是分析性地获得具体知识，而内隐认知则是对事物印象的整体把握。这种能力在幼年即已存在，使儿童能够在逻辑性、分析性、目的性学习能力充分发展之前，即能够潜移默化地获得知识经验，为外显认知能力的成熟奠定基础。婴儿自出生起就具备基本认知能力，如记住母亲的脸；儿童能够以游戏的形式学习知识，尽管无法准确地加以描述概括，却能够直接应用到类似情景中；相反，如果让儿童以概念的形式进行学习，即使记住了外显的知识，也往往难以运用。主流观点认为，内隐认知与年龄无关，如为 5 岁和 8 岁的成人和儿童提供了外显和内隐的计时任务，隐性计时任务中的时间变异性在不同年龄组之间保持不变，并且与认知能力无关。Zapparoli 等进行了内隐运动想象的行为学和功能磁共振成像研究，27 位年轻受试者（平均年龄 31 岁）和 29 位老年受试者（平均年龄 61 岁）接受了两次与事件相关的功能性 fMRI 实验，没有发现任何群体差异。然而，部分研究指出，不同年龄组内隐认知能力存在差异。Thomas 等比较了 7 ~ 11 岁的儿童与成人的内隐序列学习状况，同时采用功能性磁共振成像技术考察脑区活动，结果发现，成人的成绩显著好于儿童，且两组被试者在运动前区皮质、壳核、海马等脑区的活动存在显著差异，研究者认为皮层和皮层下的回路区别可能反映了运动反应执行上的差异。同样的，老年人内隐认知衰退也在一些研究中被证实。

二、内隐认知的神经科学机制

20 世纪 80 年代后期，伴随神经科学理论体系发展，以及功能性磁共振和事件相关电位等新技术的推广，内隐认知领域的研究者们已经不满足于单纯心理学实验，而是拓展到对深层神经机制的探究，并逐步为我们揭示认知神经科学的宏观图景。

历史上，学界曾一度认为，人类认知能力是平均分布于整个皮层的，具体功能与脑区并没有特定对应关系，局部损伤通过量变累积为质变，最终影响认知表现。直到著名的患者 H.M 个案报道，揭示了海马与短时记忆的联系：H.M 接受了双侧内侧颞叶切除手术后，无法生成新的陈述性记忆，但却可以习得复杂的运动技巧。

在此之后，针对功能—结构具体对应关系的研究思路随即成为神经科学研究的主流。早期观点认为，内隐认知和外显认知存在明确的结构基础差异，这源于临床上对失忆患者（内侧颞叶和海马体受损）和帕金森患者（由于黑质多巴胺能神经元受损，导致了基底节功能障碍）的神经心理学研究。研究发现，外显学习和内隐学习有不同的神经元同步震荡，提示两者的活动过程可能具有不同的神经类型参与。外显认知依赖内侧颞叶（MTL）、ACC 和内侧前额叶皮层（medial prefrontal cortex，m PFC，mPFC），而对于内隐认知，一种观点认为，学习对刺激的自动运动反应（习惯化）涉及纹状体中由"奖赏"驱动的突触可塑性。积极的奖赏预期诱发黑质纹状体通路多巴胺释放，并诱导纹状体突触可塑性。但近期证据提示，这一模型可能同样过于简单。由于功能庞杂、信息来源和加工内容高度差异化，内隐认知并非由单一中心负责，而是包含数个进化上相对保守的皮层—皮层下结构，如纹状体、小脑、杏仁核及运动皮层，以及辅助运动区（Supplementary Motor Area，SMA）。纹状体和壳核在内隐序列学习中负责刺激反应联结学习和位置预测，小脑负责形成优化的运动模块和运动控制及错误修正，运动皮层负责存储学习到的序列表征，杏仁核则主要调节内隐的情绪和态度。除上述脑区外，研究提示，内隐认知可能还涉及一些传统意义上的"外显"结构。Aizenstein 和他的同事研究表明，外显内隐学习都会激活前额叶皮层（prefrontal cortex，PFC）、纹状体区域、ACC 及一些视觉区域。一般认为前额叶主要负责认知控制、执行功能、工作记忆等。研究发现，在内隐学习任务中，除了纹状体，前额叶皮层也会激活，对此的解释是，前额叶皮层负责初始规则，然后纹状体在学习任务中调节规则的运用，或者纹状体将模块化编码的信息运用到实际学习计划中。另外一个关于前额叶皮层和纹状体关系的理论认为，前额叶与纹状体的交集主要是在工作记忆上，纹状体会选择性的获取在前额叶皮层上刷新出的学习表征，前额叶皮层在其中主要作用就是保持时间与内容的相关性，从而为下一步学习加工提供信息。

前扣带回则是另一个广受关注的结构。Ursu 等研究者（2009 年）通过 fMRI 研究内隐序列学习时发现：相较于没有违反内隐序列规则的低冲突刺激，在违反了内隐规则的高冲突刺激条件下，前扣带回的活动会增强。这表明前扣带回的激活水平可能反映了大脑对认知冲突的监控。也有研究发现，内隐学习和外显学习可能在一定程度上共用内侧颞叶记忆系统。随着脑成像技术在时间分辨率上的提高，内隐和外显认知结构相互独立的观点备受质疑，有研究者提出外显学习和内隐学习在脑机制上并没有完全分离。例如，研究发现在内隐序列学习过程中，海马参与了早期和后期的所有加工。Schendan 等也发现包括海马在内的内侧颞叶（mesial temporal lobe，MTL）在内隐和外显学习中都得到激活，而内侧颞叶比包括纹状体在内的尾状核更早激活。进一步的研究发现海马只有在知觉内隐序列学习中激活，而在单纯的运动内隐序列中没有激活。研究者认为海马参与联想学习，内侧颞叶参与各种知觉特征的整合，而与内隐或外显学习无关。

总之，根据前人研究，可以得到结论：内隐和外显认知系统在脑机制上并不是泾渭分明的，二者在脑区上存在大量重合，而这些实验结果，各自都使用了不同的复杂的序列材料。所以值得考虑的是，在这些研究中，内隐学习条件和外显学习条件下的不同注意负荷（单任务和双任务学习）或者时间相关因素（如在被试者意识到序列规则前后的比较）都会影响实验的结果。除了功能脑区的研究之外，目前也有越来越多的研究开始考察各个脑区的功能性网络，并认为任务的加工并不是只对应于单个或多个功能脑区的作用，在功能性脑区参与加工的同时，也存在多个脑区的功能连接，不同脑区之间相互作用，共同完成认知加工。总的来说，外显和内隐认知泾渭分明的结构分化理论过于简单，其他影响因素也应该被纳入考量，这样才能理解这两种认知方式的神经基础。针对这方面的研究尚有待标准化。

三、内隐认知的主要研究方法

目前通常采用的内隐认知研究方法有如下几种：

（一）人工语法 （artificial grammar learning）

人工语法学习范式由 Reber 于 1967 年首次提出。在典型的人工语法实验流程中，学习阶段，研究者向被试者呈现符合特定语法的字符串，通过引导语，要求被试者记住字符串，而不去刻意总结字符串之间的规律。随后被试者被告知刚学习的字符串是有规律的，并被要求回忆并判断测验阶段的材料是否符合规律。对照组则在学习阶段就被告知学习材料存在规律，且被要求寻找，并判断这些规律是否存在。如果实验组被试的判断结果高于对照组，而又难以用言语陈述自己判断的依据，就表明发生了内隐学习。国内杨治良教授在 Reber 和 Mathews 等研究的基础上，采用包含有目标字母"SCT"的记忆材料，同样发现了明显的启动效应。在内隐认知领域中，人工语法范式应用最广泛。然而，该范式的准确性一直存在争议：人工语法强调的是用指导语来控制学习的内隐性，但是这很难避免被试者自发地采用记忆策略。而且当被试者得知所学的字符串符合某种语法规则时，他们可能在测试阶段，通过回忆有目的地再学习。最后，由于个体的言语能力存在差异，有时口头否认不一定说明个体没有意识到所学的知识，这直接影响了实验结果的信度。

（二）复杂系统控制任务（complex system control procedure）

Broadbent 于 1977 年提出了解决非线性复杂问题的系统控制任务。该范式采用模拟社会生产进行研究，如调节糖产量和城市交通系统任务，发现被试者随着实验进行可以逐渐优化生产量，却无法具体说明如何控制系统。系统控制任务中潜藏的规律不明显且非常复杂，这使得被试者获取的知识无法上升到意识层面。该研究范式有一点显著区别于其他内隐类任务，即被试是在有意识的主动寻找规律。这种有目的、充分注意但自己觉察不到的学习称为非选择性学习。系统控制任务和其他的内隐学习范式相比，外显过程可能比内隐过程发挥了更重要的作用。从这个意义上来说，目前的系统控制任务可能并不是纯粹的内隐学习任务。虽然从定义出发，生活中这类有目的但无法觉察内在规律的学习过程，不符合严格意义上的内隐认知，但它们普遍存在，可能具有更广泛的现实价值。

（三）序列反应时任务（serial reaction time task，SRTT）

1987 年，Nissen 和 Bullemer 发明了序列反应时任务范式。该范式被试者在不知道序列存在特定规则的情况下，被试者只被告知将要进行的是反应时测试，对序列中依次出现在不同空间位置的视觉刺激尽快按键进行反应，经过大量练习，被试者的反应逐步缩短，准确率提高，这时插入一个随机的位置序列，被试者的反应就会突然增加。假如被试者对随机位置序列的反应，显著长于对固定位置序列的反应时，就说明被试者习得了实验序列潜在结构规律的知识。在此基础上，通过其他途径测试被试者的外显知识，如果被试者无法准确地描述这种规律，实验即反映了内隐认知能力。在整个过程中，被试者始终不知道刺激呈现的规律性，因此学习和提取过程都是"内隐"的，这就避免了人工语法任务的一大缺陷，即被试者在测试阶段有目的地再学习。但是，研究者们对序列学习同样存在质疑。例如，用相关性来代表内隐和外显的分离，缺乏说服力。高相关不一定能排除内隐学习，因为内隐和外显知识会同时发展，在特定情况下，内隐认知会诱导并产生外显认知。

其次，被试没有被明确告知要按照先前任务中的序列规律来预测，因此用生成任务来测量外显知识欠准确。同时，反应时任务通常无法正确解释速度—精度交互作用。上述两个因素都会损害结果的有效性和可解释性。

（四）非显著协变关系学习法（covariations of nonsalient stimulus features）

近年来，在各种传统内隐范式的基础上，研究者发明了一种新的内隐研究范式：非显著协变关系学习法。这类方法的特点在于，如果变量 A 出现，特征 B 也必然呈现，但其共变关系不易引起注意。例如，研究者向被试者呈现一系列女性的头部照片，每张照片都伴有多方面的个性描述。其中，凡被描述为"善良"的女性，其头发都比被描述为"勤奋"的女性长；而另一组对照被试者协变关系则相反。测试阶段，向被试者呈现没有个性描述的新照片，要求被试者对照片中的女性做出"善良的"或"勤奋的"印象描述。结果显示，被试者的评价与刺激间的协变关系一致：长头发的女性更多地被评价为善良，而短发女性则倾向于被描述为勤奋。相应的，对照组的印象相反。随后的面谈中，极少有人能明确报告刺激呈现中的协变关系。研究者因此推测，被试者获得的协变关系知识是内隐的。随后，研究者们用不同材料构建隐性的协变关系。这些研究都显示了被试者对任务变量之间多重关系的无意识加工，证实了非显著协变关系的内隐认知过程。

除了以上介绍的四种常用的研究范式，信号检测论、概率学习及信息论等研究方法也曾经被用于评测内隐认知。

四、内隐认知理论与康复实践

康复领域内隐认知研究多集中在遗忘症和脑卒中上。研究表明，多数外显认知受损的遗忘症和脑卒中患者，仍在相当程度上保留内隐学习能力，并借此对新刺激或新技能进行学习，或者重新获取已被遗忘的信息或技能，内隐认知能力对患者的康复效果具有显著的意义。临床观察，在 AD、遗忘症、精神分裂和脑卒中等患者中，其内隐认知功能仍相对完整。采用间接记忆测量对遗忘症患者在条件反射建立与消退、技能学习、重复启动效应研究及不同通道记忆等一系列实验都表明，遗忘症患者在内隐记忆能力上与正常群体没有显著差异。相对而言，外显认知机制更容易受到损害，而内隐机制能一定程度代偿弥补外显认知缺陷，这有助于认知功能障碍者的功能康复。

值得注意的是，尽管内隐和外显认知机制存在差异，但几乎所有复杂的知识都是通过二者的协同作用而获得，并在此基础上进行运用的，意识性的、外显的认知系统和自动化的、内隐的认知系统之间存在协调和相互促进的关系。如果将认知系统比喻为一座大厦，内隐就像框架结构中的钢筋部分，外显认知则是填充在其中的水泥，现实的认知过程都是外显和内隐的有机结合，差异只在于不同成分的比例、时相、组合方式。

在学习的初始阶段内隐学习起的作用最大，随着学习的推进，意识成分逐渐增强，最终达到外显学习；但是完全内隐学习和完全外显学习几乎是不存在的，习得的知识处于意识连续体的某个断面上，纯粹无意识和纯粹意识位于连续体的两端，并且很少出现。内隐与外显认知的序列对认知结果有显著影响。相比于单独进行内隐性认知和外显认知组，先进行内隐认知，再进行外显认知组的成绩显著提高。而先进行外显再进行内隐认知则没有类似效果。一系列对比性回溯研究表明，童年期被动性目标语言接触经验有助于个体在成年期对目标语言的后续学习，特别是目标语的听说经验可以全面促进个体的目标语学习。这些研究结果提示，由于内隐机制在认知系统中具有基础性地位，如果在外显教学前有一定量的内隐知识做基础，就可能大大提高学习的效果。

对于外显认知受损的患者，采用某些手段改善内隐认知功能同样可以提高其康复获益。研究者通过三种不同的内隐学习策略：类比指导、环境约束和行动观察来改变卒中后步行参数，发现被试的步幅和速度都有所改善。尽管个体存在差异，但相比于外显的语言宣教，内隐动作学习的可操作性和收益比较高。内隐认知作为一种相对原始而基础的认知方式，为了保持其良好功能，充足的营养、休息乃至环境压力都是必须考量的因素。认知增强类药物，如哌甲酯，一般用于短时间内增强注意力；但有研究证明，哌甲酯同样能够改善内隐认知能力。同时研究表明，特定的 tDCS 同样能够改善内隐认知能力。针对运动皮层（M1）的 tDCS 可改善慢性卒中的内隐运动学习功能。既往认为 DLPFC 是调控内隐认知的良好靶点，近期研究表明，针对背内侧前额叶（dorsomedial prefrontal cortex，dmPFC）皮层的阳极 tDCS 增强了将外部信息整合到自身中的能力，从而改善隐式社会认知任务。而其他部位，如小脑，就缺乏类似效果。同样的，刺激的实际效果似乎具有高度差异性，如 Savic 等针对 DLPFC 进行 tDCS 后，内隐序列学习任务表现并无明显提高。总的来说，tDCS 调控内隐认知功能的实验流程还需要进一步标准化。

无错误学习是一种消除学习中不正确反应的康复技术，其目的在于避免错误学习的发生、促进认知功能改善。内隐认知研究者们主张无错误学习的认知改善作用是基于内隐认知系统起效的结果。比较外显认知系统受损患者无错误学习和试错学习成绩时发现，试错学习的成绩明显不如无错误学习，而且在试错学习条件下，患者容易重复犯同样的错误。他们认为这或许是由于外显认知能有意识地监控和校正错误，在这些功能受损的前提下，被试无法及时自我校正，重复出现的错误在尚存的内隐认知系统的作用下被强化。

在此条件下，从康复之初就在能力范围内维持"最小"程度的无错误学习，如采用减重装置、CPM，或外骨骼机器人，及时进行急性期良姿位摆放指导、调节肌张力、避免错误的运动模式强化，预防废用、误用及过用的情况发生。

在现代化生活中，电子游戏互动内容提供的内隐学习有可能补充或替代更多传统的学习和康复过程。在纯认知训练（参与者直接追求认知目标）和基于游戏的训练（训练包含在具有自我奖赏的活动中）之间，尚有许多交叉地带。研究表明，视频游戏可以促进认知功能，如视觉注意力和多任务处理，进而使存在认知缺陷的被试者从中受益。同时，随着 VR 技术和体感技术的发展，以及 5G 通讯带来的数据传输速度提升，电子游戏也由 2D 转向 3D，由单纯的视听刺激，拓展为声、光、触、压力和振动，乃至嗅觉多通道联合输入。未来将通过游戏形式促进内隐记忆和学习，必将成为一个新兴热点领域。

（董建阳　宋鲁平）

参考文献

1. MILNE A E, PETKOV C I, WILSON B. Auditory and visual sequence learning in humans and monkeys using an artificial grammar learning paradigm. Neuroscience, 2018, 389: 104-117.

2. DROIT-VOLET S, COULL J T. Distinct developmental trajectories for explicit and implicit timing. Journal of Experimental Child Psychology, 2016, 150: 141-154.

3. ZAPPAROLI L, SAETTA G, DE SANTIS C, et al. When I am（almost）64: the effect of normal ageing on implicit motor imagery in young elderlies. Behavioural brain research, 2016, 303: 137-151.

4. SALTHOUSE T A. Theoretical perspectives on cognitive aging. Psychology

Press，2016.

5. DONOHUE S E，WEINHOLD S，SCHOENFELD M A，et al. A neural hallmark of auditory implicit learning is altered in older adults. PloS One，2019，14（1）：e0211468.

6. WARD E V，SHANKS D R.Implicit memory and cognitive aging. Oxford Research Encyclopedia of Psychology. Oxford University Press，2018.

7. AVERBECK B B，COSTA V D. Motivational neural circuits underlying reinforcement learning. Nature Neuroscience，2017，20（4）：505.

8. COSTA V D，DAL MONTE O，LUCAS D R，et al. Amygdala and ventral striatum make distinct contributions to reinforcement learning. Neuron，2016，92（2）：505-517.

9. LOONIS R F，BRINCAT S L，ANTZOULATOS E G，et al. A meta-analysis suggests different neural correlates for implicit and explicit learning. Neuron，2017，96（2）：521-534，e7.

10. KEITEL A，ØFSTENG H，KRAUSE V，et al. Anodal transcranial direct current stimulation （tDCS） over the right primary motor cortex （M1） impairs implicit motor sequence learning of the ipsilateral hand. Frontiers in human neuroscience，2018，12：289.

11. GRECO J A，LIBERZON I. Neuroimaging of fear-associated learning. Neuropsychopharmacology，2016，41（1）：320-334.

12. BATTERINK L J，PALLER K A，REBER P J. Understanding the Neural Bases of Implicit and Statistical Learning. Topics in cognitive science，2019，11（3）：482-503.

13. TZVI E，MÜNTE T F，KRÄMER U M. Delineating the cortico-striatal-cerebellar network in implicit motor sequence learning. Neuroimage，2014，

94：222-230.

14. JOHN-HENDERSON N A. Implicit cognition：Implications for global health disparities. Child and Adolescent Psychiatric Clinics, 2015, 24（4）：751-763.

15. KRYKLYWY J H, TODD R M. Experiential History as a Tuning Parameter for Attention. J Cogn, 2018, 1（1）：24-24.

16. FORSCHER P S, LAI C K, AXT J R, et al. A meta-analysis of procedures to change implicit measures. J Pers Soc Psychol, 2019, 117（3）：522-559.

17. WEST G, VADILLO M A, SHANKS D R, et al. The procedural learning deficit hypothesis of language learning disorders：we see some problems. Developmental Science, 2017：e12552.

18. Draheim C, Mashburn A C, Martin D J, et al. Reaction time in differential and developmental research：a review and commentary on the problems and alternatives. Psychol Bull, 2019, 145（5）：508-535.

19. TEACHMAN B A, CLERKIN E M, CUNNINGHAM W A, et al. Implicit cognition and psychopathology：looking back and looking forward. Annual review of clinical psychology, 2019, 15：123-148.

20. KLEYNEN M, JIE L J, THEUNISSEN K, et al. The immediate influence of implicit motor learning strategies on spatiotemporal gait parameters in stroke patients：a randomized within-subjects design. Clinical rehabilitation, 2019, 33（4）：619-630.

21. KLINGE C, SHUTTLEWORTH C, MUGLIA P, et al. Methylphenidate enhances implicit learning in healthy adults. Journal of Psychopharmacology, 2018, 32（1）：70-80.

22. SHAH-BASAK P P, HAMILTON R H, NITSCHE M A, et al. Transcranial

direct current stimulation in cognitive neuroscience//practical guide to transcranial direct current stimulation. Springer, Cham, 2019: 597-625.

23. BOGGIO P S, RÊGO G G, MARQUES L M, et al. Transcranial direct current stimulation in social and emotion research//transcranial direct current stimulation in neuropsychiatric disorders. Springer, Cham, 2016: 143-152.

24. MARTIN A K, DZAFIC I, RAMDAVE S, et al. Causal evidence for task-specific involvement of the dorsomedial prefrontal cortex in human social cognition. Social cognitive and affective neuroscience, 2017, 12 (8): 1209-1218.

25. SAVIC B, MEIER B. How transcranial direct current stimulation can modulate implicit motor sequence learning and consolidation: a brief review. Frontiers in human neuroscience, 2016, 10: 26.

26. ROSERO PAHI M, CAVALLI J, NEES F, et al. Disruption of the prefrontal cortex improves implicit contextual memory-guided attention: combined behavioral and electrophysiological evidence. Cerebral Cortex, 2020, 30(1): 20-30.

27. VERHAGE M C, AVILA E O, FRENS M A, et al. Cerebellar tDCS does not enhance performance in an implicit categorization learning task. Frontiers in psychology, 2017, 8: 476.

28. SAVIC B, MÜRI R, MEIER B. A single session of prefrontal cortex transcranial direct current stimulation does not modulate implicit task sequence learning and consolidation. Brain stimulation, 2017, 10 (3): 567-575.

29. SAVIC B, CAZZOLI D, MÜRI R, et al. No effects of transcranial DLPFC stimulation on implicit task sequence learning and consolidation. Scientific reports, 2017, 7 (1): 9649.

30. HASLAM C, KESSELS R P C. "Make no mistake": Errorless learning and its application in rehabilitation//Errorless Learning in Neuropsychological Rehabilitation. Routledge, 2018: 3-10.

31. WILSON B A, FISH J E. The past, present, and future of errorless learning in memory rehabilitation//Errorless Learning in Neuropsychological Rehabilitation. Routledge, 2018: 11-25.

32. BERTENS D, BRAZIL I A. Cognitive and neural correlates of errorless learning//Errorless Learning in Neuropsychological Rehabilitation. Routledge, 2018: 26-40.

33. HARIB O, HEREID A, AGRAWAL A, et al. Feedback control of an exoskeleton for paraplegics: toward robustly stable, hands-free dynamic walking. IEEE Control Systems Magazine, 2018, 38 (6): 61-87.

34. BARACSKAI S, NAGY Z, BARACSKAI Z. Understanding learning process: acquiring new knowledge through play. Economic and Social Development: Book of Proceedings, 2019: 529-534.

35. BEDIOU B, ADAMS D M, MAYER R E, et al. Meta-analysis of action video game impact on perceptual, attentional, and cognitive skills. Psychological bulletin, 2018, 144 (1): 77.

36. GREEN C S, GORMAN T, BAVELIER D. Action video-game training and its effects on perception and attentional control//Cognitive training. Springer, Cham, 2016: 107-116.

37. BAND G P H, BASAK C, SLAGTER H A, et al. Effects of game and game-like training on neurocognitive plasticity. Frontiers in human neuroscience, 2016, 10: 123.

38. MISHRA J, ANGUERA J A, GAZZALEY A. Video games for neuro-

cognitive optimization. Neuron，2016，90（2）：214-218.

39. EL MAWAS N，BRATU M，CARAMAN D，et al. Investigating the learning impact of game-based learning when teaching science to children with special learning needs//Society for information technology & teacher education international conference. Association for the Advancement of Computing in Education（AACE），2019：2117-2123.

第二十章

执行功能障碍的研究进展

一、执行功能及执行功能障碍概述

执行功能（executive function）是一种高级认知功能，亦为最复杂的认知过程，本质是人对新异情境的适应反应能力，是众多认知、情绪和社会技能的基础，是指确立目标、制订和修正计划、实施计划，从而进行有目的的活动的能力，即个体在实施以目的为导向的行为过程中以动态、灵活而优化的方式协调多个认知子系统活动的复杂认知过程。执行功能主要受额叶、皮层下结构、丘脑、扣带前回及基底节等中枢支配。现代心理学和认知神经科学领域普遍接受由 Miyake 等研究者通过验证性因素分析所得出结论：执行功能由注意转换、工作记忆刷新和抑制三个子系统组成，这三个子系统是独立的，同时相互有相关，拥有共同特点。

执行功能障碍则是指脑损伤或脑功能退化后，运用知识达到某种目的的能力减退，以解决问题能力的下降或丧失为主要特征，常伴有注意及记忆功能障碍，对待事物的反应缺乏主动性。执行功能障碍患者对外界环境的感知和适应存在困难，常伴情感或行为异常，出现日常生活中工作和社会交往能力的减退，对患者生活质量的影响程度不亚于单纯的肢体功能障碍。研究表明若个体的执行功能受损，便造成个体无法有序、高效地完成任务，甚至无法控制自己的行为，出现智力和情绪管理等一系列的缺陷，表现出一系列的身心疾病或障碍等特征。

执行功能障碍大体可分为以下三部分：①开始障碍：表现为不能在需要时开始某种动作，对事物缺乏兴趣和耐心，还表现出冷淡、漠不关心、不坚持及体力下降等；②终止障碍：表现为不能停止持续中的某一动作或言语，包括强迫行为、沉思默想、情感易变、焦虑和抑郁等；③自身调节障碍：表现为不能根据周围环境的变化而做出相应的反应，不能改变其不适当的行为，常常以自我为中心，易冲动、闲谈、失礼行为、没有自知力、不爱社交。

二、执行功能障碍发病机制

执行功能解剖基础，认为是从前额叶到前颞叶新皮层之间的功能网络，其中前颞叶是前额叶整合通路的一部分。内侧丘脑是额叶传入信号的主要来源，而尾状核则是额叶传出通路经过的主要位点。额叶和前颞叶负责对个人行为和人际关系进行调节。当这套解剖结构被破坏后，执行功能和对行为的控制调节能力通常会同时受损。

近年来，fMRI技术显示，执行功能和前额叶皮层功能并不是完全等同。执行功能并不仅仅依赖于前额叶皮层，还依赖于边缘系统等其他皮质区，包括额叶背外侧皮层、眶额叶、前扣带回和基底神经节等在内的额叶—纹状体环路，以及小脑等。当这些部位或环路发生病变，则会产生执行功能障碍。

关于执行功能的影像学研究发现，执行功能整体结构加工的主要参与脑区是额—顶区，而执行功能分离结构中的三个子成分的主要加工脑区虽然也是额—顶脑区，但它们又存在各自特有的大脑激活模式。Collette 等研究者发现：执行功能三个子成分共同激活的脑区有右侧顶内沟、左侧顶上回和左侧额外侧皮层。而不同的脑区参与了执行功能的子成分的各自加工：如刷新参与的脑区主要是额极、额上、额中、额下和眶额皮层及顶内侧沟、小脑脑区；转换参与的脑区则为右侧缘上回、左侧楔前叶、左侧顶上皮层、左侧额中和额下皮层等脑区；抑制加工不仅激活了三个子成分共同加工的脑区，还激活了右侧额下皮层。

两项 Meta 分析的结果发现执行功能加工不仅以背外侧前额叶的中部为主，也包括额下联合区。除了额、顶脑网络之外，大脑其他皮层和皮层下脑区（如丘脑和基底核等）也参与了执行功能加工。Sylvester 等研究者相关实验结果发现任务加工共同激活脑区包括双侧顶叶皮层、背外侧前额叶皮层、前运动皮层和内侧前额叶皮层、额下皮层、枕叶皮层的纹外视觉区及皮层下的基底核、丘脑等脑区。这些共同激活的脑区也体现了执行功能整体加工的脑网络特征。对近 193 篇执行功能有关的神经影像研究进行 Meta 分析发现：执行功能共同激活高级的认知控制脑网络：前额脑区包括背外侧前额叶、额极脑区、眶额皮层、前扣带回；顶叶脑区的顶上和顶下皮层；枕叶皮层；颞叶皮层；皮层下的基底核和小脑等脑区。基底核受损的个体在多重任务加工中的反应很慢，在抑制加工上错误率更高。这说明基底核受损个体在多重任务加工或抑制加工都比正常个体要慢，表明皮层下脑区尤其基底核在执行功能中的重要作用。还有研究从执行功能分别与脑结构、静息态脑功能的相互关系的角度来探讨执行功能的神经机理。将威斯康星卡片分类测验与色词干扰测试的结果得分转化为 Z 分数，并相加再平均，之后与其大脑灰质体积进行相关分析发现：精神障碍患者的执行功能总分与灰质体积的左侧脑岛和额中回、右侧的额下回和额中回、双侧小脑有显著相关。在老年人的大脑灰质体积与执行功能三子成分相关研究中也发现：前额脑区尤其是背外侧前额叶的灰质体积与执行功能所有任务有显著相关。此外，执行功能的任务与脑岛也有显著且最大的相关。说明除了前额脑区之外，脑岛也可能是老年人被试的执行功能的重要参与脑区。还有研究分别采集被试静息态 fMRI 和执行功能的三个子成分（任务转换、工作记忆刷新和抑制）的行为结果。对执行功能静息态 fMRI 研究发现静息态的脑网络特征可以预测执行功能的个体差异性。与执行功能水平低的个体相比，执行功能水平高的个体其静息态下所涉及的脑网络更为广泛。

总体来说，执行功能所涉及的脑区广泛，但前额叶脑区在其中起着核心作用。主要是因为前额叶的神经解剖结构特征决定其在执行功能中的重要地位。大脑皮层彼此相互联系着，它主要分为两部分：枕、顶、颞叶主要负责感觉功能；前额叶也主要负责计划、组织和运动等功能。前额叶还与皮层下脑区之间有着相互的密切联系，如它连接脑干、丘脑、海马、基底核和边缘系统等。在执行一项目标时，大脑既需要输入外界感知觉信息，也要输出运动控制信息；同时大脑还要感知体内自我平衡状态的信息：如饥饿、口渴或其他动机影响的状态。只有对所有的内外在信息有确切地感知与预测才能保证一项目标的顺利完成。前额叶与所有的感觉神经系统和运动系统、其他大脑皮层及皮层下的组织的广泛连接，使得其可以传递任务执行需求的信息，它也可以通过自上而下地提供兴奋信号使大脑其他系统执行与"既具有认知偏好又与当前任务有关"的信息加工，它还可以保持信息在工作记忆系统、监测和操作的信息加工。

此外，有学者对执行功能障碍患者脑内神经递质进行了研究。有研究发现轻度脑损伤患者在伤后 1 周内存在不同程度的注意记忆信息处理速度及执行功能障碍，而另有研究发现轻度脑损伤患者脑内代谢产物天冬氨酸、乙酰胆碱、肌酸等会发生显著变化。乙酰胆碱与认知功能关系密切，其主要分布于额叶—皮质下环路内嗅皮质—海马投射通路网状结构等部位，与觉醒、注意、陈述性记忆、执行功能、动机等均有相关。目前对帕金森病患者执行功能障碍的产生有多巴胺过量及双重综合征理论假说：执行功能损伤可能与 PD 患者多巴胺能神经元丢失不均衡，以及多巴胺能通路、去甲肾上腺素能通路受损等相关。

三、执行功能障碍的诊断标准

诊断执行功能障碍主要依靠分析病史。Godefroy 等提出了执行功能障碍的临床诊断标准，包括了对患者的行为能力及认知功能的综合评估，并指出行为异常及认知功能下降是自主能力下降的独立因素。其中，行为异常涵盖的临床表现有全面性的情感淡漠和（或）意志丧失、注意力分散和（或）精神活动不稳定、刻板的持续性行为及环境依赖性行为。认知功能包括反应抑制、规则推论与衍生、定势维持与转移及信息的产生。当出现 3 个或 3 个以上的领域受损时则临床上高度怀疑执行功能障碍。Godefroy 等提出的诊断标准中存在一定的限制性，由于该诊断标准属于临床研究，其中参与的人数较庞大，因此完整的检测方法无法应用在所有人身上；另外，该研究有针对性地选取了特定疾病人群作为评估认知功能的参考，导致获取的信息并不是最可靠的。但不可否认的是，这项诊断标准由于可以检测出自主性的损害，从而可区分正常人与执行功能障碍患者；另外，也为从原发病中区分出执行功能障碍亚型患者提供了依据。

四、执行功能障碍的评价

执行功能障碍为认知功能障碍的一种，目前国内外评估认知功能的常用方法有 MMSE、MoCA 及简易认知评估量表（Mini-Cog）等针对整体的认知功能进行了简单的评估，对于认知功能亚项，如执行功能，未能进行深入评估。

1. 执行功能的常用评估手段

威斯康星卡片分类测验（Wisconsin card sorting test，WCST）：WCST 是一种传统的神经心理评估工具，一般可作为测定额叶执行功能的标准测验。WCST 可评估定势维持、定势转移、规则应用及反馈功能。WCST 要求受试者根据评估者的指令，将一系列卡片按照颜色、形状和数目进行分类。整体而言，WCST 稳定性良好，可较真实客观地反映受试者执行功能，是额叶执行功能的重要评估工具之一。

斯特鲁色词测验（Stroop color-word test，SCWT）：SCWT 是斯特鲁（Stroop）于 1935 年为了研究干扰的影响而编制的一项测验，可评估抗干扰能力，目前常用于科研及临床领域中执行功能的评测，对早期发现执行功能损害具有重要意义。SCWT 测验主要检测受试者的选择性注意、知觉转换能力和抑制习惯性反应模式的能力，对检测认知缺损具有良好的敏感性，但此测验要求受试者需具备良好的抑制性控制能力。

连线测验（trail making test，TMT）：TMT 是临床上常用的执行功能评估工具之一，主要反映额叶、基底节相关的定势转移能力。它分为 A 和 B 两部分，其中 A 部分反映的是右侧大脑半球的功能；B 部分主要评估受试者的知觉运动速度、整体视空间扫描及认知定势转换能力，反映的是左侧大脑半球的功能。总体而言，TMT 能够反映受试者的书写运动、整体视空间扫描及目标转换等能力，具有良好的客观性和费时少等优点。

数字广度测试（digit span test，DS）：DS 测验是临床上常用于检测瞬间记忆及注意力的重要工具之一，反映的是受试者对工作记忆信息的处理操作能力。它包括顺背和倒背两个亚测试，倒背亚测验要求受试者需具备除即刻记忆和注意力外，还需具备工作记忆能力，比顺背亚测验难度大，对检测执行功能的编码及工作记忆能力具有良好的敏感性。

数字符号测试（digit symbol test，DST）：DST 主要评估受试者的视知觉能力、信息加工速度、运动速度、视觉—运动协调及持久能力，具有操作简单、易于实施、耗时短等优点，通常用于个体执行功能的评估。

一般采用 WCST、SCWT、TMT、DS 及 DST 可较敏感地反映受试者的执行功能。除此以外，其他测验，如画钟测验操作较简单，耗时短，3 ~ 5min 可完成，可评估受试者的语言指导理解度、抽象思维及计划能力；语言流畅性测试可反映受试者的反应产生、反应抑制及定势维持等；伦敦塔测试则主要测验基本计划能力及规则应用能力；额叶功能评估量表反映执行功能，评估条件较简便，一般可在床边完成，可评估受试者的概念化心理灵活性、程序化、抗干扰能力、抑制性行为能力及环境自治能力，可根据情况对患者进行相关测评。

五、执行功能障碍的康复治疗

执行功能障碍患者的思维、情感和行为均存在自我调节障碍，严重影响患者其他功能障碍的康复，降低日常生活能力，执行功能缺陷会影响个体有效参与康复干预的能力，因为个体无法保持一致性的表现，无法启动动作，无法抑制冲动行为，无法遵循康复指导，给家庭和社会造成沉重的负担。因此，执行功能障碍的康复对患者生活质量的提高及预后有重要意义。

六、执行功能障碍的治疗原则

动态方法、恢复性方法和代偿性方法。

（一）动态方法

动态方法（dynamic approach）是近年来执行功能训练发展的新方向，可以弥补传统的评估静态测试（static assessment）在认知康复上只能测试患者当时当刻的认知能力而无法了解其往后的学习能力及其大脑功能可塑性的缺点。此外动态方法也能使评估者进一步了解患者的学习能力，从而提供更准确的治疗方向，并使患者从中学习到解决问题的方法。

（二）恢复性方法

常采用训练转移法（transfer of training approach，TTA）、功能法（functional approach，FA）或技能法（Skill）、神经发育疗

法（neurodevelopmental treatment，NDT）、感觉统合法（sensory integration approach，SIA）进行系统性训练，来改善执行功能，恢复已丧失的解决问题的能力。

（三）代偿性方法

直接训练患者在日常生活中的活动能力，学习代偿方法，加强练习受影响的日常生活功能，学会运用重复性的步骤及程序性记忆（procedural memory）或代偿技巧（compensatory strategies），即教会患者利用未受损的感觉通路来代偿某一感觉通路的执行功能缺陷。

三种原则在训练中的侧重点有所不同，但执行功能康复的过程是三种原则的相互结合。通常动态方法要贯穿整个训练过程，而疾病或损伤的早期以恢复性方法为主，然后逐渐增加功能代偿和适应性训练的比重。

七、执行功能障碍的治疗方法

（一）传统治疗方法

1. 药物治疗：针对原发病的药物治疗，以及可以改善认知功能的药物，目前并无特效治疗执行功能障碍的药物。

2. 作业疗法：主要通过有目的性的、经过选择的作业活动，使患者获得功能重建，最大限度地促进患者运动、认知、社会参与等方面的功能障碍恢复，从而改善其生活质量，帮助其重返工作岗位。

3. 计算机辅助认知功能训练：有较多研究表明计算机辅助认

知功能训练可改善训练者的认知、执行功能，并改善其生活质量，计算机辅助认知功能训练具有操作简单、趣味性强、参与性强、训练素材丰富、难度可控等，但在一定程度上要求患者病情稳定，具有一定的文化水平、语言理解能力和自知力，还需对康复治疗保持较高的积极性，因此此项技术在临床上的推广应用受到诸多限制。

4.高压氧治疗：是利用高浓度、高压力的氧提高血氧分压，增加血浆中物理溶解氧，提高血氧弥散能力，提高储氧量和组织内氧含量，同时促使侧支循环的建立，增加血脑屏障的通透性，通过上述途径提高认知功能障碍患者的血氧张力和血氧弥散度，保护脑白质和灰质，从而改善认知功能。

5.针灸治疗：针灸治疗广泛应用于脑卒中后运动障碍的临床治疗中，方法有头针、头针联合体针或药物、认知训练等。

（二）执行功能障碍康复治疗新领域

传统治疗方法对执行功能障碍康复效果有限，目前，经颅直流电刺激（transcranialt direct current stimulation，tDCS），经颅磁刺激（repetitive transcranial magnetic stimulation，rTMS），虚拟现实技术（virtual reality，VR）等成为研究热点，旨在探索简便、有效的改善执行功能障碍的方法。

1. tDCS

tDCS是一种非侵入性神经刺激技术，主要利用微弱电流改变神经细胞电活动，调节大脑皮层兴奋性，达到调控大脑功能的治疗目的。基于此，国内外学者对tDCS治疗脑卒中后认知功能障碍进行了探索，并取得了较好的疗效。目前，tDCS治疗执行障碍患者的作用仍有许多问题有待明确，如最佳刺激强度和刺激时间、作用机制及电流能否透过颅骨和患者的基础状态水平等。

2. TMS 重复 rTMS 是目前临床推行的一种新型治疗方式，且具有安全、无创、操作简便等优点。颅磁刺激仪其作用原理是通过磁电效应重复刺激大脑皮质，形成一个变化的磁场，在脑组织中产生感应电流，改善短时程的突触可塑性和长时程的脑内重组。目前多项研究证明 TMS 对脑卒中患者执行功能有改善作用。

3. VR 技术，虚拟现实技术 VR 技术具有 3 大特征：沉浸性（immersion）、交互性（interaction）、构想性（imagination），其具有安全性高、趣味性强、反馈及时等优点。VR 技术的仿真生活情景设计，使认知障碍患者提高了解决现实生活问题的能力，从而更好地参与及回归社会生活。Rand 等选取 4 例脑卒中后有多任务缺陷的患者，对其进行 3 周的虚拟超市购物训练。实验结果表明，虚拟超市训练改善了脑卒中患者的日常执行功能和多任务能力。也有研究报道，利用 VR 技术研发的体感游戏也能改善脑卒中患者的执行功能。

（马艳玲　吕春梅　武　亮　张玉梅）

参考文献

1. GODEFROY O，MARTINAUD O，NARME P，et al. Dysexecutive disorders and their diagnosis：a position paper. Cortex，2018（106）：322-335.

2. REZVANI F, SAYADNASIRI M, REZAEI O. The study of memory and executive dysfunction in patients infected with Helicobacter pylori. Neurol Res, 2017, 9（8）: 1-6.

3. TURUNEN K E, LAARI S P, KAURANEN T V, et al. Executive impairment is associated with impaired memory performance in working-aged stroke patients. J Int Neuropsychol Soc, 2016, 22（5）: 551-560.

4. YEH T T, WU C Y, HSIEH Y W, et al. Synergistic effects of aerobic exercise and cognitive training on cognition, physiological markers, daily function, and quality of life in stroke survivors with cognitive decline: study protocol for a randomized controlled trial. Trials, 2017, 18（1）: 405.

5. REINEBERG A E, ANDREWS-HANNA J R, DEPUE B E, et al. Resting-state networkspredictindividual differences in common andspecific aspects ofexecutive function. NeuroImage, 2015, 104: 69-78.

6. 李彦, 王丽娟, 张玉虎. 帕金森病执行功能障碍的研究进展. 中华老年心脑血管病杂志, 2016, 18（5）: 553-555.

7. OHYAMA T, KAGA Y, GOTO Y, et al. Developmental changes in autonomic emotional response during an executive functional task: a pupillometric study during Wisconsin card sorting test. Brain Dev, 2017, 39（3）: 187-195.

8. 杨蕊, 唐楠, 高玉霞. 脑卒中患者执行功能测评工具的研究进展. 中国老年学杂志, 2016, 36（4）: 1018-1019.

9. MUIR R T, LAM B, HONJO K, et al. Trail making test elucidates neural substrates of specific poststroke executive dysfunctions. Stroke, 2015, 46（10）: 2755-2761.

10. TUNG L C, YU W H, LIN G H, et al. Development of a tablet-based

symbol digit modalities test for reliably assessing information processing speed in patients with stroke. Disabil Rehabil, 2016, 38（19）：1952-1960.

11. 刘远文，潘翠环，方杰，等．高频重复经颅磁刺激对脑卒中患者执行功能的影响．中华神经科杂志，2017，50（10）：745-750.

12. HAYES S，DONNELLAN C，STOKES E. Executive dysfunction and balance function post-stroke: a cross-sectional study. Physiotherapy, 2015, 102（1）：64-70.

13. ROSTAMIAN S，BUCHEM M A V，WESTENDORP R G J，et al. Executive function, but not memory, associates with incident coronary heart disease and stroke. neurology, 2015, 85（9）：783-789.

14. 王金芳，王万铭，陈红燕，等．脑室周围白质损伤患者执行功能损害与日常生活活动能力的相关性．中国康复理论与实践，2018（10）：1182-1186.

15. PONCET F，SWAINE B，MIGEOT H，et al. Effectiveness of a multidisciplinary rehabilitation program for persons with acquired brain injury and executive dysfunction. Disabil Rehabil, 2017, 5（4）：1-18.

16. BELCHIOR P，KORNER-BITENSKY N，HOLMES M，et al. Identification and assessment of functional performance in mild cognitive impairment：a survey of occupational therapy practices. Aust Occup Ther J, 2015, 62（3）：187-196.

17. YUN G J，CHUN M H，KIM B R. The effects of transcranial direct-current stimulation on cognition in stroke patients. J Stroke, 2015, 17（3）：354-358.

18. NORDMANN G，AZORINA V，LANGGUTH B，et al. A systematic review of non-motor rTMS induced motor cortex plasticity. Front Hum Neurosci, 2015, 9：416.

19. 邓振兴.头皮针针刺配合经颅磁刺激治疗脑卒中认知障碍的临床效果观察.
白求恩医学杂志，2015（01）：105-106.

20. 邹淑怡，唐志明，李鑫，等.rTMS 治疗基底节区脑出血后遗症期患者执
行功能障碍 1 例报告.中国实用神经疾病杂志，2019，22（8）：905-909.

21. 孙瑞，马艳.重复经颅磁刺激联合认知功能训练治疗轻度认知功能障碍的
疗效观察.中国康复，2015（05）：355-357.

22. 付亏杰，孙丽楠，刘云芳，等.虚拟现实技术在认知障碍康复治疗中的应用.
中华物理医学与康复杂志，2019，41（7）：550-553.

第二十一章

失算的研究进展

一、失算的定义

失算（acalculia）是一种认知功能障碍，又称获得性计算障碍（acquired dyscalculia），表现为计算能力的障碍，无法进行一些简单的算法，如加、减、乘、除。严重者甚至无法比较两个数字的大小。常见于大脑半球的局灶性病变（如脑卒中、脑外伤等）患者。

大约 10% 的左半球受损患者表现出选择性的计算障碍，超过90% 的阿尔兹海默病患者在早期即存在一些计算上的缺陷。

在失算症这一术语提出之前，已经有很多文献报道了类似的症状，但大部分认为失算是语言功能受损的后遗症。Lewandowsky和 Stadelmann 在 1908 年详细报道了 1 例计算功能受损的患者，因脑部局部病变而表现为右侧同向性偏盲、明显的心算笔算困难，患者虽能执行算术运算但在阅读算术符号上存在问题。这篇文章在失算症这一概念的发展上是一个很重要的里程碑，因为他们提出计算障碍不同于语言困难且与语言障碍没有明显的联系。1925年 Henschen 最先提出失算症这一术语，他回顾了文献报道的 305

例与脑损伤相关的计算障碍并将失算定义为由于大脑损伤所致的计算能力的障碍，Gerstmann 在 1940 年报道了原发性失算是伴有失写、手指失认和左右失定向的一个独立的综合征，这就是后来的 Gerstmann 综合征。之后影像学证实是左顶后叶受损所致。

二、失算和大脑半球受损

研究表明，左半球的语言控制中枢与数字的口头表达相关，因此口头数字的理解、表达及转码障碍与失语症的受损脑区是基本相同的。阿拉伯数字的识别主要与左侧颞叶枕叶间的皮层相关，尤其是梭状回。越来越多的影像学证据表明，在计算中与数量相关的计算主要与顶内沟的水平段有关。

在左侧大脑半球大面积受损的病例中发现，右侧大脑半球某些区域也会承担相应的计算任务，主要为大脑语言和音乐中心附近的区域。2017 年 Beanvides-Varela 对 30 个右半球受损的患者进行详细的分析后提出，右半球受损可直接影响核心计算过程。左右脑关于计算的信息通过胼胝体沟通，从而以一个整体形式工作。

1991 年，Clak 和 Canpbell 提出了计算功能的"特异性整合学说"，强调计算是多个部分的参与。该学说认为不同部位的脑部受损，如左右半球、额顶叶、颞叶、枕叶等都可造成计算功能障碍，甚至皮层下也可出现，并且各种不同性质的脑部病变都可出现共同的结果，那就是计算功能障碍。研究还表明计算能力与语言、视觉空间、视觉感受、记忆等能力有关，并取决于这些能力。

三、失算的临床表现与分类

（一）原发性失算和继发性失算

（1）原发性失算是原发性的数字概念的丢失，甚至无法理解或执行基础的数值运算。

（2）继发性失算是继发于其他认知缺陷，如注意力、短期或长期记忆、阅读、书写、与处理数字和计算相关的空间能力等。又可分为：①失语型失算，表现为 Broca 失语、Wernickes 失语和传导性失语 3 个亚型；②失读型失算，表现为不能阅读书面的数字和算术符号，笔算能力差，不能成功地排列数字和进位；③失写型失算，表现为不能书写数量词，导致计算障碍；④额叶型失算，表现为执行功能障碍型失算、计划安排计算过程的顺序错误、理解和解决数学应用题时能力受损等；⑤空间型失算，表现为阅读数字时遗漏数字、颠倒数字和笔算时空间排列错误。

（二）获得性失算和发育性失算

（1）获得性失算即由于外伤或卒中等原因，使脑组织功能受损导致计算障碍，是失算最常见的类型。

（2）发育性失算是无法用不适当的学校教育、智力障碍或学习机会不足来解释，在孩童时期就出现特定的数字和计算障碍。其患病率在 3% ~ 6%，可能与额顶叶神经网络的发育缺陷有关。许多儿童还会出现其他精神疾病，如焦虑症、抑郁症或攻击性行为。遗传和环境因素共同导致了这一疾病的发生，2015 年一项研究表明在数字理解方面遗传占 32%，个体之间差异大部分（68%）取决于环境。

四、失算症的标准化测验

失算症的认知功能评定应包含计算能力检查。在以往的失算症测验研究中，计算任务仅占认知测验的很小一部分，项目多局限于心算和笔算且缺乏神经心理学理论基础，综合性神经心理学中包含的计算能力测验也多不够严谨。目前已有两个多任务标准化测验量表编制成功。

（一）EC301 量表

Deloche 等在 2003 年基于三重编码理论模型编制了一个专门评定失算症的标准神经心理学成套测量（EC301），由 31 项子测验组成，覆盖了数字加工和计算的多个方面。考虑了年龄、教育水平等因素，能区分左右脑损伤患者的表现，是很好的模型床评定工具。

（二）NPC 量表

Delazer 等在 2006 年基于三重编码理论和抽象表征模型编制了 NPC 量表，即 NPC 数字加工和计算成套测验，共包括 35 个项目，评定计数、数字理解、数字编码、计算、算术推理和概念知识。NPC 量表易于操作，而且计算部分内容翔实，目前，已用于深入的个案分析和群组研究。国内逢辉等多次利用 NPC、EC301 量表探讨了患者数字加工和计算能力的错误表现。

五、失算的康复治疗

计算障碍的认知评价需要特殊的测验方法和模型，尽管在算术认知领域中认知模型不断完善，但迄今为止，很少有人致力于开发有效的康复计划。已知的研究主要聚焦于两种能力的提高：数值的转码（如"4"转化为"四"）和计算能力（如算术事实和多位数计算的过程）。

关于改善计算障碍领域中采用的康复治疗方法，主要的尝试在于通过广泛的实践和练习来重新教授失去的技能，这基于的主要假设是通过练习可以重新恢复受损组件的功能。因此，假如说一个患者失去了正常的计算功能，可以进行多次的相应问题的演练，直到他能够建立正确的答案和问题之间的联系。

1989 年 Deloche、Seron 和 Ferrand 首先报道了一例改善数字转码障碍的康复研究，案例中通过一步步教授丢失的知识，患者的数字转码障碍得到了显著改善。但到目前为之致力于数字转码过程的康复研究基本是重建性的。主要是因为词语数字（如"四"）和阿拉伯数字（如"4"）内容有限，比较容易再次学习掌握。

在计算能力方面，每个人的差别是很大的，甚至比其他的认知差别更大，这主要是因为每个人有不同的教育背景和专业。如果一个从事数字工作的人，如会计师，那他计算损伤的程度可能比别人重。因此在进行康复治疗时，这些因素都应该考虑进去。为了提出更合适的干预措施，除了评估患者的功能缺陷时，也应该评估一下患者剩余的计算能力（如还能进行哪些计算，是否能准确地计算，是否能够理解不同形式的数字和算术符号）。在治疗时，首先应该针对简单基础的计算（如简单的加法和减法），然后再进行更复杂的任务（如多位数的计算）。

1991 年，Miceli 和 Capasso 报道了对三名无法回忆算数事实的计算障碍患者进行了康复训练，结果显示三人的计算能力均有了显著的提升。Hittmair-Delazer 和 Semenza、Denes 在 1994 年进行了一项更严谨的设计，对一个在简单乘除法计算有选择性障碍的失算患者进行了康复训练，有针对性的重新教授他计算公式，并将他有障碍的计算问题分为两个部分进行不同的训练，以控制结果的特异性。在训练中不鼓励患者猜测计算答案，若有计算错误立刻将其纠正。仅仅 4 周后，该患者的错误率和计算速度都有明显改善，并且在面对复杂的书面计算时，能有效地使用乘法表。

至今为止研究都强调了减少训练过程中重复错误的重要性，因为重复的错误可能会造成错误答案和问题之间的错误关联。备选计算方式的使用可极大的加速患者康复的进程，如 5×4 是 4×5；N×9（或 9×N）是（N×10）－N 等。基本原则就是让患者使用已知的计算事实找出未知的，且学会将不同的计算事实联系起来，有助于组织记忆中的知识，并在需要的时候回忆起来。

总之，失算的康复训练学习应该首先以简单的数字概念为主，之后再进行一些复杂数字关系的学习，最后解决数学运算问题。但若患者还有其他的认知障碍，应同时进行相关认知功能的训练。

（苑梓楠　韩利坤　黄海涛　张玉梅）

参考文献

1. ARDILA A，ROSSELLI M. Cognitive Rehabilitation of Acquired Calculation Disturbances. Behav Neurol，2019，2019：3151092.

2. BENAVIDES-VARELA S，PIVA D，BURGIO F，et al. Re-assessing

acalculia: distinguishing spatial and purely arithmetical deficits in right-hemisphere damaged patients. Cortex, 2017, 88: 151-164.

3. DE NIGRIS A, MASCIARELLI G, GUARIGLIA C. Efficacy of neuropsychological rehabilitation on numerical and calculation abilities: a developmental case study. Appl Neuropsychol Child, 2019: 1-11.

4. GRIMALDI M, JEANMONOD R. Acute stroke presenting with isolated acalculia. Am J Emerg Med, 2018, 36 (10): 1923. e1-1923. e3.

5. KUCIAN K, VON ASTER M. Developmental dyscalculia. Eur J Pediatr, 2015, 174 (1): 1-13.

6. PETERS L, BULTHE J, DANIELS N, et al. Dyscalculia and dyslexia: different behavioral, yet similar brain activity profiles during arithmetic. Neuroimage Clin, 2018, 18: 663-674.

7. RAPIN I. Dyscalculia and the calculating brain. Pediatr Neurol, 2016, 61: 11-20.

8. RUSCONI E. Gerstmann syndrome: historic and current perspectives. Handb Clin Neurol, 2018, 151: 395-411.

9. RUSCONI E, CUBELLI R. The making of a syndrome: The English translation of Gerstmann's first report. Cortex, 2019, 117: 277-283.

10. SEMENZA C, BENAVIDES-VARELA S. Reassessing lateralization in calculation. Philos Trans R Soc Lond B Biol Sci, 2017, 373 (1740): 2017004.

11. TOSTOM G, PETRILLS A, HALBERDA J, et al. Why do we differ in number sense? Evidence from a genetically sensitive investigation. Intelligence, 2017, 43 (100): 35-46.

第二十二章

基底节区与认知功能关系的研究进展

基底节又叫基底核，是埋藏在两侧大脑半球深部的一些灰质团块，是组成锥体外系的主要结构。它主要包括尾状核、豆状核（壳核和苍白球）及屏状核。基底神经节的主要功能与运动的起始和调控有关。其病变主要表现为运动方面的症状，但目前大量的临床实践证实基底神经节还与视空间、记忆障碍及情绪障碍等认知功能障碍密切相关。

一、尾状核与认知功能

尾状核（Caudate nucleus）外形侧面观略呈豆点状，头部膨大，突入侧脑室前角内，构成侧脑室前角的下外侧壁。全长与侧脑室的前角、中央部和后角伴行，分为头、体和尾三部分。基于尾状核特定的解剖结构及其与皮质纤维的联络关系。尾状核被认为是皮质下—皮质下环路的一部分，并参与认知功能的活动。国外研究基底节区认知功能障碍并得出结论：尾状核在对复杂目标所需的规划和执行中起着至关重要的作用。在血管性帕金森患者中，认知功能障碍可能与尾状核及周围前扣带皮层功能连接增加有关，尾状核功能连接与静息状态后扣带皮层减少是有关系的。

最近 Brain Struct Funct 杂志上发表了一篇文章，研究人员调查了海马与尾状核之间在记忆方面的相关性。研究人员招募了 23 例记忆竞赛世界排名前 50 位的受试者。这个排名是基于他们在测试 10 个记忆事件的记忆竞争中的个人表现记录计算得出的，并对性别和智商匹配的 23 名对照组进行了调查，初步证据表明，记忆力能增强是海马和尾状核相互作用的结果。

众所周知，尾状核尾部与海马旁回钩处的杏仁体部位相连。其中，杏仁核主要是指基底节外侧核（BL），专门用于输入和处理情绪，参与海马体对于陈述性或偶发性的记忆。最近的一项研究表明，通过显微注射蝇蕈醇来灭活 BL 会增加社会行为，而荷包牡丹碱激活 BL 会显著抑制社会行为。因此，BL 是杏仁核的一个亚区，可以负面调节社会行为。既往研究证实，BL 和海马是两个可以独立运作以在情绪和记忆中发挥其独特功能的大脑区域。然而，近期一篇关于杏仁体—海马环路结构研究的文章发现杏仁核与海马 CA1 区的联系。基底外侧杏仁核分为前部（BLa）和后部（BLp）。BLa 和 BLp 均直接投射到腹侧海马 CA1（vCA1）并建立单突触和谷氨酸能电路。在生理条件下，BLp-vCA1 联系比 BLa-vCA1 联系更强烈。BLa-vCA1 传入的激活引起焦虑和社会缺陷；而 BLp-vCA1 传入的激活促进空间记忆。结论表明杏仁体和海马也可以协同作用参与记忆过程。而尾状核与海马旁回钩处的杏仁体部位相连，因此进一步证实尾状核病变可出现认知功能损伤。

二、豆状核与认知功能

豆状核是由壳核（putamen）和苍白球（globus pallidus，GP）组合而成的，居于岛叶的深部，因其外形近似板栗板，故称豆状核。早期许多评估 GP 病变后认知问题的研究来自于 PD 研究。在 PD 的苍白球切除术或其他手术损伤后，发生了各种认知方面变化，包括注意力缺陷、命名、编码、检索、运动学习和速度等。在关于脑卒中相关文献报道中，GP 梗死后的认知功能损伤包括执行功能问题、言语记忆问题、情绪表达的丧失、自发思维内容的减少、去抑制和强迫症等。相反，有的研究表明 GP 与认知之间没有关联。例如，一些研究显示 PD 患者在苍白球深部脑刺激（deep brain stimulation，DBS）后没有显著的认知变化。然而在最近一篇关于 GP 梗死病例报道发现；一名 45 岁的男性，没有明显的神经或心理问题，患有 GP 梗死后，后来发现有严重的认知功能障碍。众所周知，GP 病变会引起运动功能障碍，关于 GP 病变和认知障碍的关系存在矛盾。但在 GP 中风后神经心理学测试可能是有益的。

关于壳核，作为纹状体的一部分，接受来自前额叶皮层的传入纤维，特别是来自背外侧前额叶皮层，与执行功能和工作记忆紧密联系，接受来自眶额皮质传入纤维，参与决策和寻求奖励的行为。这些连接可能会解释壳核体积与执行功能、工作记忆、注意力和信息处理速度之间的关联。此外，在针对复发缓解型多发性硬化症（multiple sclerosis，MS）的深灰质磁共振影像异常和认知功能的研究中，研究人员纳入 60 例复发缓解型 MS 患者和 30 名健康人群对照，通过分别测量丘脑、海马、壳核、尾状核和苍白球的体积、弥散和灌注指标，以及 4 个认知领域：符号数字模态测试

（Symbol Digit Modalities Test，SDMT）、听觉连续加法测试（Paced Auditory Serial Addition Test，PASAT）、简短的视觉记忆测试—修订版（the Brief Visual Memory Test-Revised，BVMT）、加利福尼亚州语言学习测试 - Ⅱ简表（the California Verbal Learning Test- Ⅱ Short Form，CVLT- Ⅱ SF）及 Stroop 色词测验等神经心理测量指标。纵向研究来阐明深部灰质变化对 MS 中认知缺陷进化的影响。研究表明 Putamen 体积与两个领域的表现相关：执行功能和工作记忆、注意力和处理速度。在经过 Bonferroni 校正后，壳核体积和执行功能具有显著相关性。在多元回归分析中，壳核体积与 Stroop 色词测验、PASAT、SDMT 和类别转换之间仍具有明显的关联。由此说明壳核接收来自额叶领域的投入纤维，主要与执行功能及信息处理速度有关，尤其是依赖于视觉搜索的执行功能。因此，豆状核病变可出现认知功能损伤。

三、屏状核与认知功能

屏状核（claustrum）是一薄层的灰质板，位于壳核与岛叶皮质之间。屏状核与壳核之间为外囊纤维。屏状核位于新皮层和纹状体之间的皮层下大脑结构，在人脑中最密集的连接结构。在大脑皮层和屏状核之间功能互动的作用研究中，通过全面解剖啮齿类动物，如在猴子和人类研究中强调了屏状核和额叶皮质区呈显著的相互连接，然而不像屏状核内相对独立的区域感觉和运动的区域连接，在啮齿动物额叶区的连接分布整个屏状核，正是因为屏状核和额叶皮质区域之间的这些纤维的连接，使屏状核在高级认知功能中起重要的作用。也有的研究发现，屏状核可以通过选择性地控制感觉皮层，从而限制无关的刺激，完成注意力功能。

　　基底节区作为皮层下重要部位，同时也是脑卒中的高发部位，因为基底神经节与大量不同的大脑皮层区域相互连接，表明基底神经节在认知功能中有重要的作用。同样，对其血管源性损害后认知功能的研究亦具有重要的意义。

（冯　丽　刘艳君　李　磊　张玉梅）

参考文献

1. DUNET V, DEVERDUN J, CHARROUD C, et al. Cognitive impairment and basal ganglia functional connectivity in vascular parkinsonism. AJNR Am J Neuroradiol, 2016, 37（12）: 2310-2316.

2. MÜLLER N C J, KONRAD B N, et al. Hippocampal-caudate nucleus interactions support exceptional memory performance. Brain Struct Funct, 2018, 223（3）: 1379-1389.

3. YING Y, JIANZHI W. From structure to behavior in basolateral amygdala-hippocampus circuits. Front Neural Circuits, 2017, 11: 86.

4. WELLMAN L L, FORCELLI P A, AGUILAR B L, et al. Bidirectional control of social behavior by activity within basolateral and central amygdala of primates. J Neurosci, 2016, 36（33）: 8746-8756.

5. DELLI PIZZI S, CHIACCHIARETTA P, MANTINI D, et al. GABA content within medial prefrontal cortex predicts the variability of fronto-limbic effective connectivity. Brain Struct Funct, 2017, 222（7）: 3217-3229.

6.　DEBERNARD L, MELZER T R, ALLA S, et al. Deep grey matter MRI abnormalities and cognitive function in relapsing-remitting multiple sclerosis. Psychiatry Res, 2015, 234（3）: 352-361.

7.　WANG Q, NG L, HARRIS J A, et al.Organization of the connections between claustrum and cortex in the mouse. Comp Neurol, 2017, 525（6）: 1317-1346.

8.　WHITE M G, CODY P A, BUBSER M, et al. Cortical hierarchy governs rat claustrocortical circuit organization. Comp Neurol, 2017, 525（6）: 1347-1362.

9.　BROWN S P, MATHUR B N, OLSEN S R, et al. New breakthroughs in understanding the role of functional interactions between the neocortex and the claustrum. The Journal of Neuroscience, 2017, 37（45）: 10877-10881.

10. GOLL Y, ATLAN G, CITRI A. Attention: the claustrum. Trends Neurosci, 2015, 38: 486-495.

第二十三章

命名障碍在神经认知功能障碍患者中的研究进展

　　命名障碍是失语症最常见的临床表现之一，几乎所有类型的失语症均存在不同程度的命名障碍。患者表现为在日常生活交流中因频繁出现找词困难，而被迫停顿，这不仅给患者本人造成了很大的困扰，也给家庭和社会带来了沉重的负担。除了临床常见的急性脑损伤（如脑卒中、脑外伤）会导致命名困难，神经退行性疾病引起的原发性进行性失语综合征也表现出不同模式的命名障碍。由于命名的认知加工过程涉及多个脑区之间的联络协调，命名损伤的机制并不完全明确，给命名障碍的治疗带来了很大的挑战。恢复性干预作为一种临床应用较为普遍的命名治疗策略，主要是对已丧失词汇的再学习训练，如重复命名、无错性训练，尽管可以给患者带来一定获益，但远期预后不佳。本章从命名障碍的概念和分类、脑认知网络机制和康复治疗方法三方面综述了近年来的最新研究进展。

一、命名障碍的概念及分类

　　命名障碍即词语回忆困难或找词困难，是失语症最常见的症状之一，几乎在所有类型的失语症中都有不同程度的存在。失语症最常见于急性脑损伤（如脑卒中、脑外伤）后，其中以卒中后失语多见。其次常见于神经退行性疾病，此类疾病引起的失语症统称为原发性进行性失语（primary progressive aphasia，PPA）综合征。不同类型的失语症命名障碍的表现模式不同，例如，非流利/失语法型 PPA（non-fluent aggramatic variant PPA，na-PPA）的表现为命名过程中频繁出现音位错误；语义型 PPA（semantic variant PPA，sv-PPA）的严重命名障碍与词汇语义知识的逐渐丧失有关，随着疾病的进展，语义的损害也会向多个模态发展；logopenic 型 PPA（logopenic variant PPA，lv-PPA）以单词检索障碍和短语复述受损为突出特点，伴随着自发语或命名中的语音错误。

根据命名错误的表现类型，结合命名加工的认知理论，可以将命名障碍大致分为两类：第一类称为语义性命名障碍，表现为患者不能激活恰当的语义表征，仅保留了语音输出功能；第二类称为非语义性命名障碍，表现为患者知道词的精确意义，但在语音激活上有困难，两类命名障碍分别对应于词汇产生的语义激活和语音激活的两个阶段。

二、命名障碍的脑认知网络机制

命名是一个复杂的认知加工过程，目前认为，命名的加工过程首先是接受感觉信息传入，包括视、听、嗅、味、体感，单独或联合地传入物体的信息，经有关皮层综合分析后得出物体的属性，包括性质、形状、大小、范畴等，然后从已储存的词库中提取与传入信息相应的词，提取出的词再激活语音系统，说出提取词的语音。此过程中任一环节受损都会产生命名障碍。由于患者病变的性质、部位和大小有很大的差异，命名障碍的临床表现千变万化。

研究者在 PPA 的三种亚型中,探究影响命名的脑区及其潜在的加工机制,发现词汇 / 语义加工依赖于外侧颞叶的前后轴,前颞叶皮层和后颞叶皮层分别影响 sv-PPA 和 lv-PPA 的命名,揭示了词汇提取过程中语义和词汇加工的解剖学分离基础。相比之下,na-PPA 的命名障碍较少见,且不与任何特定皮层相关联。该研究还发现,在 PPA 患者中词汇提取的核心区域,双向连接语义和词汇信息的"中枢",可能对应于颞叶中 / 上部皮层。

lv-PPA 是近年来发现病理表现为 AD 的一种原发性进行性失语的类型,研究发现,相较于典型的遗忘型的 AD,lv-PPA 组的命名障碍更加严重,在其命名错误类型中,有大量的语音和上级语义替换错误,大部分 lv-PPA 还表现出单词复述受损,这提示 lv-PPA 患者的命名障碍与语音加工的关系更为明显。遗忘型 AD 和 lv-PPA 都显示出轻微的单词理解缺陷,皮质厚度分析进一步揭示两组语义缺陷的共同神经基础,即双侧梭状回的萎缩。研究者在难治性癫痫人群中,设计视觉和听觉的多模态命名任务,结合大脑皮层电描记术(ECoG)和功能磁共振成像技术发现,梭状回中部是一个共享的词汇语义网络中枢,在发音之前,在不同感觉皮层进行加工的听觉和视觉特征,都会汇聚到该处进行加工。

目前普遍认为,命名加工主要涉及左颞、顶和枕叶,但关于命名的具体神经路径仍存在争论,还需要进一步的深入研究。

三、命名障碍的康复方法

目前,针对不同类型失语患者命名障碍的一个比较普遍的康复策略是恢复性干预,即让患者重新学习其遗忘的技能。该策略有多种训练方法，典型的如无错性训练，治疗师首先将命名对象的正确名称说给患者听，随即让患者复述，最后再要求患者自己命名，如果患者未能成功复述或命名，则循环重复直至患者能够正确说出。无错或少错的训练模式的基本原理是防止学习者将错误的细节编码到长期记忆中。研究表明，对于急性脑损伤后的命名障碍，该法是有效的，但治疗的收获在训练终止后，往往会被快速遗忘；对于神经退行性疾病的命名障碍疗效则更加有限，因为后者语言功能的退化是进展性的。

总的来说，恢复性干预策略对命名障碍的治疗效果欠佳，根据命名的认知加工环节采取针对性的干预方法有望更有效地改善命名表现。前面已述，命名的过程需要语义和语音加工，二者缺一不可，近年来，研究者们基于此探索了针对语义和语音加工环节的治疗方法，下面分别介绍。

（一）语义治疗方法

命名障碍的语义治疗方法旨在通过重新储存语义表征或启动弱语义表征来改进命名能力。其中，一种常见的方法是语义特征分析（semantic feature analysis，SFA），该法通过激活语义网络来改善单词检索。在训练过程中，失语患者被引导产生与目标单词语义相关的词汇，通过鼓励患者完成命名对象的语义特征分析图来生成目标单词的语义特征，进而驱动目标图片或语义概念的命名，是一种激活语义网络的结构化方法，以这种方式产生语义特征的持久和系统的联系，使个人能够实现更有组织的单词检索。

相较于简单的重复命名的训练方法，SFA 应具有更大的优势，因为该疗法激活了目标词的多模态语义特征，如果某一个属性被选择性地干扰,患者理论上可以通过保留其他领域的知识(如形式、动作、用途)来补偿损失。来自系统综述和荟萃分析的证据也表明,无论在急性脑损伤人群还是在神经退行性病变人群中,SFA对于改善训练项目的命名表现是有效的,尽管目前对未经训练的项目和相关言语任务的泛化效应有限。在急性脑损伤后失语人群中的荟萃研究还发现,与非流利性失语患者相比,流利性失语患者使用 SFA 治疗命名障碍更加有效,后续可以进一步设计试验比较 SFA 对流利和非流利性失语患者的益处。值得注意的是,在这些荟萃分析中包括的研究都不是对照试验。近期一项研究利用半随机对照试验设计,探索了 ESFA(elaborated semantic features analysis,ESFA)疗法对失语症患者疗效的研究,研究显示 ESFA 疗法使干预组患者的命名有了更大的改善,社会心理和总体生活质量也有改善的趋势。

SFA 并不总是按照标准化的程序进行,还需要进一步的研究确定最佳治疗强度,持续时间以确定临床疗效,也便于荟萃分析更确切得确定治疗效果。除了 SFA,其他一些被证明可以改善命名的具体方法有:口语和书面语的词图匹配,语义特征验证,匹配或说出同义词,上下文启动,判断命名对象的功能、语义特征等语言任务。对于由神经系统退行性病变引起的进展性的语义命名障碍,有研究者主张,语义治疗应该重视已有词汇的维持训练而不是遗忘词汇的再学习,此外,该作者还提出了一种语义训练方法,它利用词汇频率和概念结构上的复述训练来弥补疾病恶化时关键词汇的损失。

既往对命名障碍的治疗比较重视语义方面,而对语音治疗的关注度不够。语音作为语言加工的一个基本和关键的方面,是词汇检索所必需的，没有足够的语音能力，语言处理就会崩溃，变得错误和低效。

（二）语音治疗方法

命名障碍的语音治疗方法包括提供目标词汇语音信息的任务，旨在加强词汇形式表征，或者加强语义系统与词汇形式的联系。其中一种常见的方法是，语音成分分析（phonological components analysis，PCA），该法在结构上与SFA相似。在PCA中，患者在尝试独立命名一个图片的过程中，生成靶词的语音成分，通过引导下的自我提示来促进单词检索。与直接提供语音提示（如重复提示）而不需要患者思考或选择的治疗相比，PCA中提供的选择要素，能引发语言系统"更积极地参与"，并诱导更深层次的认知加工。

其他常用的基于语音的治疗方法包括语音提示、正字法提示、间接提示、引导下自我提示和混合提示法等。采用语音提示的治疗通常呈现目标单词的图片刺激，然后按照层级给予语音提示，促进失语症患者说出靶词名称。鉴于字形与其对应音素之间的密切关系，正字法提示通常也是一种语音治疗方法，该法通常包括显示目标单词的第一个字母，将字母与音素匹配等，并鼓励失语症患者大声朗读靶词。混合提示治疗方法除了使用图片刺激之外，还明确地结合了语义提示和语音提示，以便于单词检索，这种类型的处理方法是利用线索层次结构首先激活目标单词的语义信息（如陈述目标单词的功能），再激活目标单词的语音信息。值得注意的是，在语音治疗方案中，当目标词是以图片的形式表示时，也可以说是使用了混合提示方法，因为患者会对图片刺激自动进行语义加工。以上方法，已经显示出显著的习得和维持治疗效果，然而，通常只有训练过的项目得到改进，对未训练项目的泛化效应仍然有限。

前面描述的传统语音治疗方法并不是为了修复语音加工或语音系统本身，相反，这些治疗方法旨在利用残存的语音加工能力来促进单词命名，而另一种方法，旨在通过多模态练习来提高语音加工和语音意识，包括识别、产出和操纵长度和复杂性不断增加的假词和真词刺激中的音素，以加强整个语言网络，从而提高失语症患者的词汇提取能力，这就是发音器官治疗（phonomotor treatment）。

目前的研究证实，发音器官治疗对于命名训练项目产生了显著的习得（即治疗后1周）和维持（即治疗后3个月）效果，并且对命名未训练的真词产生了显著的泛化效应，对其他的语言任务（如复述和阅读）也有不同程度的泛化效应。但是，目前发音器官治疗的方案仅在高训练强度下进行过测试（每天2小时，每周5天，持续6周，总共治疗60小时），在大多数临床环境下无法以相同的方式轻松实施，研究的人群比较局限，尚不能确定何种类型的失语患者最容易从该治疗方案中获益。未来可以尝试将一种传统的语音治疗方法与类似发音器官治疗的方法相结合。一旦语音系统得到明确训练，语音提示可能会更有效。

（三）内隐治疗方法

目前，命名障碍的治疗通常通过外显任务来进行，如前所述的语义特征分析和发音器官训练方法。这些类型的外显治疗被广泛使用，并已被证明对失语症患者词汇提取有积极效果。然而，这种外显的自上而下的加工与自然语言加工过程并不相同，后者在很大程度上是以内隐加工的方式进行，掩蔽启动范式是一种公认的直接针对内隐词汇提取过程的方法，它模仿更自然的语言理解和产出过程，可能是更有利的失语症治疗模式。

　　已有研究证实，掩蔽重复启动治疗有益于改善命名障碍，但在语义范畴内和语义范畴间的泛化效应有限。对于其他语言功能（如听觉理解）的泛化作用研究结果不一，还需进一步研究，但是，如果更广泛的语言功能得到改善，则证明包括词汇检索在内的一般语言功能都得到了加强。除了单独运用内隐治疗方法，另一项个案研究提供了初步的证据证明，在利用内隐学习改善词汇检索的方案中，结合显性重复启动可使命名障碍患者获益，且命名准确性的变化并非是因为认知功能的全面改善。值得注意的是，该研究对命名能力的改善，只有语义间泛化效应而没有语义内泛化效应。作者认为，在不存在语义内泛化效应的情况下，跨语义类别泛化效应的存在表明这可能是语言网络的整体改进的结果，而没有产生语义内泛化效应的原因，可能是因为在该治疗方案中采取的是混合的语义类别刺激，降低了语义类别内泛化的可能性。关于语义内泛化效应，还需要进一步明确在内隐或外显启动范式的治疗中，单一的语义类别刺激和混合的语义类别刺激，哪一种倾向于诱导更大的语义类别内泛化效应。

四、展望

　　命名障碍可能是一个终身问题，在解决患者词汇检索能力方面，仍有许多研究有待进行，但毋庸置疑的是，针对性的词汇检索治疗方案将给命名障碍患者带来更多获益。词汇加工的认知模型使区分不同阶段的单词检索过程成为可能，一项研究证实，词汇加工的认知模型（DSMSG 模型）可作为设计命名障碍患者治疗方案的实用框架，通过该框架评估为纯语义损害型命名障碍的患者对加强语义表征的 SFA 治疗反应更好，而被评估为纯语音损害型的命名障碍患者对加强词形的 PCA 治疗反应更好，该研究作为一个小样本（4 名参与者）研究，为该领域的研究提供了一个起点，未来还需要更多更深入的探究。最后，不应该忽略的是，命名障碍患者口语交流能力的缺陷，一定程度上限制了其社会交流，在治疗的同时，需要重视并加强患者的心理社会支持。

（陶媛媛　宋鲁平）

参考文献

1. MEYER A M, TIPPETT D C, FRIEDMAN R B. Prophylaxis and remediation of anomia in the semantic and logopenic variants of primary progressive aphasia. Neuropsychol Rehabil, 2018, 28（3）: 352-368.

2. REILLY J. How to constrain and maintain a lexicon for the treatment of progressive semantic naming deficits: principles of item selection for formal semantic therapy. Neuropsychol. Rehabil, 2016, 26（1）: 126-156.

3. MIGLIACCIO R, BOUTET C, VALABREGUE R, et al. The brain network of naming: a lesson from primary progressive aphasia. PloS One, 2016, 11（2）: e0148707.

4. LEYTON C E, HODGES J R, PIGUET O, et al. Common and divergent neural correlates of anomia in amnestic and logopenic presentations of Alzheimer's disease. Cortex, 2017, 86: 45-54.

5. FORSETH K J, KADIPASAOGLU C M, CONNER C R, et al. A lexical semantic hub for heteromodal naming in middle fusiform gyrus. Brain, 2018, 141 (7): 2112-2126.

6. MADDY K M, CAPILOUTO G J, MCCOMAS K L. The effectiveness of semantic feature analysis: an evidence-based systematic review. Ann Phys Rehabil Med, 2014, 57 (4): 254-267.

7. OH S, EOM B, PARK C, et al. Treatment efficacy of semantic feature analyses for persons with aphasia: evidence from meta-analyses. Communication Sciences and Disorders, 2016, 21: 310-323.

8. EFSTRATIADOU E A, PAPATHANASIOU I, HOLLAND R, et al. A systematic review of semantic feature analysis therapy studies for aphasia. J Speech Lang Hear Res, 2018, 61 (5): 1261-1278.

9. EFSTRATIADOU E A, PAPATHANASIOU I, HOLLAND R, et al. Efficacy of elaborated semantic features analysis in Aphasia: a quasi-randomised controlled trial. Aphasiology, 2019: 1-22.

10. MADDEN E B, ROBINSON R M, KENDALL D L. Phonological treatment approaches for spoken word production in aphasia. Semin Speech Lang, 2017, 38 (1): 62-74.

11. KENDALL D L, HUNTING P R, BROOKSHIRE C E, et al. An analysis of aphasic naming errors as an indicator of improved linguistic processing following phonomotor treatment. Am J Speech Lang Pathol, 2013, 22 (2): S240-S249.

12. SILKES J A P，DIERKES K E，KENDALL D L. Masked repetition priming effects on naming in aphasia：a phase I treatment study. Aphasiology，2013，27（4）：381-397.

13. SILKES J A P. Masked repetition priming in treatment of anomia：a phase 2 study. Am J Speech Lang Pathol，2015，24（4）：S895-S912.

14. SILKES J A P. Masked repetition priming treatment for anomia. J Speech Lang Hear Res，2018，61（3）：690-712.

15. SADEGHI Z，BAHARLOEI N，MODDARRES Z A，et al. Comparative effectiveness of semantic feature analysis（SFA）and phonological components analysis（PCA）for anomia treatment in Persian speaking patients with aphasia. Iranian Rehabilitation Journal，2017，15（3）：259-268.

第二十四章

认知功能障碍患者步态异常的研究进展

步态是指人行走时所呈现的姿态和动作。行走的生物学过程涉及神经系统、骨骼肌系统和心肺系统等多系统的全身协调。因此，步态异常能够反映出个体的身体状况和某些系统疾病。步态障碍是老年人中一个普遍存在的健康问题，易产生跌倒、行动能力和生活质量下降、病残率升高等严重影响生活质量的不良后果。许多神经系统疾病在老年人中也常以步态障碍为早期症状，因此老年人步态障碍是神经系统疾病的一项敏感指标，常预示疾病的发生或发展。步态障碍即使在健康老年人中也是一种独立的危险因素，高度预示认知功能下降及痴呆的发生。有研究表明步态和认知能力之间有明显的联系。老年人普遍存在步态和认知障碍。有步态障碍的老年人患认知障碍的风险增加。与认知健康的老年人相比，那些有认知障碍的老年人往往有步态障碍而且跌倒的次数更多。老年神经退行性病变引发的认知功能障碍是老年步态异常发生的主要原因之一，同时认知功能障碍程度直接影响步态异常程度。

一、认知功能障碍与步态异常的相关研究

有研究报道轻度认知功能障碍患者的步态异常表现为步行速度减慢和平衡性较差、步幅的变异度增加。研究采用步态分析法对 14 例 MCI、14 例对照组和 6 例 AD 受试者进行步行评价（简单任务和双重任务），采用 20 秒稳定步行周期计算步频、步幅、对称性和规律性，用光电管测量步行速度。对老年认知障碍、轻度认知障碍和轻度痴呆患者步态特征早期变化与近期痴呆类型发展之间的关系进行研究。结果表明，不同认知障碍阶段和痴呆类型的步态特征存在统计学差异。特定的时空步态特征与临床前阶段特定痴呆类型到轻度神经认知障碍的风险相关。

二、认知障碍步态异常的检测分析方法

（一）综合时空参数分析法

步态分析的一个主要目的是将有行走功能障碍的患者与正常人进行比较，以发现其异常。其中三维步态分析方法的参数主要有时空参数和关节角度参数。

1. 时空参数

跨步周期（s）、跨步长（m）、站立相时间（%）、步频（步/s）、步速（m/s）。步行周期指行走过程中一侧足跟着地至该侧足跟再次着地所经过的时间。以占步行周期百分比进行比较，是一种消除组间差异的方法，不同性别和身高的人，支撑期和摆动期所占的比例无明显差异。步频所反映的是步态的节奏和稳定性。步宽

是左右两足间的横向距离，步宽越窄，步行的稳定性越差。步速是反映步行能力最基本、稳定的指标。

2. 关节角度参数

①首次着地时髋关节、膝关节、踝关节的角度；②站立相中髋关节、膝关节、踝关节的最大伸展角度，踝关节最大伸展角度定义为足尖离地时刻前一帧图像的角度；③足尖离地时髋关节、膝关节、踝关节的角度；④迈步相中髋关节、膝关节、踝关节最大屈曲角度；⑤矢状面髋关节、膝关节、踝关节的角度变化范围。

虽然步态会随着年龄的增长而发生改变，但明显的步态异常变化常与相关疾病密切相关。

（二）步行与认知双任务法

与认知功能相关的空间感知能力和注意力，以及大脑额叶管控的执行功能和路线规划能力等直接影响步态与行走的稳定性。因此增加认知和控制能力任务的步态检测更加能够反映出步态的异常情况，临床上经常采用的步态评估方法是双重任务测试（Dual task test "stops walking when talking"）。国外将双重任务划分为运动双重任务及认知双重任务。认知双重任务是指在完成一个运动功能训练的同时完成一个认知功能训练，如在跑步机上进行步行训练的同时要求患者回答简单的数算问题。相对于单一任务，双重任务更贴近生活，能有效评价患者的认知功能。在轻度认知障碍、痴呆或行走困难出现临床症状之前，这些步态障碍是可以测量的。定量的步态分析，特别是在双任务状态下进行的步态分析，可以检测出肉眼还看不到的步态缺陷，可以早期发现步态和认知障碍及跌倒风险。

三、不同类型认知障碍人群步态异常的特征

（一）老年认知障碍如 AD 与正常老年人

早期 AD 患者以记忆和注意力减退为主要症状，步态障碍不明显，"谨慎步态"特征能够通过步速、跨步时间和步长等步态参数的下降体现。一项对早期轻微 AD 患者的两年长期观察研究显示，两年间患者在单、双重任务测试时，步速与步长呈下降趋势，而双支撑相和步宽、步高则无明显变化，这些步态异常变化影响步态的稳定性，增加患者的跌倒风险。随着病情进展，AD 患者的执行力明显下降，同时病变累及运动皮层，从而影响步态。有研究显示认知功能障碍患者存在步态障碍（平衡障碍、稳定性差、协调性差、步行速度减慢）。在早期阶段，海马及内嗅皮质容易受到影响，患者会出现迷失方向、无法识别环境、记忆丧失症状。步态障碍可能是早期认知功能下降的一个标志，步态障碍并不随认知功能加重下降。

胡雪艳等对正常成人不同年龄段的步态特征进行研究，正常成人 90 名，分为 20 ~ 39 岁组、40 ~ 59 岁组、60 ~ 70 岁组，每组各 30 名，应用基于数字视频和图像处理的步态分析系统进行步态分析，得到时空参数、运动学参数，比较 3 组被试的步态参数差异，对步速与其他步态参数进行 Pearson 相关性分析，以判定影响步速的相关因素。发现行走能力与年龄相关，随着年龄的增大，跨步长、步频、步速均呈下降趋势，跨步周期、站立相时间延长。跨步长和步速随年龄增长表现出的下降是由于年龄关系造成的下肢肌肉机能减退而引起。同时还发现随着年龄的增大，下肢各个

关节的活动度总体趋于减小，这与随着年龄的增大行走速度缓慢、步长变小有着密切的联系。

（二）脑损伤（卒中和外伤）步态异常的特征

约 30% 脑卒中患者在首次发病时会出现不同程度的认知功能损伤，包括时间空间定向障碍、记忆障碍、计算障碍、言语障碍等不同表现，但是由于认知功能损伤程度较轻而往往被人们忽视。脑卒中患者异常步态与认知功能关系密切，认知障碍会增加步态障碍的风险，两者具有双向关系，良好的整体认知功能与步态具有相关性。认知障碍导致中枢神经系统对各类感觉信息不能进行有效整合，会影响人体正常平衡功能。脑卒中患者在步行的同时执行一项认知任务时，往往会出现步行效率降低和（或）认知行为表现减退，这种现象叫作认知—运动干预（cognitive-motor interference，CMI）。鲁俊等研究发现，步行的同时分别执行定向、记忆、计算和言语 4 种认知任务时患者步行的步幅均显著减小，健侧摆动相百分比均显著降低，双支撑相百分比均显著提高，计算任务和定向任务时步速显著降低，这些步态参数的改变提示患者的动态平衡控制能力降低。

四、小结

步态用于认知障碍和跌倒风险的评估具有重要的实际意义。早期发现步态和认知障碍将有助于更好地了解疾病的病理生理和进展。早期发现还可及时实施干预措施，最终目标是尽可能长时间地改善或保持机动性和功能独立性。

（郑建玲　宋鲁平）

参考文献

1. 陶帅，韩芳. 步态在老年认知功能障碍中的研究与应用进展. 中国老年保健医学，2017（5）：15-18.

2. 花芸，程洁，刘振国，等. 轻度认知功能障碍患者的步态障碍研究进展. 中国临床神经科学，2015（1）：102-106.

3. BRIDENBAUGH S A，KRESSIG R W.Quantitative gait disturbances in older adults with cognitive impairments. Curr Pharm Des，2014，20（19）：3165-3172.

4. MAQUET D，LEKEU F，WARZEE E，et al. Gait analysis in elderly adult patients with mild cognitive impairment and patients with mild Alzheimer's disease：simple versus dual task：a preliminary report. Clin Physiol Funct Imaging，2010，30：51-56.

5. 胡雪艳，恽晓平，郭忠武，等. 正常成人步态特征研究. 中国康复理论与实践，2006，12（10）：33-35，99.

6. 王桂茂，严隽陶，刘玉超，等. 脑卒中偏瘫步态的时空参数与骨盆运动学分析. 中国康复医学杂志，2010，25（12）：1148-1151.

7. KAVANAGH J J. Lower trunk motion and speed-dependence during walking. J Neuroeng Rehabil，2009，6（9）：1186.

8. 赵瑞，陈禹彤，何影，等. 脑卒中康复新策略：双重任务. 中国民康医学，2017，29（16）：81-83.

9. 徐超，赵祥虎，卢洁，等. 双重任务训练改善轻度认知障碍患者和步行能力的研究. 按摩与康复医学，2019，10（7）：22-23.

10. CEDERVALL Y, HALVORSEN K, ÅBERG A C. A longitudinal study of gait function and characteristics of gait disturbance in individuals with Alzheimer's disease. Gait Posture, 2014, 39（4）: 1022-1027.

11. COELHO F G, STELLA F, de ANDRADE L P, et al. Gait and risk of falls associated with frontal cognitive functions at different stages of Alzheimer's disease. Neuropsychol Dev Cogn B Aging Neuropsychol Cogn, 2012, 19（5）: 644-656.

12. 花芸，陈晓霞，程洁，等. 认知功能障碍患者步态障碍的临床相关性研究. 上海：交通大学，2015.

13. HARTLEY T, LEVER C, BURGESS N, et al. Space in the brain: how the hippocampal formation supports spatial cognition. Philos Trans R Soc Lond B Biol Sci, 2013, 369（1635）: 20120510.

14. AL-QAZZAZ N K, ALI S H, AHMAD S A, et al. Cognitive impairment and memory dysfunction after a stroke diagnosis: a post-stroke memory assessment. Neuropsychiatr Dis Treat, 2014, 10: 1677-1691.

15. SCHERDER E, EGGERMONT L, VISSCHER C, et al. Understanding higher level gait disturbances in mild dementia in order to improve rehabilitation: last in-first out. Neurosci Biobehav Rev, 2011, 35（3）: 699-714.

16. 王坤. 步态诱发功能性电刺激对脑卒中偏瘫患者步态时空参数和对称性参数的影响. 中国医学工程，2018，26（4）：59-61

17. 黄彩平，谢欲晓，王思远，等 . 步行 - 执行功能双任务训练对慢性脑卒中患者康复的研究进展 . 中国康复医学杂志，2018，33（8）：988-992

18. 陶帅，蔡华英，谢海群，等 . 可穿戴设备步态信息采集在老年人认知功能障碍评估中的应用 . 阿尔茨海默病及相关病杂志，2018，1（3）：174-179

19. 鲁俊，许光旭，孟殿怀，等 . 认知任务干扰脑卒中步态的前驱研究 . 中国康复医学杂志，2016，31（4）：454-456.

第二十五章

认知障碍筛查方法的研究进展

　　认知是人类心理活动的一种，是指个体认识和理解事物的心理过程。认知功能由多个认知域组成，包括记忆、计算、视空间定向、结构能力、执行能力、语言理解和表达及应用等方面。认知功能障碍常表现为认识功能单一或多个认知域的损害，其程度可从轻度认知功能损害到痴呆，影响患者整体功能和生存质量。痴呆是严重的不可逆的病理改变，目前对于痴呆的干预大多只能延缓其进展。因此，早期筛查发现 MCI，对患者身心功能的全面恢复和预防痴呆有着特别重要的意义。目前，用于诊断认知功能水平的评价工具多以神经心理学量表为主，但量表种类繁多，且各有优劣。如何选择既能快速准确地筛查出认知障碍的患者，又对认知障碍具有高灵敏性、高特异性和临床指导作用的量表，是目前存在的主要问题之一。本章归纳近期有关认知障碍筛查的研究结果，快速准确地筛查出认知障碍患者。

一、认知障碍筛查方法简介

　　临床问诊时，可通过询问远近记忆、简单计算和时间地点定向等，大致判断是否有认知障碍。筛查量表提示有认知障碍，应用成套的综合性量表进行总体认知功能评定，以明确认知功能受损的领域。之后针对受损认知域选择标准测验进行进一步的评定，如记忆功能采用听觉词语学习测验，注意功能采用数字广度测验。

认知障碍筛查量表具有评估内容结构简单和耗时少的优点，一般人员只需简单培训即可完成操作，被试者易接受。但此类量表各有倚重，不能全面的评估患者的认知水平及各认知域的严重程度及变化特点，此外，部分筛查量表敏感性和特异性低，部分早期 MCI 患者可能筛查不出。因此临床上多联合使用多个量表，以提高筛查的敏感性和特异性。

由于量表评定的主观性较强，容易受到患者配合程度及文化水平的影响。近几年来有学者将影像学及神经电生理学技术运用于认知障碍评定，影像学手段主要包括 CT、MRI；神经电生理检查主要是检测患者事件相关电位中的 P300 电位。将认知筛查量表评定与影像学及神经电生理学相结合，可有效提高认知障碍的检出率，对认知障碍的康复具有更好的指导意义。

二、常用的认知障碍筛查量表

常见的认知障碍筛查量表有：MMSE、MoCA、安登布鲁克认知功能检查（修订版）（Addenbrooke's Cognitive Examination-revised，ACE-R）、画钟测验（clock drawing test，CDT）和记忆测试（test your memory，TYM）等。

（一）MMSE

MMSE 是国内外应用最广泛的认知筛查量表，由 Folstein 等于 1975 年编制。评定内容包括定向力、记忆力、注意力、计算力、语言能力和视空间能力等方面，总分30分，分值越高，认知功能越好。MMSE信度和效度易受受试者教育程度的干扰，文化程度较高的老人易出现假阴性，文化程度较低的老人易出现假阳性。MMSE方法简单，耗时5~10分钟，评定人员只需短期训练即可操作，适用于基层和社区。MMSE具有相当高的平行效度，与长谷川痴呆量表、日常生活能力量表、韦氏智力量表的平行效度较好。大样本研究表明我国针对文盲、小学毕业、初中毕业的MMSE分界值分别为19、22、24，敏感程度更高。因其敏感性较强、易操作、耗时少等优点，在社区大样本调查及临床医生做初步评估时得到广泛应用。

单独应用MMSE仅适用于语言运动功能正常，缺乏对执行功能和视空间功能的评估，对筛查痴呆的敏感度和特异度较高，另外其对识别正常老人和MCI及区别MCI和痴呆作用有限。2018中国痴呆与认知障碍诊治指南推荐MMSE用于痴呆的筛查，单独应用MMSE对MCI不敏感，建议临床医生可以联合其他检查以提高敏感度。

（二）MoCA

MoCA量表是由加拿大Nasreddine等参考MMSE于2005年编制而成的。该量表所涵盖的认知领域较MMSE广，主要内容包括视空间执行能力、命名、瞬时记忆、注意、语言流畅、抽象思维、延迟记忆、定向力等八个认知域的测评，共12道题，总分30分。MoCA评分也受教育程度的影响，在Lu等的研究中发现针对文盲、小学毕业、初中毕业MoCA最佳分界值分别为13、19、24。MoCA量表弥补了MMSE在三维空间执行能力的空白，在检测MCI和AD领域中具有更高的灵敏度，被各国翻译为多个语言版本广泛应用。经济发达地区、人口受教育水平越高的地区，MoCA分界值越高。

MoCA 的记忆测验包含了比 MMSE 更多的词汇、更少的学习锻炼和更多的回忆时间。以 26 分为分界值，MoCA 识别正常老人和 MCI 及正常老人和 AD 的敏感度分别为 90% 和 100%，明显优于 MMSE（分别为 18% 和 78%），而且有较好的特异度（87%）。由于 MoCA 较 MMSE 增加了执行功能、抽象思维等检查，其识别帕金森病导致的认知障碍及血管性认知障碍也优于 MMSE。对卒中后 2 ~ 3 周认知障碍的检出率高于 MMSE。有学者研究以 25 分为分界值，发现 MoCA 对于小中风或短暂性脑缺血发作后的认知障碍检测具有足够的敏感性和特异性，可以作为临床实践中的常规认知筛选工具。Zietemann 等研究认为早期进行 MoCA 检测可以预测卒中后长期的认知结局、功能结果和死亡率，支持脑卒中患者常规使用 MoCA。2018 中国痴呆与认知障碍诊治指南推荐MoCA 用于 MCI 的筛查。

MoCA 量表与 MMSE 量表相比，评估 MCI 具有更高的敏感性，能够最大限度地避免对 MCI 的漏诊。但是 MMSE 量表在诊断MCI 中的高特异性却是 MoCA 量表所不能比拟的。对有认知异常的患者应先运用 MMSE 评估，如 MMSE 评估结果无异常，可进一步运用 MoCA 评估，避免漏诊。鉴于 MoCA 与 MMSE 各自的优点和不可替代性，临床上在量表的选用上应有所侧重，也可结合MoCA 和 MMSE 的优缺点，在临床上两个量表进行连用。

（三）ACE-R

ACE-R 是另一种被认为较好的 MCI 筛查量表，是最初为鉴别 AD 和额颞叶型痴呆症而设计的一套简短的认知功能测验题。

ACE-R 不需要专门的设备及人员培训，操作程序比较简单，并拥有更高的信效度，是记忆诊所中使用的金标准认知测验。ACE-R 测试时间为 12 ~ 20 分钟，其中包括注意和定向、记忆力、语言流利性、语言和视空间。日本的研究显示，采用 ACE-R 筛查 MCI 的敏感度与 MoCA 相近。ACE-R 用于 MCI（包括单认知域损害）筛查具有较好的敏感度和特异度，以 < 94 分为分界值时的敏感度和特异度分别为 83% 和 73%，而且 ACE-R 能够鉴别健康者和 MCI 患者。

（四）CDT

CDT 是在 20 世纪 60 年代出现的一种神经心理学方法，当时是主要用于 AD 的筛查。随着人们对 CDT 的深入了解，其适用证已推广至认知损害的筛查，特别是针对老年患者，或是像 AD、帕金森病、血管疾病、脑卒中及创伤性脑损伤等神经病学的筛查。相较于其他同类别的评估工具，CDT 最大的特点是简单有效，容易操作，费时少（1 ~ 5 分钟），对受试者的种族、语言、文化程度和社会经济状况等的依赖性较小。受试者只要能听懂评估医师的简单提问，便能配合相应的检查，依从性较高，干扰因素较少。CDT 的作图方式最重要的是命令作图（order）和临摹作图（copy）。命令作图是让被测者在空白处自由做出一面钟表，写上阿拉伯数值和被要求标示出的时间，可分为事先画好表盘（the circle）和不画好表盘两类；临摹作图则让被试者根据已经有的钟表进行临摹。Yuka Kato 等的研究提示 CDT 命令作图配合 MMSE 可以用于 AD 单独的预先测定或推测的因素，CDT 临摹作图配合 MMSE 对识别 AD 和 MCI 有一定的作用。

（五）TYM

TYM 测试包含 11 个任务，包括定向、语言复述、记忆、计算、语言流畅性、命名、视空间、执行等。在当前所有的研究中，TYM 得分与 ACE-R 高度相关，其得分加倍可以很好地估计 ACE-R 得分。整个 TYM 测试大概需要 5 分钟，绝大多数患者在完成 TYM 测试时不需要帮助，医务人员可以继续执行其他任务，因此 TYM 测试只需花费最少的医疗时间即可进行管理。同时，针对早期轻度遗忘性 MCI 或早期症状性 AD 的临床检测，国外学者开发了 TYM-MCI 测验以求简短筛查。与 MMSE 相比，TYM 对痴呆的检测更为敏感，而且区分健康对照组和 MCI 患者方面也有更好的表现。

三、认知筛查量表的选择

在实际操作中，MMSE 量表适合认知功能损害较重的痴呆患者筛查，MoCA 和 ACE-R 能够鉴别健康者和 MCI 患者，CDT 可快速筛查痴呆，TYM 可快速筛查 MCI。上述量表各有其优缺点，单项临床试验不能全面评估认知障碍。所以，在临床运用测评可以将多个量表结合起来运用，互相补充，以更全面、更准确地评价患者的认知情况。综合国内外的研究及操作特点，目前仍建议在临床筛查时首选 MMSE，可疑认知障碍的配合 MoCA、ACE-R、CDT 和 TYM 等量表。

四、小结

对于认知障碍的筛查，临床上以认知筛查量表为主，神经影像学及神经电生理检查更多用于临床研究。常用的认知筛查量表包括 MMSE、MoCA、ACE-R、CDT 和 TYM 等量表。上述量表各有其优缺点，单项临床试验不能全面评估认知障碍。所以，在临床运用测评可以将多个量表结合起来运用。未来可以将认知筛查量表、神经影像学和神经电生理检查等有机结合起来，取长补短，互相补充，及早准确地发现认知功能的损害，并早期进行干预性治疗，以提高治疗效果。

（徐　舒　宋鲁平）

参考文献

1. FRUEHWIRT W，DORFFNER G，ROBERTS S，et al. Associations of event-related brain potentials and Alzheimer's disease severity：a longitudinal study. Prog Neuropsychopharmacol Biol Psychiatry，2019，92：31-38.

2. 张振馨，洪霞，李辉. 北京城乡 55 岁或以上居民简易智能状态检查测试结果的分布特征. 中华神经科志，1999，32（3）：149-153.

3. SKORGA P，YOUNG C F. Mini-mental state examination for the detection of alzheimer disease and other dementias in people with mild cognitive impairment. Clinical Nurse Specialist，2015，29（5）：265-267.

4. TRIVEDI D. Cochrane review summary：Mini-Mental State Examination （MMSE）for the detection of dementia in clinically unevaluated people aged 65 and over in community and primary care populations. Prim Health Care Res Dev，2017，18（6）：527-528.

5. 中国痴呆与认知障碍诊治指南写作组，中国医师协会神经内科医师分会认知障碍疾病专业委员会. 2018 中国痴呆与认知障碍诊治指南（三）：痴呆的认知和功能评估. 中华医学杂志，2018，98（15）：1125-1129.

6. LU J，LI D，LI F，et al. Montreal cognitive assessment in detecting cognitive impairment in chinese elderly individuals：a population -based study. J Geriatr Psychia Neurol，2012，24（4）：184-190.

7. NASREDDINE Z S，PHMIPS N A，BÉDIRIAN V，et a1. The montreal cognitive assessment，MoCA：a brief screening tool for mild cognitive impairment. J Am Geriatr Soc，2005，53（4）：695-699.

8. DECK B L，RICK J，XIE S X，et al. Statins and cognition in Parkinson's disease. J Parkinsons Dis，2017，7（4）：661-667.

9. GHAFAR M Z A A，MIPTAH H N，O'CAOIMH，RÓNÁN. Cognitive screening instruments to identify vascular cognitive impairment：a systematic review. Int J Geriatr Psychiatry，2019，34（8）：1114-1127.

10. 贾阳娟，韩凝，王美蓉，等. MoCA 与 MMSE 在急性缺认知障碍评估中的应用. 中华行为医学与脑科学杂志，2017，26（1）：46-50.

11. RAMÍREZ-MORENO J M，BARTOLOMÉ ALBERCA S，MUÑOZ VEGA P，et al. Screening for cognitive impairment with the montreal cognitive assessment in Spanish patients with minor stroke or transient ischaemic attack. Neurologia，2019，S0213-4853（19）30002-7.

12. ZIETEMANN V，GEORGAKIS M K，DONDAINE T A，et al. Early MoCA predicts long-term cognitive and functional outcome and mortality after stroke. Neurology，2018，91（20）：e1838-e1850.

13. Hsieh S，Schubert S，Hoon C，et al. Validation of the Addenbrooke's cognitive examination III in frontotemporal dementia and Alzheimer's disease.

Dement Geriatr Cogn Disord, 2013, 36（3/4）.

14. YOSHIDA H, TERADA S, HONDA H, et al. Validation of the revised Addenbrooke's Cognitive Examination（ACE-R）for detecting mild cognitive impairment and dementia in a Japanese population. Int Psychogeriatr, 2012, 24（1）: 28-37.

15. LONIE J A, TIERNEY K M, EBMEIER K P. Screening for mild cognitive impairment: a systematic review. Int J Geriatr Psychiatry, 2009, 24（9）: 902-915.

16. YUKA K, JIN N, TERUYUKI M, et al. Diagnostic performance of a combination of mini-mental state examination and clock drawing test in detecting Alzheimer's disease. Neuropsychiatric Disease and Treatment, 2013, 9: 581-586.

17. ELIZABETH V D Z, JOSEPH C M V D N, JANSEN I, et al. The test your memory（tym）test outperforms the MMSE in the detection of MCI and dementia. Current Alzheimer Research, 2017, 14: 598-607.

第二十六章

语义记忆的评估及在各种神经认知障碍中的表现

一、语义记忆概述

（一）概述

语义是关于词义的永久性知识，包括各种词汇的意义、词汇所涉及物体的知觉成分（如形状、大小、颜色、声音等）和物体的功能。语义记忆是关于世界的一般知识的和真实信息的记忆，是外显记忆，即陈述性记忆的一部分。研究发现，阿尔茨海默病、轻度认知功能障碍患者都会产生语义记忆障碍。由于语义记忆将记忆、语言及思维更加紧密地联系在一起，成为认知科学研究的重点。

（二）语义记忆的概念

记忆是人们对自身经历过的事件产生识记、保持、再现的过程，是人们进行学习、工作和生活的基本机能。外显（或直观）记忆是陈述性记忆，具有事实性，可以清楚地回忆信息，既可以是经历性的（特定的、独特的事件），也可以是类属（种类或类别成员）。

而外显记忆分为情景记忆和语义记忆，情景记忆是关于过去情景性事件、重复性事件及在时间上具有拓展性的事件的记忆；语义记忆是对世界一般知识和真实信息的总结，与人特定的经验无关。情景记忆是人类高级、成熟的记忆系统，也是受老化影响最大的记忆系统，语义记忆涉及概念和实际知识的储存，它并不与任何特殊的记忆系统有关，是运用语言所必需的记忆。

二、语义记忆的神经心理学评估方法

由于语义记忆障碍经常表现为语言功能的障碍，对语义记忆障碍进行评估，可使用语言及非语言的语义测试。

（一）语言语义测试

1. 波士顿命名测验

波士顿命名测验（Boston Naming Test，BNT）是目前最常用的检测命名障碍的方法之一，由 Kaplan、Goodglass 和 Weintraub 于 1983 年编制。是评估语言功能的经典测量工具，国际通用版本为 BNT-2，共包含 60 幅线条图（BNT-60），为提高临床测量效率，BNT-60 被简化成多个快速测量版本。国内使用的中文版 BNT 包含了 30 幅图（BNT-30）。BNT-30 包括自发命名、语义线索提示及辨认选择三步评测。

2. 语义流畅性测验

词语流畅性测验（Verbal Fluency Test，VFT）是神经心理学的一个检测方法，在它的操作过程中涉及患者的记忆、语言（包括命名、理解、语义知识等）、执行等多种认知功能。动物词语流畅性测验（Animal Verbal Fluency Test，AFT）是 VFT 中的一种测定语义流畅性的简易方法，临床与研究中常使用的方法是要求患者在 1 分钟内尽可能多的说出动物的名字，此项测验是根据受试者所说正确的动物词语总数进行分析评定。

（二）非语言语义测试

金字塔—棕榈树是世界上研究语义记忆最常用的测验之一，要求患者在两个图片中选择与目标图片语义更加相关的一个。我国学者根据中国的文化和特点，参照金字塔—棕榈树测验，编制了一套图片版和词汇版相关匹配测验，用于评估患者是否存在语义记忆障碍，并应用于脑损伤患者语义记忆功能障碍及偏侧化研究。图片版和词汇版相关匹配测验的项目数都是 70 个，项目分别来自动物、工具、蔬菜水果、任意可操作的物体、不可操作的物体、人脸、动作 7 个类别，较全面地涵盖语义知识的各个方面。

（三）汉语语义能力测试

北京师范大学脑与认知研究院编制的语义测试量表包括 4 个语义记忆任务，即口头图片命名、口头声音命名、图片语义关联匹配和词汇语义关联匹配务。包括动作、动物、水果蔬菜、工具、可操作物、不可操作物和著名人物 7 个语义范畴，能细致分析有生命物体和无生命物体、动物和植物、及物和不及物、具体和抽象、自然和社会等不同范畴的特异性损伤效应。

三、语义记忆障碍在不同认知障碍人群中的表现

（一）语义性痴呆

语义性痴呆（semantic dementia，SD）又名语义型原发性进行

性失语（semantic variant primary progressive aphasia，svPPA），是额颞叶变性（frontotemporal lobardegeneration，FTLD）的一个亚型，是一种以进行性语义性记忆障碍和不对称的颞叶萎缩为主要临床特点的神经系统变性疾病。该病临床相对少见，发病率约为 3.6 例/10 万。主要表现为命名障碍、词汇理解障碍及客体语义知识障碍，在谈话中，这些损害可能不能在早期立即被患者家属发现，因为起初语义障碍只影响不太常见的词语和对象，正常谈话并不依赖于每一个词的理解，影像学以显著的前颞叶萎缩为特点。患者在较长时间（数年）内表现为持续性、选择性语义记忆损害。

我国学者对 9 例早期 SD 患者（病程 ≤ 3 年）进行详细的神经系统查体、影像学检查和语义记忆评估，语义记忆评估选用常见的动物（生命类）和日常用具（非生命类），结果发现在临床上早期 SD 患者出现广泛的语义记忆损害，所有患者均无感觉或运动方面的症状及体征，颅脑磁共振检查发现所有患者均以左侧颞叶前部萎缩为主，初级感觉皮层和运动皮层正常。所有患者对生命类和非生命类物体的名称及功能均有遗忘，对名称的遗忘更严重。

（二）AD

AD 又称老年痴呆，是一种发病率非常高的神经系统变性病，能够导致严重的神经功能减退和广泛的认知功能障碍，给患者、家庭和社会都带来巨大的负担。AD 患者不仅有情景记忆障碍，也存在语义记忆障碍。主要表现为找词困难、命名不能或命名错误等。与其他认知障碍（如执行功能、定向力、视空间功能、情景记忆等）比较，语义记忆障碍具有较高的特异性。部分 AD 患者不仅存在语义记忆障碍，还存在范畴特异性语义记忆损伤。所谓范畴特异性语义记忆损伤是指脑损伤患者对某一范畴（如有生命物体）的语义记忆选择性损伤，或相对于其他范畴（如无生命物体）而言损伤更为严重。

我国学者对 43 例 AD 患者及 28 例正常对照者进行一般认知功能测评和语义记忆评估。语义记忆评估选用常见的有生命类及无生命类物体，进行口头图片命名、口头声音命名、图片关联匹配、词语关联匹配测试。结果与正常对照组相比，AD 组对有生命物体和无生命物体的名称及语义关联匹配均有损伤。10 例患者在有生命物体的语义任务上的成绩显著差于在无生命物体的语义任务上的成绩，而另外 6 例患者在无生命物体的语义任务上的成绩显著差于在有生命物体的语义任务上的成绩。也就是说 AD 患者存在语义记忆障碍，部分 AD 患者可出现语义范畴特异性损伤，且可出现语义障碍的范畴双分离现象。这表明有生命物体和无生命物体范畴在大脑内相对独立表征，与大脑中语义知识的分布式表征理论一致。

（三）MCI

MCI 处于正常老化和痴呆之间的状态，是可以发展为 AD 的临床综合征。在我国 60 岁以上老年人 MCI 发病率为 12.7%，每年正常老人发展为痴呆的速度为 1% ~ 2%，MCI 患者进展到痴呆的速度则为 10% ~ 15%，该现象表明轻度认知功能障碍作为正常老化与轻度老年期痴呆的过渡，更是老年痴呆的关键高危状态。国际阿尔茨海默病老年协会将 MCI 定义为轻微但可测量的认知障碍。MCI 患者存在认知功能减退，可涉及记忆、执行功能、语言、运用、视空间结构技能等，但日常生活能力没有受到明显影响。

自传体记忆是人们对生活中发生的事件的混合记忆,与自我对记忆的体验密切相关,其特征是一种主观的时间和自我觉知,以及情感的再次体验。自传体记忆作为陈述性记忆的一部分,包括语义和情景两部分记忆,由于情景记忆和语义记忆的相互作用及人类自传体记忆的独特性原因,认为个人的连续性和个人的发展是至关重要的,如阿尔茨海默病或慢性精神分裂症患者。我国学者对 50 例 MCI 患者和 57 例健康老人进行研究,发现 MCI 患者的自传体记忆存在提取困难,主要表现为对部分线索词的提取困难及遗忘,即 MCI 患者的自传体记忆存在过度概括化现象的特点。

(四)失语症

失语症是指由于大脑功能受损所引起的语言符号形成和解释能力障碍,以及语言学成分编码和译码效能方面多种语言能力的丧失或障碍。卒中后失语症患者通常会表现出多重障碍,但是不同类型的失语症患者其语义过程的表现各不相同。正常人的言语速度为每秒钟 3 ~ 5 个单词,这表明言语的检索和整合操作速度较快。影像学研究发现,在不同的任务或认知功能中通常激活相同区域,这表明皮质区域的激活是超模式的网络动态募集过程。血流动力学研究表明在长期记忆中(如情景记忆),检索语义知识的任务与额前叶、颞叶、扣带前回和小脑的血流氧合水平增加有关。

非流畅性失语症患者的损伤部位通常位于大脑左侧半球的额下回后部及其周围区域,进行命名任务时主要表现为语义错语。但是这种现象可以通过口头提示对物品进行正确命名。这是因为失语症患者的语义知识相对完整（即对一般知识概念的语义记忆保存完整），只是在进行言语表达时出现障碍。流畅性失语症患者的损伤部位通常位于大脑左侧半球的颞上回后部及其周围区域，进行命名任务时主要表现为语义描述性错误，这主要是由于词汇的语义表征与其相对应的特定形式（单词的理解和命名）之间的连接障碍造成的，所以患者不能准确地对物品进行命名，而是采用冗长繁杂的描述性语句进行表达。因此流畅性失语症患者仍然保留相对完整的语义知识，其临床表现为听理解障碍和语义描述性错误，并不存在语义性痴呆。

四、语义记忆障碍的脑认知网络机制研究

语义知识包含了许多不同模块的知识，如物体的颜色、形状和操作方式等，这些不同模块的知识都存储在大脑负责该模块知识的相应区域中，这些区域被称之为模块特异性区域。其包括颜色区、运动区、声音区、操作区等。基于此，人们便认为人类对于物体的语义记忆是通过这些模块特异性的脑区及它们之间的连接而表征的，这种理论称之为语义的分布式表征理论。语义痴呆患者行为异常表现为表达和理解日常物体词汇的能力逐渐降低，并且逐渐丧失物体的属性知识。语义痴呆病例的这些行为变异是由大脑焦点病变造成的。研究发现这些患者的大脑萎缩集中在ATL，但奇怪的是患者不仅表现出某一类感觉运动任务的成绩下降，而是所有感觉运动模块任务的成绩都有所下降。此现象明显是分布式表征理论所无法解释的。于是许多学者渐渐倾向于另一种理论，即分布＋中心式表征，该理论认为大脑中存在一个核心脑区负责汇集这些模块特异性脑区的信号，产生对于物体完整的

概念表征。并且越来越多的证据表明，颞叶前部就是这个重要的核心区域。

我国学者过对语义痴呆病例的研究进一步验证颞叶前部与模块特异性脑区间的语义功能网络。收集了 16 例语义痴呆病例的静息态脑功能磁共振成像和结构 MRI 数据，以及对应各模块范畴的行为任务成绩。以患者大脑颞叶前部损伤最严重点为中心构建全脑功能连接网络，用功能连接强度和各行为成绩做相关分析。结果发现颞叶前部与模块特异性脑区间存在语义功能网络连接。

五、语义记忆障碍的康复方法

有研究表明，在与语义相关的知觉任务中增强单词的编码学习效应，抽象单词和情感单词的激活比较明显。Kirwan 等对健康受试者进行功能性影像学研究发现海马旁回结构在进行基本的联想学习任务时有持续性的激活。因此采用有语义关联的词汇对记忆障碍患者进行训练，可以使患者的语义记忆过程激活增加，从而改善患者的记忆功能。同样根据这一原理，在失语症患者可以利用未受损的语义知识和语义记忆，重建言语符号的检索和编码系统，改善言语的表达和理解能力。语义导航训练法是以扩散激活模型和语义启动效应为理论基础，通过词汇联想测试手段构建汉语联想词汇库，应用复杂网络分析技术选取有语义关联顺序的训练素材，采用"尝试命名＋复述"的训练方法对临床失语症患者进行言语训练的新方法。孙丽等的研究结果表明失语症患者在接受语义导航训练后，图片命名的正确反应数显著高于训练前及训练后语义无关训练组，训练后图片命名的无反应数也显著低于训练前及训练后语义无关训练组，语义导航训练组训练后的正确反应数与 WAB 的命名子项目得分呈显著正相关，提示语义导航训练法是一种基于语义记忆网络的有效的言语治疗策略。

六、小结

语义记忆障碍作为多种疾病的共有症状，目前对其神经机制及脑功能网络的相关研究并不充分，但对其进行精准评估及治疗将对相关疾病的干预具有重要意义。

（李泓钰　宋鲁平）

参考文献

1. 岑海燕.轻度认知功能障碍患者自传体记忆特点的研究.皖南医学院，2019.

2. 王彤.不同熟悉度未来情景思考中情景记忆和语义记忆的作用.2015，西南大学.

3. MACOIR J, HUDON C, TREMBRAY M P, et al. The contribution of semantic memory to the recognition of basic emotions and emotional valence: Evidence from the semantic variant of primary progressive aphasia. Social neuroscience, 2019, 14（6）.

4. 方燕红，尹观海.阿尔兹海默症患者的语义记忆损伤：表现、理论及展望.宜春学院学报，2020，42（02）：116-120.

5. 王小静.强迫性障碍患者内隐、外显记忆损伤特点与强迫症状的相关性研究. 2019，安徽医科大学.

6. 黎莹,关汉添,周钰.轻度认知功能障碍患者的语义记忆损害与神经调控.中国组织工程研究，2020，24（32）：5236-5242.

7. 王姹，孟波，陈骏萍. Boston 命名测验评估患者术后语言功能障碍的适用分析. 浙江医学. 2019（16）：1742-1745.

8. 李盼盼. 动物词语流畅性测验的图形分析在不同认知障碍患者的差异性研究. 2016，山东大学.

9. PAULINE E J. SPAAN. Episodic and semantic memory impairments in（very）early Alzheimer's disease：the diagnostic accuracy of paired-associate learning formats. Cogent Psychology，2016，3（1）.

10. DEMET I A，SUNA D A，SERHAT O，et al. Memantine improves semantic memory in patients with amnestic mild cognitive impairment：a single-photon emission computed tomography study. J Int Med Res，2017，45(6):2053-2064.

11. 腊琼,毛善平,董慧敏,等.阿尔兹海默病患者语义记忆障碍特征性研究.卒中与神经疾病，2016，23（01）：1-5.

12. 冯晖艳，宋鲁平，韩在柱，等. 汉语语义能力测验的编制及临床价值. 中国康复理论与实践. 2014，20（3）：255-258.

13. HAN Z，MA Y，GONG G，et al. White matter structural connectivity underlying semantic processing：evidence from brain damaged patients. Brain，2013，136（10）：2952-2965.

14. SUZIN G，RAVONA S R，ASH E L，et al. Differences in semantic memory encoding strategies in young，healthy old and mci patients. Frontiers in Aging Neuroscience，2019，11.

15. FANG Y，HAN Z，ZHONG S，et al. The semantic anatomical network：

Evidence from healthy and brain-damaged patient populations. Human Brain Mapping, 2015, 36（9）: 3499-3515.

16. URSINO M, CUPPINI C, CAPPA S F, et al. A feature-based neurocomputational model of semantic memory. Cognitive neurodynamics, 2018, 12（6）.

17. 魏翠柏, 张玉婧, 周爱红, 等 . 语义性痴呆的临床特点 . 中国神经精神疾病杂志 . 2018,（8）: 449-452.

18. 周知, 钱端, 李旭东, 等 . 语义性痴呆患者的临床、神经心理及影像学分析 . 中日友好医院学报 . 2016, 30（1）: 2.

19. 韩玉梁, 贾建军, 吴卫平 . 阿尔茨海默病的情景记忆障碍研究进展 . 中华老年心脑血管病杂志 . 2017（5）: 555-558.

20. CERDA V R, GRENIER A E, WICHA N Y Y. Bilingual children access multiplication facts from semantic memory equivalently across languages: evidence from the N400. Brain and Language, 2019, 198.

21. PALACIO N, CARDENAS F. A systematic review of brain functional connectivity patterns involved in episodic and semantic memory. Reviews In The Neurosciences, 2019, 30（8）.

22. LAMBON RALPH M A. Neurocognitive insights on conceptual knowledge and its breakdown. Philos Trans R Soc Lond B Biol Sci, 2014, 369（1634）: 20120392.

23. COUTANCHE M N, THOMPSON-SCHILL S L. Creating concepts from converging features in human cortex. Cerebral Cortex, 2015, 25（9）: 2584-2593.

24. 刘子勋, 陈科良, 丁骏华, 等 . 颞叶前部与模块特异性脑区间的语义功能网络 . 中国临床神经科学 . 2016, 24（2）: 139-145.

25. LUDOVIC G, SVEN J, MIRA D, et al. A meta-analysis of semantic memory in Mild cognitive impairment. Brain and Cognition, 2019, 137 (Supl.).

26. 杨青, 毕彦超, 郭起浩. 语义性痴呆的脑连接基础. 中华医学会、中华医学会神经病学分会. 第四届全国痴呆与认知障碍学术研讨会及高级讲授班论文汇编.2015:429.

第二十七章

语义记忆模型及其脑认知网络研究

　　记忆是大脑重要的高级神经功能之一，是将获得的信息或经验在脑内编码、巩固储存及随后读出的神经活动过程。根据记忆持续的时间可将其分为 3 种不同的类型：感觉记忆、短时记忆和长时记忆。20 世纪 70 年代，E Tulving 区分了两种不同的长时记忆：情景记忆和语义记忆，二者既有差别但区分又不绝对。近年来，随着功能影像学技术的发展，越来越多的证据支持脑内存在多重记忆系统，不同的记忆成分有不同的神经机制形成。本章主要探讨语义记忆障碍及其神经机制。

一、语义记忆的概念

（一）语义记忆与情景记忆的定义及区别

　　记忆是在头脑中积累和保存个体经验的心理过程，是人脑对外界输入的信息进行编码、存储和提取的过程。信息经过充分、深度的加工后，在头脑中长时间保留下来，称为长时记忆，包括情景记忆（episodic memory）和语义记忆（sematic memory）。其中，情景记忆是指人们根据时空关系对某个事件的回忆；而语义记忆是人们对一般知识和规律的记忆，与特殊的地点、时间无关，它表现在单词、符号、公式、规则、概念这样的形式中。

情景记忆和语义记忆最显著的差异是在学习的速度上，情景记忆的学习速度快，语义记忆的学习速度慢。第二个差异是先前对情景记忆信息的提取有助于以后相同信息的提取，而对语义记忆信息的提取几乎不影响下次提取。第三个差异是前后背景对情景记忆信息提取的影响更大。我们能在不同的背景中提取一个词的意义，但当提取环境改变后，我们可能会记不住过去生活中发生的情景事件。

划分情景记忆与语义记忆的一个重要标准是自我觉知。从情景记忆中提取信息时伴随着情感，人们在主观上重新体验经历过的事件时，所伴随的这种具有个人色彩的意识状态就是自我觉知。语义记忆涉及一般知识，缺少个人色彩。

（二）记忆模型

1.层次网络模型

层次网络模型是 Quillian 和 Collins（1969 年）提出的，它是认知心理学中的第一个语义记忆模型。该模型认为在长时记忆中概念分层次地组织成具有逻辑性的种属关系，每一类事物的特征总是贮存在对应于该类别的层次上。一个概念的意义由该概念与其他概念和特征的关系来决定，即一个概念的意义决定于某种连线的模式。信息提取就是通过连线在网络层次中进行搜索，或者说根据网络层次的结构进行推理的过程。

层次网络模型对记忆领域的研究产生了极大的影响。它非常简洁，但同时也存在些明显的缺点。首先，该模型涉及的概念间联系没有包括平级概念之间的横向联系。其次，分级贮存的假设增加了信息提取的时间。再次，未能考虑到影响提取时间的其他因素，如概念联系的频率和强度等。最后，该模型无法解释具有非字面意义的语句的语义表征。

2. 激活扩散模型

激活扩散模型是 Collins 和 Loftus（1975 年）提出的。它是以语义相似性将概念组织起来的。概念之间的联系由连线表示，连线的长短代表了联系的紧密程度。两个概念间的连线越短，通过共同特征的连线越多，则它们之间的联系越紧密。激活扩散模型的加工包括搜索和决策两种过程。

激活扩散模型是对层次网络型的修正，它用语义联系取代了层次结构，因而更加全面和灵活。它不仅可以解释范畴大小效应；也能解释熟悉效应和典型性效应；还能解释人们在做否定判断时的表现。

3. 集理论模型

集理论模型由 Meyer（1970 年）提出。该模型将语义记忆看作是由许多集合构成的系统，每个概念均可表征为若干个信息集，这些信息集又分为样例集和特征集两类。样例集由该概念的一些样例构成，特征集则包含这个概念所具备的各种属性或特征。对句子的真伪进行判断时，可以分别搜索两个概念的属性集，根据这两个属性集的重叠程度做出判断：重叠程度高，就做出肯定判断，反之则做否定判断。

集理论模型不仅能说明范畴大小效应，而且也能较好地解释某些迅速做出的否定判断。另外该模型提出了非预存的思想，即概念间的联系不是现成的，而是要通过比较计算才能得到，这样它就包含了更多推理的可能性。

4. 特征比较模型

特征比较模型由 Smith、Shoben 和 Rips（1974 年）提出。与集理论模型类似，语义记忆中的概念是由语义特征的集合来表征的。但该模型认为，各语义特征在确定某一事物是否属于某类别时重要性不同，其中那些必须具备的特征称为"定义性特征"，另一些不大重要但也有一定描述功能的特征则称为"特异性特征"。特征比较模型认为，当判断一个简单的陈述句时，人们会将两个概念的特征分为定义性特征和特异性特征，然后分别进行比较。

特征比较模型可以解释范畴大小效应和典型性效应，也可以说明对两个句子的反应为什么有不同的反应。

5. 联结主义模型

联结主义模型以人脑的工作方式来建模，这些模型认为知识分布在整个系统之中，或者说贮存在单元之间的联结中，而且所有的认知加工都是平行的。因此各种记忆活动都发生在相邻神经元的突触（联结）间，知识学习或信息加工的基准是单元间联结的强度。因此，联结主义模型具有联结性、分布式存贮和处理、表征的非符号性和运算的连续性、高效性和容错性等特点。

语义记忆的联结主义模型的优点有：①它更接近人脑的神经系统，更贴近人的认知特征；②它更接近现实中信息的贮存和提取状态；③更加高效；④贮存在联结主义模型中的信息只会衰退而不会完全丢失。

二、语义记忆的神经心理学评估方法

（一）BNT

BNT 是用常见物品的黑白图画来评估视觉命名功能。BNT 由 Kaplan 等于 1978 年最初编制，该版本有 85 项，1983 年 Kaplan 等将其修订为 60 项。目前通用版本（BNT-2）是保留了 60 项的版本，还包括一个包含 15 项的简短版本及一个多选版本。

（二）皮博迪图片词汇测验修订版

皮博迪图片词汇测验（Peabody Picture Vocabulary Test，PPVT）是 1959 年由美国的 Dunn 夫妇发布，并根据实际应用情况多次进行了修改，目前应用的修订版是 PPVT-4。PPVT-4 分为各自独立的两个平行版式 A、B 式，每个版式均包含 19 套条目 228 个刺激词和图片组。每个条目由四幅全彩图画拼成一页，刺激词和图画按难度顺序依次排列，高难度的词汇在记录纸上均标注音标读法。测试时，测试者说出一个词，要求被试者指出测评图册相关页面四幅画中最符合的图画或者说出图画的编号数字，选对得 1 分，选错得 0 分。分数越高表明言语理解水平越高。

（三）词语流畅性测试

词语流畅性测验（verbal fluency test，VFT）要求被试者就某一范畴在有限的时间（通常为 1 分钟）内列举尽可能多的例子。常用的范畴有动物、水果、蔬菜、服装、交通工具等。除了范畴流畅性测试，还包括动作流畅性、观念流畅性、图案流畅性、音位流畅性等。词语流畅性测验能够是检查语义记忆的敏感方法之一，主要检测语义记忆的贮存功能，反映语义再现和语义记忆。

三、语义记忆障碍在不同认知障碍人群的表现

（一）神经变性疾病

1.AD

AD 又称老年性痴呆，是一种以高级脑功能损伤为主要表现的进行性神经系统退行性疾病，记忆损伤是其突出表现。越来越多的研究表明，AD 患者不仅有情景记忆障碍，也存在语义记忆障碍，语义记忆障碍甚至可出现在 AD 的轻度认知障碍阶段，因此语义记忆障碍可用于 AD 的早期诊断。AD 患者的语义记忆障碍主要表现为找词困难、命名不能或命名错误等，还可能存在范畴特异性语义记忆损伤，即患者对某一范畴（如有生命物体）的语义记忆选择性损伤，或相对于其他范畴（如无生命物体）而言损伤更为严重。

2.MCI

MCI 是介于正常老化与痴呆之间的过渡阶段，表现为与年龄和教育程度不相称的认知功能减退，但尚未达到痴呆诊断标准。根据认知障碍是否涉及记忆功能，轻度认知障碍分为遗忘型 MCI（amnestic MCI，aMCI）和非遗忘型 MCI（non-amnestic，MCI）两个亚型。研究表明 aMCI 患者存在一定程度的语义记忆损伤，表现为词汇提取困难、易重复且缺乏条理。

3. SD

SD 是一种以进行性语义记忆和概念知识受损为主要表现的神经退行性疾病，主要累及前部颞叶的不对称性局部脑萎缩。患者在较长时间（数年）内表现为持续性、选择性语义记忆损害。患

者均以命名困难和表达障碍为主要临床特征，如叫不出熟人的名字，不知道镜子、狗等物体的名称，患者有时会错用语义相关的词语，如把兔子叫成狗，把门叫成窗户；在语义理解方面也有障碍。患者讲话缺乏实义词，内容逐渐空洞；在识别物体、面容、味道和非语言性的声音，如门铃、电话铃时存在困难，但复制物体图像能力保留。语义知识缺失但事件记忆保留是 SD 患者最显著的特征，患者对既往的自传性记忆保留完好。患者还会表现出行为的变化，最常见的包括饮食习惯的改变、抑郁、精神呆滞、易激惹等。

（二）脑损伤

任何破坏前外侧颞叶的病变均可导致语义记忆障碍，如脑外伤、卒中、外科手术损伤、脑炎、肿瘤等。这些患者表现为相关的其他语言成分、感知、非言语问题的解决能力和情景记忆完好保存。轻度语义记忆障碍患者可能仅表现为语义分类词生成的减少，而严重的语义记忆障碍则表现为两种方式的命名障碍（即使告知物品的用途也不能命名或即使给予名称也不能说出物品的用途），较为严重的患者还表现为常识的缺乏。

脑卒中失语症患者的语义记忆损害表现为对语义表象的获取障碍。研究发现，脑卒中失语症患者的语义记忆损害表现为随着呈现时间的延长，对字词的理解成绩有所提高。对语义关系远的字词组合的理解优于语义关系近的组合。对同一字词的多次测试反应具有不一致性，对高频词和低频词的理解没有差别。

四、语义记忆障碍的脑认知网络机制研究

目前，语义记忆的神经机制尚无确切结论。随着神经影像学

和功能影像学技术的发展和运用，大量研究证明了前颞叶是语义记忆的枢纽。Davies 等对 7 例 SD 患者的大脑进行尸检，每个大脑分为 58 个脑区进行测量，并与正常人脑和同一疾病谱的额颞叶痴呆患者比较，发现只有前颞叶萎缩与语义记忆障碍相关。

另外，对正常人的功能影像学研究也表明语义的不同成分（如形状、功能、运动）储存在相应的感觉和运动系统内，不同的语义概念分别储存不同的神经网络，并广泛分布于大脑皮层。Copland 等研究发现左侧额叶下部与背侧及语义选择、监控等过程相联系；而颞叶部分区域主要与语义表征的存贮相联系，如 Giffard 等发现右侧颞叶上部与早期 AD 患者的语义存储障碍相关；Gorno-Tempini 等发现左半球颞叶前部对著名面孔和著名建筑有特异性反应；Vandenbulcke 等发现在词语辨认功能受损的 MCI 患者中，其左侧颞上沟后部的激活下降，提示这一区域可能是存储词汇语义表征的重要位置。一项关于颞叶癫痫患者记忆相关性研究，通过听觉词汇测试发现颞叶癫痫患者得分明显低于正常组，提示存在严重情景记忆损害，另外患者词汇流畅性测试得分明显低于正常，提示存在语义记忆障碍，推断其机理可能为颞叶皮质损害影响语义记忆的储存和提取，海马损害影响语义记忆过程中刺激的传递。

研究发现除了大脑皮层，皮层下结构也参与语义记忆过程。GROSSMAN 等率先运用电生理的方法对前辅助运动区和尾状核进行了一些损害性实验，结果表明其与语义记忆的形成或再现检索具有一定的相关性。在此基础上，HEAT 等利用语义对象检索任务、fMRI、电生理等方法发现在前辅助运动区、尾状核及丘脑三者之间存在着一些脑电波同步化的现象，相互之间表现为促进或抑制的关系。Rergole 等利用功能磁共振研究内侧丘脑卒中患者的语义记忆时发现，丘脑背内侧核和丘脑中央中核—束旁核复合体功能结构的完整性对于语义记忆信息的提取是必要的，可能的机制在于此二核团在执行语义记忆任务时激活了语音表征。

近年研究表明，基底神经节不仅控制和调节运动，还参与语言、学习、记忆等多项认知功能的调节。基底节出血患者存在短时记忆、语义记忆、工作记忆、延迟回忆方面的损害。Simona 等研究轻度认知功能障碍患者的语义记忆时发现，与正常对照组相比，轻度认知功能障碍患者脑结构磁共振扫描显示海马旁回、额叶、扣带回皮质、杏仁核的灰质体积明显减少。

另外，一些研究通过比较左右脑损伤的语义记忆障碍情况，发现了语义记忆的偏侧化现象，即左侧脑损伤患者更容易出现语义记忆障碍。但又有些研究表明左右侧大脑半球虽然存在记忆的偏侧化倾向，但二者是相互协作的，左侧半球主要对语义记忆起作用，而右脑的参与也有一定的辅助作用。

五、语义记忆障碍的康复方法

在临床实践中，我们要对可能存在语义记忆障碍的患者进行测试，以全面了解患者的语义记忆情况，进而针对性地进行语义功能的训练。

（1）理解能力相对完好，口语产出能力受损的患者，则重点进行口语产出的任务训练。

（2）图片识别能力相对保留，词汇识别能力受损的患者，则加强词汇识别的训练。

（3）识别无生命范畴物体的能力相对完好，有生命范畴物体的能力受到损伤的患者，则加强对有生命范畴物体识别的训练。

（4）对字词理解受损，且具有语义表象不应性的患者，则应用大范围的词汇表进行康复训练。

六、展望

语义记忆障碍是多种神经系统疾病的行为学损害，目前多数研究侧重于 AD 和 MCI 语义记忆损害的研究，对于其他疾病导致的语义记忆障碍的研究还比较少，而且关于语义记忆障碍的神经机制还有待进一步研究。另外，在实际临床工作中，目前对于语义记忆障碍的康复治疗关注度不够，并没有针对语义记忆障碍患者个体化的康复治疗措施和指导，这一点有待加强。

（林晓玲　宋鲁平）

参考文献

1. 吴宏赟，彭伟，李春林，等 . fMRI 在诊脉与情景记忆相关性研究中应用的思考 . 中国中西医结合影像学杂志，2018，16（1）：98-100.

2. 郭璇，朱远来，焦小燕，等 . 汉语版、哈萨克语版皮博迪图片词汇测验第四版的效度与信度 . 中国心理卫生杂志，2019，33（11）：845-850.

3. CATRICALà E, DELLA ROSA P A, PLEBANI V, et al. Semantic feature degradation and naming performance. Evidence from neurodegenerative disorders. Brain Lang, 2015, 147：58-65.

4. 腊琼，毛善平，董慧敏，等 . 阿尔兹海默病患者语义记忆障碍特征性研究 .

卒中与神经疾病，2016，23（1）：1-5.

5. 韩玉梁，贾建军，吴卫平 . 阿尔茨海默病的情景记忆障碍研究进展 . 中华老年心脑血管病杂志，2017，19（5）：555-558.

6. CHANG H T, CHIU M J, CHEN T F, et al. Distinct patterns and clinical implications of semantic memory deterioration among patients with MCI. Alzheimer Dis Assoc Disord，2015，29（2）：124-134.

7. 李清 . 记忆神经环路的研究进展 . 重庆医学，2019，48（13）：2305-2308.

8. 朱雅婷 . 关于学习与记忆的神经编码研究：华东理工大学，2017.

9. 郭起浩，陈科良 . 语义性痴呆的研究进展 . 重庆医科大学学报，2017，42（6）：634-637.

10. 董乐丹，徐惠琴，郑荣远，等 . 颞叶癫痫情景记忆损害的研究 . 温州医科大学学报，2012，42（4）：313-316.

11. HART J J, MAGUIRE M J, MOTES M, et al. Semantic memory retrieval circuit：role of pre-SMA, caudate, and thalamus. Brain Lang，2013，126（1）：89-98.

12. PERGOLA G, BELLEBAUM C, GEHLHAAR B, et al. The involvement of the thalamus in semantic retrieval：a clinical group study. J Cogn Neurosci，2013，25（6）：872-886.

13. 丁伟 . 不同部位脑出血的危险因素及恢复期记忆障碍的研究：山东大学，2014.

14. GARDINI S, CUETOS F, FASANO F, et al. Brain structural substrates of semantic memory decline in mild cognitive impairment. Curr Alzheimer Res，2013，10（4）：373-389.

第二十八章

脑白质病变伴认知障碍患者静息态功能性磁共振成像研究进展

一、脑白质病变与认知障碍的关系概述

脑白质病变（white matter lesions，WML）在临床上被认为是脑小血管病（cerebral small vessel disease，CSVD）的一种，在年龄大于60岁的人群中，患病率随年龄的增长而增加，多个观察性研究均发现 WML 与临床有很强的相关性。脑白质病变可以引起皮质—皮质下环路的中断，故常可引起认知功能障碍，WMH 引起的认知损害主要表现在执行功能、信息处理速度、记忆力等方面，并且随着脑白质病变加重，认知障碍程度会随之加重。WML 的出现预示着可能出现的执行功能障碍和认知功能下降，并且，WML 也可能是 MCI 发展为痴呆的一种危险因素。有些研究表示脑白质病变可以预测脑卒中及痴呆的风险。其中最有代表性的一项研究是脑白质病变与功能障碍的研究（the leukoaraiosis and disability study，LADIS）。

WML 对认知功能的影响是隐匿性的，早期很难发现，但是早期识别并针对该类患者进行特定的干预仍然至关重要。本章的目的是总结了 rs-fMRI 技术在 WML 伴认知功能障碍的研究进展。

二、rs–fMRI 及其在 WML 合并认知障碍中的研究进展

（一）fMRI

fMRI 作为一种重要的非侵入性的检查工具，可以定位并从侧面反映大脑功能，如语言、记忆功能等。近年来，神经科学研究方向指向于对静息状态下的大脑功能的研究，即 rs-fMRI。rs-fMRI 研究的是大脑内部的自发性活动，避免任何思维活动及感觉或认知刺激。rs-fMRI 技术由于信号的易获取性，及其对不同患病人群，如儿童、认知障碍患者、意识障碍患者等的适用性，从而使它较其他 fMRI 有更好的优势。人脑由一个巨大的神经元网络组成，从而产生了高频及低频振荡信号。研究发现，静息态的信号和 $0.01 \sim 0.08$ Hz 的低频振荡振幅一致，这种低频振荡信号来自于脑网络内部空间上独立、功能上连接、连续通信的解剖区域。这表明人的大脑其实在静息状态下或放松状态下都存在脑活动，即使在休息状态下，人脑仍然在消耗着大量的能量。此外，有研究表明，大脑 60% ~ 80% 的能量用在神经元和它们的支持细胞之间的交流方面，这是固有的活动，对于诱发活动，大脑只利用总能量的 0.5% ~ 1.0%。能量消耗的主要部分用于大脑的内在活动。

广义的 rs-fMRI 包括血氧水平依赖功能磁共振成像（blood oxygen level dependent fMRI，BOLD-fMRI）、磁共振波谱（magnetic resonance spectroscopy，MRS）、磁敏感加权成像（susceptibility weighted imaging，SWI）、弥散张量成像（diffusion tensor imaging，DTI）等，狭义 rs-fMRI 特指 BOLD-fMRI 技术。BOLD-fMRI 依赖于血氧水平依赖的自发性低频振荡信号，主要是通过反映大脑的血

氧水平依赖信号的自发活动来反映神经元的自发性活动。

（二）rs-fMRI 研究方法

rs-fMRI 有很多研究方法，包括 Reho、ALFF、分数低频振幅法（fractional amplitude of low frequency fluctuation，fALFF）、功能连接（functional connectivity，FC）、独立成分分析（independent component analysis，ICA）和图论分析方法等。

1. ReHo

ReHo 方法是臧玉峰教授于 2004 年首次提出的概念，该方法聚焦于脑区体素间的低频振荡信号的局部同步性，通过确定种子点周围多体素的肯德尔一致性系数（Kendall's coefficient of concordance，KCC）为基础进行全脑数据分析，从而了解工作状态和静息态下脑功能，能够更客观的反映全脑的功能状态，更好地定位差异区域，但是该方法针对全脑活动进行数据分析，不能具体分析任一单独脑区的活动状态。针对中重度 WML 患者合并轻度认知损害患者进行分析结果显示，MoCA 评分和 Reho 呈负相关，而左侧小脑后部 Reho 增高的患者常伴随着更广泛的认知功能障碍，双侧中间扣带回皮层 Reho 增高的患者表现出更严重的执行功能障碍，这提示脑活动的增加可能对认知的某些特定领域有一定的补偿意义。但这一结论尚需进一步的证据支持。

2. ALFF 和 fALFF

ALFF 是在全脑体素的基础上的统计分析，不依赖于其他外界信息，且 ALFF 的增减与 BOLD 信号的强弱相一致，能直接反映神经元活动引起的 BOLD 代谢特征，ALFF 值的高低代表着该脑区的局部神经元活动程度的强弱。fALFF 是在 ALFF 算法基础上改良的一种算法，该算法对脑室、脑池区域的非特异性信号做了抑制，fALFF 通过采用 0.01 ~ 0.08 Hz 的信号振荡平均强度和整个频段振荡信号的比值，去除了生理性噪声的影响，更加敏感、特异地对神经元自发活动进行检测，从而更加准确地反映了人脑在静息状态下的神经元自发活动状态，但 fALFF 和脑血流或氧代谢的关系仍然有待进一步研究，其机制和对异常脑活动的敏感性有待进一步研究。LA 患者显著的认知障碍与 rs-fMRI 信号的不同幅度的波动有关。LA 合并认知障碍患者被发现存在右侧后扣带回皮质、楔前叶、楔叶 ALFF 下降，提示 LA 认知功能损害与异常的脑自发活动有关。有研究表明，与正常人相比，LA 患者左侧海马旁回 ALFF 明显下降，而右侧眶额回上部 ALFF 值升高，LA 患者右侧岛叶区与右侧眶额回上部的功能连接增强，并且功能连接强度与 Fazekas 评分呈密切相关，该研究增强了对 LA 病理机制的理解。近期有学者对合并不同认知负担的 LA 患者 ALFF 值及执行功能评分进行了对比，结果发现，相对于正常对照组，合并痴呆的 LA 组患者扣带回后部 / 楔叶 ALFF 明显下降，颞叶区域 ALFF 值明显升高，同正常对照组及合并痴呆的 LA 组患者相比，LA 合并 MCI 患者右侧颞下回 ALFF 明显升高，而左侧楔叶平均 ALFF 和执行功能损害呈正相关。这加强了对 LA 合并认知障碍机制的理解。

（三）静息态脑网络及功能连接

1. 静息态脑网络（resting state networks，RSNs）

RSNs 是人脑空间上一致的模式，他们之间的相互作用维持着我们的日常功能。研究发现，人脑静息状态下存在多个脑网络，较常被描述和研究的包括默认网络（default mode network，DMN）、内侧视觉网络（medial visual network，MVN）、外侧视觉网络（lateral visual network，LVN）、记忆网络（memory network，MeN）、感觉运动网络（sensory and motor networks，SMN）、听觉网络（auditory network，AN）、执行控制网络（executive control network，ECN）、额顶叶控制网络（Frontal parietal control network，FPCN）、凸显网络（salience network，SN）等。

2. WML 患者 RSNs 之间的功能连接

DMN 被认为和认知功能密切相关，并且与情景记忆和自我认知的选择性提取和分类相关。DMN 功能改变的差异可能能够作为区分 LA 相关的皮质下血管性认知障碍（subcortical vascular cognitive impairment，SVCI）和遗忘型轻度认知障碍（amnestic mild cognitive impairment，AMCI）的特征表现。LA 伴认知障碍患者与健康人默认网络脑区激活程度存在差异。我们先前的研究表明，LA-MCI 患者 SN 内部核团功能连接减弱，SN 对脑 DMN 核团的功能连接呈增强趋势、对 ECN 的功能连接呈减弱趋势；LA 无 MCI 组患者 SN 内部核团功能连接减弱，SN 对 DMN 核团的功能连接呈增强趋势、对 ECN 核团的功能连接呈减弱趋势。

3. WML 患者 RSNs 之间功能连接改变与其认知功能的关系

随着血管危险因素的增加，在血管病高危人群中，DMN 功能相对保留，并且轻度认知障碍的 CSVD 患者表现为 DMN 连接的增加及 ECN 内部连接中断，这种重构模式可能为血管病相关认知损害的神经机制提供新的见解。伴有认知下降的 CSVD

患者 FPCN 内部功能增加，而它与 DMN 之间的连接下降，并且，这些改变与深部白质高信号呈负相关，并且这些 FPCN 的改变与 CSVD 患者的认知功能相关，因此，该研究者认为，CSVD 的认知改变可能主要受与深部 WML 负荷相关的 FPCN 的调控。WMH 较重的患者认知功能较差，并且对执行功能产生更大的影响，FPCN 整体功能连接的升高和 SN 与内侧额叶皮质局部连接的增高，能显著减轻 WML 对执行功能的影响，而对 DMN 没有检测到此影响。有学者对多个 RSNs 之间（包括 DMN、AN、FPCN、DAN、SMN、VN）的连接模式进行分析，结果发现 SMN-AN、SMN-VN、FPCN-AN 及 DAN-VN 功能连接强度降低可能是 WMLs 患者认知和运动能力下降的原因，而 DMN-AN、DMN-FPCN 和 DAN-FPCN 功能连接强度增加可能是脑白质损伤后功能网络重组的反映，同时在 AN 和 VN 中发现了网络内连接的改变，这可能解释了 WMLs 相关的言语流利性和信息检索方面的障碍。有学者从皮层功能活动的角度探讨了 WML 与认知障碍的关系，结果发现，WML 患者 Reho 值改变的区域涉及 DMN、FPCN、DAN、运动网络和右侧颞叶皮层，DMN、FPCN 和运动网络的一些改变区域与认知测试得分显著相关，这一结果为 WML 患者的记忆、注意力、执行力和运动功能受损提供了神经影像学证据，并且 Reho 降低主要发生在脑前区，而 Reho 的增加主要发生在脑后区，这在一定程度上意味着脑后区自发活动的调节功能下降。有学者探讨了行为障碍与 SMN 变化之间的关系，结果发现，LA 患者右侧扣带回运动区、左侧后岛叶和左侧腹侧运动前区功能连接减弱，并且减弱程度与疾病的严重程度有关，并且与感觉运动整合性能下降相关，这表明，

LA 患者通过干扰与 SMN 相关的上述区域的沟通而损害了感觉运动的整合。

不同年龄阶段人群的 WMH 的认知功能及脑网络连接也存在一定的变化趋势。有研究者对整个成年期的脑生物学标志物（brain biomarker，BMs）和认知功能进行了相关性分析，结果提示，年轻组的 WMH 和记忆力之间的关联最为显著，而老年人的 WMH 与信息处理速度、执行功能之间的关联最为显著，这些特征性的表现可以解释成年期特定认知领域的变化。另外，对 RSN 与年龄相关的变化的研究表明，五个认知网络——DMN、认知—听觉网络、认知—语言网络和左右侧额顶叶网络，均存在与年龄相关的功能连接的中断，提示网络内连接的减少和网络外连接的增加都与认知能力下降有关，为认知老化提供了潜在的生物标记物。

同时，也有很多国内外研究者探讨灰白质体积与认知及功能连接的相关性。经研究发现，WHL 患者存在灰质和白质体积的变化，并且这种结构变化和 MoCA 评分相关。WMH 总体体积越大，脑灰质体积越小。这表明，较大的 WMH 总容量与较低的感知速度之间的联系与整个灰质体积无关。另外一项对健康成年人的脑白质完整性、静息态功能连接和脑白质高信号体积进行分析的研究表明，SMN 的静息态功能连接是可以作为年龄相关的执行功能下降的介质，即静息状态下的功能连接的改变，可能导致与年龄相关的执行功能的下降。WML 对信息处理速度和记忆的影响受教育程度和职业的调节，教育程度降低了 WML 容积与 7 年随访后的认知状态的关系，提示认知储备在对抗 WML 临床表现方面可能发挥着重要的缓冲作用，并在一定程度上解释了个体在预后方面的变异性。在痴呆患者中，脑白质损害与感觉运动功能减弱有关。在没有痴呆或 MCI 的社区居民的研究发现，WMH 总量越大，感知速度越低，而情景记忆、语义记忆、工作记忆和视空间能力无此相关性；总的灰质体积越小，感知速度越低，情景记忆越低，而其他三个认知领域没有这种关系。尽管 WML 在整个大脑中普遍存在，但只有额叶和脑室周围 WML 和执行功能的处理速度、工作记忆和抑制功能降低有关，这有可能在一定程度上可以解释某些严重 WML 患者认知功能下降不明显的特点。体育活动可降低不伴有痴呆的 WML 患者认知能力下降的风险，尤其是在执行功能和处理速度方面，这可能能够作为 WML 患者早期预防的一种方式。

（四）WML 的网络连接代偿及网络重组

临床观察发现，有时 WML 的严重程度和认知下降程度无明显正相关，这可能与个体的认知储备、白质病变部位及网络间的重组或代偿等方面相关，同时，多个研究发现，存在 WML 的个体脑内静息态网络连接存在代偿性反应，包括结构代偿和功能代偿。有研究发现 DMN、SN 和 ECN 对认知过程的控制存在紧密的相互影响。相对于正常对照者，SN 对 DMN 和 ECN 之间相互作用的调节在 MCI 患者出现中断。随着认知障碍程度的加重，SN 与 DMN 之间的负相关关系减弱，而 SN 与 ECN 之间的正相关关系增加，并且 SN 内部的正相关也增加，这一发现提示，SN 内部连接可能提示 LA 患者的认知负荷的代偿。我们近期一项研究结果表明，随着认知障碍加重，DMN 和其他各个网络之间的连接减弱，而 DMN 与 ECN 之间的连接关系增强，这种网络重组可能提示 LA 患者对 DMN 损害所致的认知功能损害的一种代偿。相对年长的 WML 人群，年轻患者可以更好地补偿严重的 WML，随着时间推移，这些人的步态和平衡功能保持相对稳定，而年长的人则明显恶化。有学者对健康成年人的白质高信号和局部灰质体积及 RSNs 的功能连接进行对比，对白质高信号使用自动化程序进行量化，对灰质体积进行基于体素的形态学（Voxel-based morphology，VBM）测量，使用 ICA 提取前部和后部 DMN、SN、左侧和右侧额顶网络及视觉网络，结果发现，前部 DMN 和 SN 的形态测量和功能连接呈正相关，在前部 DMN 内部，左侧内侧颞叶—边缘系统发现相关性，SN 内部，右侧顶叶皮质发现有相关，结果表明，即使没有明显的疾病，大脑也会对 WMH 的累积产生代偿性（神经可塑性）反应，表现为区域灰质的增加和功能连接的改变。近期，国内有学者探讨了 LA 合并认知障碍患者的小世界网络属性，结果发现与正常对照组相比，LA 合并轻度认知下降和 LA 合并痴呆患者的小世界属性均有所下降，并且小世界属性与 MoCA 评分显著相关，小世界属性为处理信息效率最高的脑网络，这种改变提示了 LA 合并认知障碍者脑网络存在潜在的结构重组。

三、结论

综上所述，WML 作为脑小血管病的一种，无论在年轻人还是老年人，均在认知功能障碍、运动障碍、情绪障碍和尿便障碍中扮演着比较重要的角色，尤其是认知功能障碍，为不可逆性损害，严重影响着患者生活质量，增加家庭和社会负担。而目前关于 WML 导致不同临床表现的具体发病机制仍然不是特别明确，除了脑血管病常见危险因素之外，多数学者更倾向于利用功能影像学方法对其进行探索，并且，目前也有多项研究证实了 WML 患者的脑功能活动及功能网络连接性的改变，为探寻 WML 的病理生理学机制和早期诊断提供了新的证据。在以后的研究中，我们希望能够寻找一个特定的功能影像学标志物，来早期识别尚未出现认知功能损害的高危 WML 患者，及早对其进行认知训练等干预措施，通过各种形式的认知训练，提高脑内各个网络之间的连接，促成功能重建，达到减缓认知功能下降的目的。

（石庆丽　吕春梅　武　亮　张玉梅）

参考文献

1. MOHAMAD H, GURAY E, JON B T, et al. Regional tract-specific white matter hyperintensities are associated with patterns to aging-related brain atrophy via vascular risk factors, but also independently. Alzheimer's and dementia (Amsterdam, Netherlands), 2018, 10: 278-284.

2. HANNA J, NICOLAU G, RICARDO V, et al. Early-Stage white matter lesions detected by multispectral MRI segmentation predict progressive cognitive decline. Frontiers in neuroscience, 2015, 9: 455.

3. TE M, ZHAO E, ZHENG X, et al. Leukoaraiosis with mild cognitive impairment. Neurol Res, 2015, 37 (5): 410-414.

4. STEFANO D, STEFANO O, EMILIA S, et al. Resting state fMRI regional homogeneity correlates with cognition measures in subcortical vascular cognitive impairment. Journal of the neurological sciences, 2017, 373: 1-6.

5. LI Q, ZHAO L Q, HU F Y. Characteristics of cognitive impairment and the resting state functional MRI in patients with leukoaraiosis. Zhonghua Yi Xue Za Zhi, 2017, 97 (45): 3529-3533.

6. DING X, WU J L, ZHOU Z J, et al. Specific locations within the white matter and cortex are involved in the cognitive impairments associated with periventricular white matter lesions (PWMLs). Behav Brain Res, 2015, 289: 9-18.

7. LI C M, YANG J, YIN X T, et al. Abnormal intrinsic brain activity patterns in leukoaraiosis with and without cognitive impairment. Behav Brain Res, 2015, 292: 409-413.

8. CHENG R C, QI H L, LIU Y, et al. Abnormal amplitude of low-frequency fluctuations and functional connectivity of resting-state functional magnetic resonance imaging in patients with leukoaraiosis. Brain and Behavior, 2017, 7 (6): e00714.

9. WANG J F, CHEN H Y, LIANG H Z, et al. Low-frequency fluctuations amplitude signals exhibit abnormalities of intrinsic brain activities and reflect cognitive impairment in leukoaraiosis patients. Medical science monitor: international medical journal of experimental and clinical research, 2019, 25: 5219-5228.

10. DE PAULA D R, ZIEGLER E, ABEYASINGHE P M, et al. A method for independent component graph analysis of resting-state fMRI. Brain and

Behavior, 2017, 7（3）: e00626.

11. BEATY R E, BENEDEK M, KAUFMAN S B, et al. Default and executive network coupling supports creative idea production. Sci Rep-Uk, 2015, 5: 10964.

12. CHEN Y, WANG C, LIANG H, et al. Resting-state functional magnetic resonance imaging in patients with leukoaraiosis-associated subcortical vascular cognitive impairment: a cross-sectional study. Neurol Res, 2016, 38（6）: 510-517.

13. 沈慧聪, 常天静, 詹炯, 等. 脑白质疏松伴认知障碍患者静息态功能磁共振成像研究. 中国卒中杂志, 2016, 11（7）: 530-5355.

14. 李越秀, 王金芳, 沈慧聪, 等. 脑白质疏松症伴轻度认知损害患者静息态功能磁共振成像研究. 中国现代神经疾病杂志, 2016, 16（5）: 264-270.

15. LIU R Y, CHEN H F, QIN R M, et al. The altered reconfiguration pattern of brain modular architecture regulates cognitive function in cerebral small vessel disease. Frontiers in neurology, 2019, 10: 324.

16. LIU R Y, WU W H, QIN Y, et al. Distinctive and pervasive alterations of functional brain networks in cerebral small vessel disease with and without cognitive impairment. Dementia and geriatric cognitive disorders, 2019, 47（1/2）: 55-67.

17. BENSON G, HILDEBRANDT A, LANGE C, et al. Functional connectivity in cognitive control networks mitigates the impact of white matter lesions in the elderly. Alzheimer's research and therapy, 2018, 10（1）: 109.

18. DING J R, DING X, HUA B, et al. Altered connectivity patterns among resting state networks in patients with ischemic white matter lesions. Brain

imaging and behavior, 2018, 12（5）: 1239-1250.

19. DING J R, DING X, HUA B, et al. Abnormal cortical functional activity in patients with ischemic white matter lesions: a resting-state functional magnetic resonance imaging study. Neuroscience letters, 2017, 644: 10-7.

20. WU X, LAI Y Z, ZHANG Y M, et al. Breakdown of sensorimotor network communication in leukoaraiosis. Neuro-degenerative diseases, 2015, 15（6）: 322-330.

21. TSAPANAU A, HABECK C, GAZES Y, et al. Brain biomarkers and cognition across adulthood. Hum Brain Mapp, 2019, 40（13）: 3832-3842.

22. NASHIRO K, SAKAKI M, BRASKI N M, et al. Resting-state networks associated with cognitive processing show more age-related decline than those associated with emotional processing. Neurobiology of aging, 2017, 54: 152-162.

23. WANG J F, LIANG Y, CHEN H Y, et al. Structural changes in white matter lesion patients and their correlation with cognitive impairment. Neuropsychiatric disease and treatment, 2019, 15: 1355-1363.

24. ARVANITAS Z, FLEISCHMAN A D, ARFANAKIS K, et al. Association of white matter hyperintensities and gray matter volume with cognition in older individuals without cognitive impairment. Brain structure & function, 2016, 221（4）: 2135-2146.

25. MADDEN J D, PARKS L E, TALLMAN W C, et al. Sources of disconnection in neurocognitive aging: cerebral white-matter integrity, resting-state functional connectivity, and white-matter hyperintensity volume. Neurobiology of aging, 2017, 54: 199-213.

26. JOKINEN H, MELKAS S, MADUREIRA S, et al. Cognitive reserve moderates long-term cognitive and functional outcome in cerebral small vessel disease. Journal of neurology, neurosurgery, and psychiatry, 2016, 87（12）: 1296-1302.

27. TAYLOR M E, LORD S R, DELBAERE K, et al. White matter hyperintensities are associated with falls in older people with dementia. Brain imaging and behavior, 2019, 13（5）: 1265-1272.

28. WIGGINS M E, TANNER J, SCHWAB N, et al. Regional leukoaraiosis and cognition in non-demented older adults. Brain imaging and behavior, 2019, 13（5）: 1246-1254.

29. FREDERIKSEN K S, VERDELHO A, MADUREIRA S, et al. Physical activity in the elderly is associated with improved executive function and processing speed: the LADIS Study. International journal of geriatric psychiatry, 2015, 30（7）: 744-750.

30. CHEN H Y, LI Y X, LIU Q, et al. Abnormal interactions of the salience network, central executive network, and default-mode network in patients with different cognitive impairment loads caused by leukoaraiosis. Frontiers in neural circuits, 2019, 13: 42.

31. CHAND G B, WU J, HAJJAR I, et al. Interactions of the salience network and its subsystems with the default-mode and the central-executive networks in normal aging and mild cognitive impairment. Brain Connect, 2017, 7（7）: 401-412.

32. 石庆丽, 张玉梅, 陈红燕, 等. 脑白质疏松相关认知障碍患者的静息态脑网络及格兰杰因果连接. 中国康复理论与实践, 2019, 25（3）: 271-278.

认知障碍新理论新进展

33. DE MARCO M, MANCA R, MITOLO M, et al. White matter hyperintensity load modulates brain morphometry and brain connectivity in healthy adults: a neuroplastic mechanism. Neural Plast, 2017, 2017: 4050536.

34. WANG J, CHEN Y, LIANG H, et al. The role of disturbed small-world networks in patients with white matter lesions and cognitive impairment revealed by resting state function magnetic resonance images (rs-fMRI). Med Sci Monit, 2019, 25: 341-356.

第四篇

认知障碍的康复

第二十九章

认知障碍康复治疗新进展

一、认知障碍与痴呆的基本概念

轻度认知功能障碍（mild cognitive impairment，MCI）指患者具有主观或客观的记忆或认知损害，但其日常生活能力并未受到明显影响，尚未达到痴呆的标准，是介于正常衰老和痴呆之间的一种临床状态。

痴呆是一种以获得性认知功能缺损为核心，并导致患者日常生活、社会交往和工作能力明显减退的综合征。患者的认知功能损害涉及记忆、学习、定向、理解、判断、计算、语言、视空间等功能、分析及解决问题等能力，在病程某一阶段常伴有精神、行为和人格异常。

二、认知障碍的康复治疗

认知障碍康复治疗的核心是使用药物或非药物方法减少认知障碍和伴随症状（如情绪和行为）造成的痛苦，同时延缓认知障碍的进展。

（一）生活方式干预

目的多在于做好二级预防，防止认知功能进一步下降。针对认知障碍的相关危险因素，采取包括健康饮食、适当锻炼、戒烟限酒、控制血糖等措施。Sara DP 等的一项系统回顾依据目前现有的证据，建议在临床和日常生活中采用地中海饮食作为认知障碍预防措施的一部分，以减少认知能力下降和痴呆的风险。全面的睡眠教育培训计划可以减少 AD 患者夜间醒来、夜间总清醒时间和超过 6 个月的抑郁症状，从而有利于减少 AD 患者的痛苦，延缓认知障碍的进展。Han JW 等提出社交活动对认知障碍的预防可能是有益的，包括参加生日聚会、休假、团体活动，以及与训练有素的宠物互动（如狗疗法）。Ngandu T 等的一项随机临床试验发现，饮食、锻炼、认知训练和血管疾病风险管理相结合的干预措施可以提高有认知下降风险人群的认知功能。

（二）药物治疗

目前，认知障碍的药物主要是用于治疗 AD，对于其他类型认知障碍尚无特异性药物。针对 AD，主要有乙酰胆碱酯酶抑制剂（包括多奈哌齐、利伐斯的明和加兰他敏），美金刚及美金刚加多奈哌齐联合用药。针对血管性认知障碍主要通过控制血管性危险因素（如高血压、糖尿病、高脂血症等），抗血小板聚集和抗凝来降低脑缺血和中风风险。认知障碍通常伴有神经精神和行为问题，大约 95% 的患者至少有轻度症状，最常见的症状是冷漠（83%）和抑郁（63%）。对于抑郁患者，可以尝试低剂量抗抑郁药、艾司西酞普兰等，但需避免使用传统的抗精神病药物，如氟哌啶醇，并且抗精神病药物只能在医疗监督下使用。

（三）非药物康复治疗

主要包括认知训练、运动训练及非侵入性脑刺激技术等。

1.认知功能训练

（1）传统认知功能训练：采用简易工具进行思维障碍训练（如排序、分类、推理、解决问题及计算和预算训练）、记忆力训练（如内部策略、外部策略、无错性学习法）、计算力训练、执行能力的训练、注意力障碍训练及失用症、失认症训练等。

（2）计算机辅助认知训练：通过计算机来对患者的认知功能障碍进行辅助锻炼，提高患者治疗的兴趣。与传统测试相比，电脑化的认知评定可节省60%的时间，治疗过程也丰富了环境的刺激。有研究认为，采用计算机辅助认知训练较人工认知训练在改善执行功能及提高日常生活活动能力方面更加有效，值得在脑卒中患者中推广应用。已有研究显示结合了语义结构和单词流畅性训练的基于计算机的工作记忆训练，较"标准记忆治疗"显著提高了工作记忆和单词流畅性，也提高了前瞻记忆能力。已有关于计算机认知训练的荟萃分析证实计算机辅助认知训练可改善认知障碍，尤其是记忆障碍。国内外多项研究证实计算机辅助认知训练有助于脑卒中认知障碍患者认知功能的恢复。

（3）虚拟现实技术（virtual reality，VR）：指由计算机图像和不同程度沉浸感所构建的交互式虚拟环境。VR可以提供现实世界的真实和生态需求，可以提高大脑的可塑性。Dahdah M N等发现VR可用于改善亚急性期脑损伤后认知障碍患者的执行功能及信息处理速度。Maria G M等的一项系统回顾也表明了VR可以作为认知障碍评估及康复的技术。但VR目前应用及推广还存在着诸多问题，主要有可行性和运作成本等，还需要进一步研究解决。

2. 运动训练

多项研究证实有氧运动（如散步、游泳）和非有氧运动/调节（如阻力训练）通过对血压和中风风险的益处来改善心血管健康，大量随机对照试验表明这些干预措施可能对认知、身体功能及日常生活能力产生积极影响。然而 Ada T 等的一项随机对照研究显示无论高、低强度运动对脑卒中后认知功能障碍均没有改善作用。但鉴于目前研究均存在样本量较小、混杂因素较多等问题，我们还需要进一步的更大样本量，设计更严谨的研究证实运动训练与认知障碍康复的关系。

3. 双重任务训练

认知—运动双重任务训练是近年来发展起来的一种创新的康复训练方法，它是将认知任务和运动任务结合起来同时进行两项康复任务的训练，着重在患者的认知/专注力与平衡控制或有氧运动的训练。Nishiguchi S 等研究者提出运动和认知双重任务训练可以提高老年人在进行认知任务时大脑激活的效率，与记忆力和执行功能的改善有关。但目前相关研究较少，需要更多的质量更高的研究来证实双重任务训练对认知障碍康复的影响。

4. 非侵入性脑刺激技术

非侵入性脑刺激技术是目前研究的热点，但其临床应用尚处于起步阶段。

（1）重复经颅磁刺激技术（repeated transcranial magnetic stimulation，rTMS）将磁信号以重复的形式施加在皮质上，刺激局部和相关远隔区域的大脑功能，实现皮质功能区域性重建，产生长时程效应。低频 rTMS 对皮质有抑制作用，高频 rTMS 则产生兴奋作用，rTMS 通过神经内部的联系，双向调节大脑神经兴奋与抑制功能之间的平衡。Park I S 等证实 rTMS 有助于改善患者认知功能障碍。张清华等也证实 rTMS 对血管性认知障碍患者有改善作用。目前相关作用位点，作用位点的定位方法及刺激频率等相关参数仍需要进一步研究。

（2）tDCS 是通过微弱直流电改变神经细胞静息膜电位的电荷分布，产生去极化或超极化现象，从而改变大脑皮质的兴奋性，起到调控大脑功能的作用。目前 tDCS 治疗认知障碍的机制尚不明确。目前相关最佳刺激强度、刺激部位、电极片的面积及电极极性等参数均有待进一步研究。

5. 远程康复

随着虚拟现实技术应用于认知康复领域和计算机互联网技术进一步发展，远程认知康复契合了患者的需求，它是计算机辅助认知康复在空间上的延伸，使认知康复治疗技术能够远距离应用，有利于突破地域限制，减少经济成本，使更多的人得到延续性的康复训练。

6. 其他方法

包括中药改善视觉记忆、数字记忆能力，针灸改善血管性认知障碍，安全有效及高压氧疗法改善局部组织缺氧，促进脑细胞代谢，改善脑机能，对脑卒中后认知功能障碍也具有促进恢复作用等。

三、认知障碍康复的总体现状

对于认知障碍的康复治疗，由于药物治疗不良反应大、疗效不确切、作用人群有限等问题，目前研究热点集中于非药物康复治疗，尤其是相关康复技术联合治疗与无创性脑功能刺激技术。

由于认知障碍患者病程长，往往进行性加重，且目前医疗人员不足、医疗资源短缺等问题的存在，远程康复以其便捷、成本低、不受距离限制等优势也逐渐成为人们关注的热点。

认知障碍的康复研究目前仍处于早期阶段，现有研究还存在样本量小、研究不够深入、基础研究不足等问题，还有许多未知需要我们去探索，如有效的康复治疗新方法、相关认知康复的机制研究等。随着相关诊疗技术的发展，研究者们将会不断发现新成果，认知障碍康复研究也会跨越新台阶。

（孙瑞凤　公维军）

参考文献

1. 中国痴呆与认知障碍指南写作组，中国医师协会神经内科医师分会认知障碍疾病专业委员会. 2018 中国痴呆与认知障碍诊治指南（一）：痴呆及其分类诊断标准. 中华神经科杂志，2018，98（13）：965-970.

2. PETERSSON S D, PHILIPPOU E, Mediterranean D, Cognitive function, and dementia: a systematic review of the evidence. Adv Nutr, 2016, 7（5）: 889-904.

3. HAN J W, LEE H, HONG J W, et al. Multimodal cognitive enhancement therapy for patients with mild cognitive impairment and mild dementia: a multi-center, randomized, controlled, double-blind, crossover trial. J Alzheimers Dis, 2017, 55（2）: 787-796.

4. NGANDU T, LEHTISALO J, SOLOMON A, et al. A 2 year multidomain intervention of diet, exercise, cognitive training, and vascular risk monitoring versus control to prevent cognitive decline in at-risk elderly people （FINGER）: a randomised controlled trial. Lancet, 2015, 385（9984）: 2255-2263.

5. ARVANITAKIS Z, SHAH R C, BENNETT D A. Diagnosis and management of dementia: review. JAMA, 2019, 322（16）: 1589-1599.

6. VIK-MO A O, GIIL L M, BALLARD C, et al. Course of neuropsychiatric symptoms in dementia: 5-year longitudinal study. Int J Geriatr Psychiatry, 2018, 33（10）: 1361-1369.

7. YOHANNA D, CIFU A S. Antipsychotics to treat agitation or psychosis in patients with dementia. JAMA, 2017, 318（11）: 1057-1058.

8. CICERONE K D, GOLDIN Y, GANCI K, et al. Evidence-based cognitive rehabilitation: systematic review of the literature from 2009 through 2014. Arch Phys Med Rehabil, 2019, 8（100）: 1515-1533.

9. DAHDAH M N, BENNETT M, PRAJAPATI P, et al. Application of virtual environments in a multi-disciplinary day neurorehabilitation program to improve executive functioning using the Stroop task. Neuro Rehabilitation, 2017, 41（4）: 721-734.

10. MAGGIO M G, DE LUCA R, MOLONIA F, et al. Cognitive rehabilitation in patients with traumatic brain injury: a narrative review on the emerging use of virtual reality. J Clin Neurosci, 2019, 61: 1-4.

11. ZHENG G H, ZHOU W J, XIA R, et al. Aerobic exercises for cognition rehabilitation following Stroke: a systematic review. J Stroke Cerebrovasc

Dis，2016，25（11）：2780-2789.

12. YEH T T，WU C Y，HSIEH Y W，et al. Synergistic effects of aerobic exercise and cognitive training on cognition，physiological markers，daily function and quality of life in stroke survivors with cognitive decline：study protocol for a randomized controlled trial. Trials，2017，18（1）：405.

13. BEST J R，ENG J J，DAVIS J C，et al. Study protocol for Vitality：a proof-of-concept randomised controlled trial of exercise training or complex mental and social activities to promote cognition in adults with chronic stroke. BMJ Open，2018，8（3）：e021490.

14. TANG A，ENG J J，KRASSIOUKOV A V，et al. High- and low-intensity exercise do not improve cognitive function after stroke：a randomized controlled trial. J Rehabil Med，2016，48（10）：841-846.

15. Nishiguchi S，Yamada M，Tanigawa T，et al. A 12-week physical and cognitive exercise program can improve cognitive function and neural efficiency in community-dwelling older adults：a randomized controlled trial. J Am Geriatr Soc，2015，63（7）：1355-1363.

16. 廖亮华，黄东，江兴妹，等 . 高频与低频重复经颅磁刺激对脑梗死患者认知功能的影响 . 中华物理医学与康复杂志，2017，39（1）：56-58.

17. PARK I S，YOON J G. The effect of computer-assisted cognitive rehabilitation and repetitive transcranial magnetic stimulation on cognitive function for stroke patients. J Phys Ther Sci，2015，27（3）：773-776.

18. 张清华，徐菁菁，曹忠耀 . 重复经颅磁刺激联合认知训练治疗血管性认知障碍临床研究 . 中国实用神经疾病杂志，2017，20（19）：52-54.

19. ROSSO G，FRISIELLO A，TRIZIO M，et al. Learning from professionals：

exploring cognitive rehabilitation strategies for the definition of the functional requirements of a telerehabilitation platform. Comput Biol Med，2018，95：288-297.

20. 孙清已．通窍活血汤加减联合尼麦角林治疗淤血阻窍型中风后认知障碍 45 例．中外医学研究，2017，15（31）：173-174.

21. 冯琪，尚华杰，臧颖颖，等．针灸治疗血管性认知障碍的研究进展．长春中医药大学学报，2018，34（1）：192-195.

第三十章

社区老年认知障碍管理

一、概述

随着我国老龄化人口的增加，认知障碍的患病人数也越来越多。认知功能障碍泛指各种原因导致的各种程度的认知功能下降，从轻度认知功能障碍到痴呆。MCI 是指记忆力或其他认知功能进行性减退，但不影响日常生活能力，且未达到痴呆的诊断标准。痴呆（dementia）是一种以获得性认知功能损害为核心，并导致患者日常生活能力、学习能力、工作能力和社会交往能力明显减退的综合征。患者的认知功能损害涉及记忆、学习、定向、理解、判断、计算、语言、视空间功能、分析及解决问题等能力，在病程某一阶段常伴有精神、行为和人格异常。

二、流行病学特征

几项对社区老年人群进行 MCI 的流行病学调查结果显示：武汉社区 MCI 患病率为 27.91%，广州社区 MCI 患病率为 14.2%，南昌社区 MCI 患病率为 16.95%，上海社区 MCI 患病率为 19.1%。可见，社区轻度认知障碍患者占有较大比例。痴呆对患者身体、心理、社会和经济都有影响，不仅对痴呆患者，而且对他们的照顾者、家庭和整个社会都有影响。有研究表明，MCI可能进展为痴呆，可能保持稳定，亦可能恢复正常。目前，对痴呆尚无特效治疗方法，对MCI患者进行早期预防、早期干预可延缓疾病进展，提高患者的生活质量。

三、认知障碍的筛查

多项研究表明，尚无直接证据证实对无症状的老年人进行认知障碍筛查有益处，而对有认知功能损害的患者需要及时进行认知功能评估。目前国内外对认知功能评估常用的工具有简易精神状态检查 (mini-mental state examination,MMSE)、蒙特利尔认知评估量表 (Montreal cognitive assessment,MoCA)、Mattis 痴呆评定量表（Mattis dementia rating scale Alzheimer type validity，DRS）、画钟试验（clock drawing test,CDT）、智能筛查测验（cognitive abilities screening instrument，CASI）、全科医生认知功能评估量表（general practitioner assessment of cognition，GPCOG）、社区痴呆症普查仪器(the brief community screening instrument for dementia，CSI-D)等。目前，多数医院使用一种基于计算机的认知评估工具（computer-based cognitive assessment tool，CompBased-CAT），可在平板电脑和个人电脑上进行，CompBased-CAT作为一种新的认知评价工具，在社区老年人中具有一定的有效性、识别能力和实用性。

四、认知障碍的影响因素

年龄、性别、职业、肥胖、婚姻状况、受教育程度低、绝经年龄早等一般情况；慢性病，如心脑血管病、高血压、高血脂、糖尿病；感觉器官的功能，如听力、视力的下降；躯体功能水平，如日常生活能力评分低、活动少、残疾；心理健康水平，如抑郁；不良生活习惯，如吸烟、酗酒、运动锻炼少等。

五、认知障碍的管理及干预

（一）健康教育及相关知识普及

因痴呆后期各种分型有着相似的临床表现，不易区分，且在痴呆后期病情已不可逆转。初级保健医师在早期识别和诊断认知障碍患者方面发挥着重要作用，同时可以提供基于证据的干预措施，延缓认知障碍的进一步发展。现提倡对社区人群定期进行健康宣教，宣教人群可以指向一般群众、政治领导人和媒体，普及认知障碍相关知识，加强公众对认知障碍的认识，从而能够在出现记忆减退等症状时及时就诊，便于医生及早对其进行认知功能评估，及早对其进行个体化的指导与干预。

（二）个体化危险因素的干预

目前，尚无指南推荐药物治疗 MCI，有研究表明，对 MCI 可逆转因素如抑郁、多重用药、生活方式调节等进行干预及调节，可延缓其进程。现提倡早期诊断、早期干预。对已筛查出认知功能障碍的患者，进行病史采集及系统的体格检查，了解其一般情况后，根据其个体情况，对其进行健康生活方式指导。

①饮食管理：个体化指导饮食，健康饮食，补充营养素，推荐地中海饮食；②基础疾病的管理：控制血脂、血压、血糖至合适水平，戒烟限酒，降低心脑血管疾病的发生风险；③社交管理：可组织集体活动、娱乐活动等，提高认知障碍人群的社会参与感，

减少其孤独感，降低抑郁、焦虑等的发生风险；④运动管理：多项研究表明，适当进行体育活动可提高认知障碍人群的认知评分。生活方式的改变，如有氧运动，是一种被认可的保持认知能力和降低痴呆进展率的方式。

（三）多领域综合干预

多项研究表明，对认知障碍人群进行综合干预可有效改善认知功能及生活自理能力。

①药物干预：有研究表明，目前尚不建议对轻度认知功能障碍患者进行药物治疗，而对确诊为中度或重度认知障碍的患者，治疗药物多为乙酰胆碱酶抑制剂多奈哌齐、美金刚等，可使症状得到适度缓解；②认知功能训练：进行记忆训练、推力训练、处理速度训练、策略训练、计算机辅助认知功能训练；③肢体功能训练：鼓励患者主动进行肢体活动，不能进行主动活动的患者可由护理者帮助其进行被动活动；④中医疗法干预：太极拳、手指操、针灸穴位等；⑤重复经颅磁刺激；⑥音乐疗法。

（四）社区认知障碍人群管理

①成立多学科小组。对认知障碍患者进行综合评估，从而对患者进行个体化的干预及治疗；②建立认知障碍网站或学校。提供认知障碍教育专题、知识专题，提供专攻认知领域问题的医生的报告，以及关于解决认知障碍挑战的专业教育项目、高级课程和研讨会的信息，共同学习，提高对认知障碍的认识；③微信组群管理。有专业医护人员适时发送日常生活健康宣教知识信息，督促患者复查，指导合理用药，解答患者提出的疑问；定期组织患者及家属联谊活动，交流护理经验，组织游戏、讲座，丰富患

者业余生活及激发参与社会活动的热情；④实现医院—社区—家庭三级联动。对认知障碍的临床评估、鉴别诊断和管理通常发生在初级保健环境中，需要适量的专家参与，加大对社区康复团队及康复设备的投入，设置记忆门诊或记忆评估机构，早期筛查记忆障碍患者，由上级医院制订康复计划，社区落实执行、随访、家庭支持、督促患者按计划完成康复活动，并及时反馈，实现资源共享；⑤实行社区三级管理模式。对所有社区老年人群定期给予常规社区医疗指导，建立社区老年认知障碍管理档案，提供针对性干预、健康教育和综合干预，做好随访管理、干预情况和病情变化的登记。

六、面临的问题与挑战

社区认知障碍患者数量庞大，但患者及其家属对认知障碍的认识尚且不足，在患病后不能进行有效的自我管理及家庭护理，因此政府及医务工作者应积极对其定期进行健康宣教及知识指导，帮助人们更好地理解认知障碍。目前，社区缺乏接受过专业培训的认知障碍护理人员，缺乏专门进行社区认知障碍管理的公共卫生人员，政府应该投资建立一个长期的认知障碍劳动力队伍，包括机构、社区和家庭管理，培训机构护理人员进行认知障碍的综合护理，提高专业知识水平。目前，有必要进一步的研究，以确定我国认知障碍问题的严重程度，以及为未来几年即将到来的危机做准备，亦需要进一步研究适合中国老年人群认知障碍的筛查、预防和治疗方法。这些都是解决老年认知障碍问题目前所面临的挑战。

（李晓玲　公维军）

参考文献

1. 中国痴呆与认知障碍诊治指南写作组，中国医师协会神经内科医师分会认知障碍疾病专业委员会. 2018 中国痴呆与认知障碍诊治指南（五）：轻度认知障碍的诊断与治疗. 中华医学杂志, 2018, 98（17）：1294-1301.

2. 中国痴呆与认知障碍指南写作组，中国医师协会神经内科医师分会认知障碍疾病专业委员会. 2018 中国痴呆与认知障碍诊治指南（一）：痴呆及其分类诊断标准. 中华医学杂志, 2018, 98（13）：965-970.

3. 杨帆，王超，毛宗福. 武汉市社区老年人轻度认知功能障碍患病现状及其影响因素分析. 中国公共卫生, 2016, 32（12）：1705-1707.

4. RAO D, LUO X, TANG M, et al. Prevalence of mild cognitive impairment and its subtypes in community-dwelling residents aged 65 years or older in Guangzhou, China. Arch Gerontol Geriatr, 2018, 75：70-75.

5. 陶雪琴，廖雄，李梦倩，等. 社区老年人轻度认知功能障碍的流行病学调查. 中国老年学杂志, 2016, 36（13）：3283-3286.

6. 黄武全，陆媛，于德华. 上海市某近郊城区老年人轻度认知障碍患病率及其影响因素分析. 中国医药导报, 2019, 16（21）：59-63, 68.

7. PETERSEN R C, LOPEZ O, ARMSTRONG M J, et al. Practice guideline update summary：mild cognitive impairment. Neurology, 2018, 90（3）：126-135.

8. ARVANITAKIS Z, SHAH R C, BENNETT D A. Diagnosis and management of dementia：review. JAMA, 2019, 322（16）：1589-1599.

9. POTTIE K, RAHAL R, JARAMILLO A, et al. Recommendations on

screening for cognitive impairment in older adults. CMAJ，2016，188（1）：37-46.

10. TAKAHASHI J，KAWAI H，SUZUKI H，et al. Development and validity of the computer-based cognitive assessment tool for intervention in community-dwelling older individuals. Geriatr Gerontol Int，2020，20（3）：171-175.

11. ASSAF G，TANIELIAN M. Mild cognitive impairment in primary care：a clinical review. Postgrad Med J，2018，94（1117）：647-652.

12. HAN R，TANG Z，MA L. Related factors of cognitive impairment in community-dwelling older adults in Beijing longitudinal study of aging. Aging Clin Exp Res，2018，31（1）：95-100.

13. ISAACSON R S，HRISTOV H，SAIF N，et al. Individualized clinical management of patients at risk for Alzheimer's dementia. Alzheimers Dement，2019，15（12）：1588-1602.

14. SANFORD A M. Mild Cognitive Impairment. Clin Geriatr Med，2017，33（3）：325-337.

15. HERNANDO R V. Nutrition and cognitive impairment. Nutr Hosp，2016，33（S4）：49-52.

16. NARA M，SUGIE M，TAKAHASHI T，et al. Japanese version of the montreal cognitive assessment cut-off score to clarify improvement of mild cognitive impairment after exercise training in community-dwelling older adults. Geriatr Gerontol Int，2018，18（6）：833-838.

17. JONGSIRIYANYONG S，LIMPAWATTANA P. Mild cognitive impairment in clinical practice：a review article. Am J Alzheimers Dis Other Demen，2018，33（8）：500-507.

18. BAE S，LEE S，LEE S，et al. The effect of a multicomponent intervention to promote community activity on cognitive function in older adults with mild cognitive impairment：a randomized controlled trial. Complement，2019，42：164-169.

19. Vasenina E E, Levin O S, Sonin A G. Current trends in the epidemiology of dementia and the management of patients with cognitive impairments. Neurosci Behav Physi，2019，49（4）：456-462.

20. 刘莹. 微信组群管理对居家轻度认知障碍患者的影响. 天津护理，2015，23（2）：105-106.

21. 乐晓平. 社区轻度认知功能障碍老年患者的三元联动康复干预. 护理学杂志，2018，33（16）：93-94，108.

22. 汤悦，张源，汪志良，等. 医院-社区-家庭协作网与老年痴呆社区干预. 中国全科医学，2017，20（S3）：457-459.

23. BEHRMAN S，VALKANOVA V，ALLAN C L. Diagnosing and managing mild cognitive impairment. Practitioner，2017，261（1804）：17-20.

24. WU C，GAO L，CHEN S，et al. Care services for elderly people with dementia in rural China：a case study. Bull World Health Organ，2016，94（3）：167-173.

第三十一章

偏侧忽略康复评定与康复

一、概述

偏侧忽略（unilateral neglect，UN）又称单侧空间忽略，是脑卒中后立即出现的最常见的行为认知障碍之一，其特征为受损对侧肢体感知觉缺失，不能注意到对侧视觉、听觉、触觉或嗅觉的刺激，伴空间定位等行为能力的异常。由于人类视空间注意的分布在右侧半球占优势，所以临床上以右脑损失引起的左侧空间忽略更常见、更严重、更持久，这种忽略也会发生在左半球病变上。目前普遍认为，85% 的右半球病变患者在亚急性期有忽视症状，36.2% 的患者有中度至重度症状。

二、偏侧忽略类型、临床表现和解剖损伤定位

UN 是一种多因素综合征，以往的大多数研究主要集中在卒中患者视觉忽略方面。但越来越多的证据表明，其形式包括感觉忽略和运动忽略。在不同参考框架或坐标系下，UN 既可以是相对于观察者的躯体中线的一侧空间，也可以是相对于物体中线的一侧空间，这样每个物体都有其对应的该侧空间。根据空间分布可以

分为个人的（自身空间）、以自我为中心的（近空间）和非自我
为中心的（远空间）忽略。基于不同参考框架下的 UN 存在许多
临床亚型见表 3。

（1）视觉忽略：是临床最常见的忽略的类型，其表现为无法
检测到出现在对侧视野中的刺激。相关的解剖损伤定位有额顶叶
交界处（顶叶下叶 BA 39、缘上回和 BA40、角回）、额上回、前
运动皮层（BA6、BA8 和 BA44）及基底神经节和丘脑。

（2）听觉忽略：对来自对侧空间的声音或言语刺激的注意缺
陷。相关的损伤定位主要是特定听觉通路的损害。听觉消退是涉
及声音识别的腹侧通路（前额上回和额下回）损伤的结果，而听
觉空间定位缺陷是由于涉及声音定位的背侧通路（后额上回、后
顶叶和顶叶下回）受到损伤造成的。

（3）躯体感觉忽略：作用于忽略侧的疼痛刺激、刺激定位和
肢体空间定位的错误。解剖损伤定位为后顶叶皮层。

（4）运动忽略：在没有初级运动功能或感觉功能缺损的情况
下，会丧失对侧肢体的自发性使用。是指患者忽略病灶对侧空间
或一侧身体的感觉刺激。相关的解剖损伤是前额叶和顶叶皮层、
运动相关区、运动前相关区、扣带、硬膜、内囊和丘脑，初级感
觉运动皮层均有保留。

（5）个人忽略：相当于对患者身体或面部的对侧部分缺乏探
索或认识。对于个人忽略，采用绒毛测试和半结构化量表对其进
行功能评价。相关的解剖损伤是右缘上回、中央后回和下面的白质，
所有这些都在编码本体感受和体感信息方面起着作用，这些信息
与空间中自我中心的身体表征有关。

（6）自我为中心的忽略：有的患者表现为对位于其躯体中线

表 3　基于不同参考框架下的 UN 存在许多临床亚型

忽略	空间	症状	评估任务	鉴别诊断	潜在缺陷	病灶
视觉	EP	遗漏、持续、重复的行为	删除、等分、线段绘制、记忆、视觉搜索	偏盲	外源性注意、内源性注意、视动组件	颞顶联合区［顶下小叶（缘上回，角回），颞上回］，颞中回、枕中回，岛叶，尾状核，前运动皮层（II & III），额枕下束，下纵束，上纵束，弓状束（前束），胼胝体
听觉	EP	遗漏、声音定位	两耳分听任务、指向声目标	失聪	"什么"的听觉注意	颞上回（前外侧），额下回
					"哪里"的听觉注意	颞上回（后侧），后顶叶皮层（前下侧）
躯体感觉	P	遗漏、触觉定位	Bisiach任务	偏侧感觉缺失	注意身体空间	后顶叶皮层，前运动区

续表

忽略	空间	症状	评估任务	鉴别诊断	潜在缺陷	病灶
运动	P	失用	用双手拍	偏瘫、运动消失、运动保持困难、定向运动功能减退、定向运动徐缓	运动意图、运动抑制性控制	辅助运动区、前辅助运动区、前运动区、后顶叶皮层、扣带回、内囊、丘脑
个人的	P	遗漏	Bisiach任务、缺毛测试	偏瘫否认、身体妄想症	身体空间表示	缘上回，中央后回及之间的白质纤维
自我为中心的	P	遗漏、指向转变、眼的偏差	手动向前指出	视觉性共济失调、前庭性偏差	注意自我中心空间	颞上回到缘上回，基底神经节，岛叶
非自我为中心的	EP	遗漏、感觉异侧	凭记忆画画、摹临、缺口探查测验		注意物体之间和内部	角回
表征性	想象空间	遗漏	国家地图和城镇广场的心理描述	语义记忆缺陷	内源性注意、内部空间表示	后顶叶皮层、颞顶联合区、上纵束、枕下束、胼胝体

注：身体外围（extrapersonal, EP）；自身（personal, P）。

一侧空间的事物不注意。与躯干或头部的中间位置有关，在被要求在黑暗中指向"正前方"或探索个人周围空间的患者中，揭示了指向大脑损伤对侧的探索性运动。自我为中心的忽略采用行为注意障碍评测。相关的解剖损伤是颞上回损伤向缘上回扩散，基底节和岛叶损伤。

（7）非自我中心的忽略：有的患者则表现为对视野中位于每个事物的中线一侧部分产生了忽略。是指一个物体相对于另一个物体在一个、两个或三维空间中的空间编码。完全或部分省略所代表的对象的左部分，而不管其位置相对于主体的中心。评估常采用凯瑟林—波哥量表。相关的解剖损伤是角回。

（8）表征性忽略：在产生或探索想象表征的对立面方面存在缺陷，并且在空间注意定向方面存在内在的同质性偏差。是由类似于视觉忽略的脑损伤引起的，是这两种缺陷经常同时出现的背后原因，与视觉忽略一样，表征性忽略可以通过上纵束的断开来解释，上纵束涉及与后胼胝体断开相关的内源性注意力定向，因此，在空间表征过程中阻止了长期记忆中产生的言语信息的回忆。

三、偏侧忽略的发生机制

在过去的研究中，颞顶联合区（temporal parietal junction，TPJ）和顶下小叶（inferior parietal lobule，IPL）被认为是 UN 发生的经典脑区，并且 UN 多见于右半球。然而，继后的相关证据表明，其他相关皮层区域（尤其是前运动区、背外侧前额叶、颞上回）、皮层下核（丘脑、基底神经节）、白质纤维束（尤其是额旁连接区）的病变均可能导致 UN。

一项荟萃分析报道，对于目标取消任务的忽略与遍布整个背外侧和顶叶前额叶区域的网络有关，而线段等分移位与更多的后部损伤有关，包括顶叶的下叶和上叶。然而，这两项任务都与角回后部的病变有关。右侧大脑前运动区的受损可能是影响了运动控制，进而导致了纸笔测试中的忽略表现。有研究发现，个人忽略的关键区域位于顶叶的后中央和上边缘脑回、颞上回的后部、放射冠的近核部分和顶叶的半椭圆形中心。但非自我为中心忽略与额叶（下前中央和中下脑回）、颞上回前部和中部及颞叶的冠状核下核部分的病变有关（图9）。

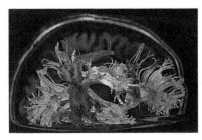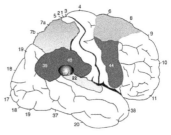

上纵束在侧位和轴位上分为四个部分：上纵束1（绿色）、上纵束2（蓝色）、上纵束3（黄色）和上纵束4环状束（红色）。此外，还可见额枕下束（青色）和下纵束（橙色）。

图9　上纵束在侧位和轴位的分布（彩图见彩插3）

通过磁共振探究右半球单侧空间忽视相关的主要白质通路显示，UN发生与顶叶下白质纤维束的相关性可能是由于中央后回（编码本体感觉和躯体感觉输入的区域）与缘上回（编码较抽象的以自我躯体为中心的空间表征的区域）间联系的功能性中断。

四、偏侧忽略的康复评定

（1）Schenkenberg 二等分线段试验：由 Schenkenberg 等设计，在一张纸上由不同长度的线段 20 条，无规律排序，并且在纸上两个半空间出现的方式不同，嘱其在每条线中点做标记，测试较为灵敏。最后算出平均偏离百分数＝各线段标记中点与实际中点的距离之和（或）所有线段长度和 ×100%。

（2）Albert 划线检查：40 条 2.5 cm 的线段按不同方向分布在一张纸上，嘱其划销所看到的线段，最后分析未被划销的线条数目及偏向。

（3）临摹及绘画测验：Ogden1985 年提出观点，临摹房子和树的复合画是检查空间忽略症最敏感的测验。有研究显示自由画较画钟试验有更好的信度，但受年龄和文化程度影响。

（4）日常生活活动能力 ADL 评价：采用日常行为观察来评价（表 4）。

表 4　单侧空间忽略患者常见日常忽略行为

日常生活活动	忽略行为
坐姿	不能独立保持稳定的坐姿 坐位时躯干向健侧倾斜 脸偏向健侧，眼睛（视线）只注视健侧 不能注意到患侧肢体放置位置不正确 与人交谈时不目视对方，忽略站在其患侧的人
进食	忽略患侧的餐具及餐具内患侧的食物
修饰	剃须、梳头、洗脸、刷牙、洗澡时忽略患侧部分 化妆和佩戴首饰时遗漏患侧

续表

日常生活活动	忽略行为
更衣	穿衣困难，漏穿患侧的衣袖，找不到患侧的袖口 漏穿患侧的鞋、袜等
如厕	忽略位于患侧的冲水把手、纸篓
轮椅与转移	转移时遗忘患侧肢体 忽略制动轮椅的患侧手闸；或忽略抬起或放下患侧的脚托 驾驶轮椅时撞到患侧的人或障碍物
行走	忽略患侧的行人及建筑物，走过位于其患侧的目标或迷路
阅读与书写	读横排的文字时漏读患侧的文字或漏写患侧偏旁
游戏活动	在象棋、围棋等游戏活动中不使用患侧的棋子或不把棋子放在患侧的棋盘，也忽略对手来自患侧的攻击。在插花时只插健侧
行为特征	乐观、不注意自己的障碍（忽略、偏瘫） 否认瘫痪，在病房中照顾其他患者

（5）行为注意障碍评测（behavioral inattention test，BIT）：1987年由 Wilson 等发表，是目前唯一标准化的评价方法。BIT 除传统测试外，还包括9项对日常生活影响的行为检查，共81分。得分越高，表现越好。根据一般检查判定有无忽略，通过行为检查明确在日常生活中存在的忽略问题。

（6）凯瑟林—波哥量表（Catherine Bergego Scale，CBS）：是 Azouvi 等在1996年提出的评估单侧忽略的功能量表。包括10项与基本日常生活相关的项目，每项分4度，以半定量的方式进行评分，包括对自体、身体周边及身体外围进行整体的评估。

（7）轮椅驱动试验：Webster 等建立了一种通过驱动轮椅来

续表

评定偏侧忽略的方法。测试包括要求患者按照预先设定的路线操纵轮椅,寻找目标地标和避开障碍物。研究认为,该试验与纸笔试验有很好的相关性。然而,这种评定方法的缺陷需要的场地很大,也很难从一个设施环境复制到另一个设施环境。

(8)绒毛测试:在绒毛试验中,24个圆形的毡垫附在患者的衣服上。右侧放置三种刺激,左侧放置三种刺激,左臂放置六种刺激,左腿放置六种刺激,右腿放置六种刺激。右臂上没有放置任何目标,右臂用于执行任务。当测试者连接目标物时,被蒙住眼睛的患者会参与到一场谈话中,以分散他们对刺激物的注意力。患者的任务是清除目标。该分数是根据从左侧分离的目标数来计算的,分数线为13。

(9)半结构化量表:患者被要求演示三种常用物品的使用:梳子、眼镜和剃须刀(男性)或爽身粉(女性)。检查者对每个物体的表现进行评估,并根据面部两侧运动的对称性给患者打分,分值从0分到3分。如未发现空间探索的系统不对称,则认为患者行为正常,得分为0分。如果患者能够探索病变的同侧缩小部分,那么评分为3分。最高分是9分。

五、偏侧忽略的康复治疗

在过去的研究中,一些改善偏侧忽略方法的有效性已经被证实。考虑到单侧忽略综合征的不同表现方面,应制订更有针对性的认知康复治疗方案。根据其理论基础进行如下分类。

(一)通过自上而下的机制提高忽略行为的意识

自上而下的刺激技术是基于将注意力自动转移到被忽略的偏

侧,包括视觉扫描训练(visual scanning training,VST)、心理意象等。

VST 治疗内容是让受试者坐在大约 1 米远的大屏幕(3 m×2 m)前,刺激(数字从 1 到 9 或符号)出现在 48 个可能的位置中的一个。受试者被要求说出所呈现的刺激,并尽快按下按钮,使用不同难度的序列。在训练开始时,顺序从右向左进行。逐渐地,刺激可以出现在前一个刺激左侧的 2 或 3 个水平位置。治疗结束时,序列随机呈现。在视觉刺激前出现或不出现警告信号的顺序,以及治疗师给予的鼓励会随着训练难度的增加而改变。VST 旨在改善视觉扫描行为,要求患者主动、有意识地注意对侧刺激。

(二)通过自下而上的感觉刺激

自下而上的刺激技术是基于增强左空间的自动定位的想法,包括视动刺激(optokinetic stimulation,OKS)、颈部肌肉震动(neck-muscle vibration,NMV)、前庭冷热刺激(caloric vestibular stimulation,CVS)、棱镜适应(prism adaptation,PA)等。

(1)OKS 治疗内容是让患者视觉跟踪一个以 30 ~ 50°/s 速率自右向左运动的刺激来诱发慢相向左、快相向右的眼震,从而治疗单侧空间忽略。Kerkhoff 等通过给予 UN 患者 OKS 治疗(5 个周期、10 天 / 周期、2 次 / 天、20 分 / 次),治疗后发现沪铝症状得到改善,并在治疗结束后两周治疗效果仍有稳定保持。有研究报道,OKS 与其他治疗相比其治疗效果更为有效。

(2)NMV 主要是通过肌肉振动可以激活肌梭。向中枢神经系统传入冲动。Schindler 等通过比较 NMV 治疗与 VST 治疗时,NMV 在删除试验、阅读训练、日常生活活动能力等方面获得较好的治疗效果。可以作为 UN 可靠的治疗手段,而且也不需要患者主动配合。单治疗效果短暂，能否产生持续稳定的效果，需要进一步验证。

（3）CVS 治疗内容是给予病损对侧耳朵冷水灌注刺激，可诱发慢相向左、快相向右的前庭性眼震。有研究报道，CVS 治疗偏侧忽略时，患者在删除试验中忽略症状明显改善，但是其维持时间较短。由于 CVS 对前庭刺激会产生眩晕、呕吐等不良反应，因此临床使用较少。

（4）PA 作为一种感觉运动适应方法，在"自下而上"的方法中应用最为广泛。受试者佩戴楔形棱镜后视野中的物体均向右偏移，通过让受试者观察指认视觉目标的整个移动过程中，可纠正这种向右偏移。反复训练后，PA 对 UN 的改善可以从视觉忽略、表征性忽略等去矫正患者运动轨迹，从而准确抓住物体。棱镜适应技术根据此原理，中和忽略患者的向右方向偏斜以达到治疗目的。现有证据支持 PA 的感觉 - 运动效应主要与小脑—顶叶网络的激活有关，而对空间认知的影响可能由颞区和前额叶自下而上的激活介导。Revol 等研究显示，在棱镜调整后，忽略患者的左偏向错误率显著降低，并且与未忽略患者的观察结果相似。此外，右侧物体的触觉加工也略有改善。这一发现表明棱镜适应的影响扩展到非暴露的触觉通道，支持跨通道中心效应假说。

有研究报道，若按照效力分级，OKS 效果最好，其次是 PA、NMV，而 VST 的治疗效力最低。但是此分级的可靠度需要进一步验证。

（三）非侵入性脑刺激——调节抑制过程

关于解释视觉空间忽视的模型中，"大脑半球竞争模型"认为空间注意的分配是通过胼胝体抑制来平衡的，并且两个半球都竞争将注意力引导到对侧的半空间。因此提出，脑损伤导致大脑半球间的失衡，可以通过激活受损的脑区或通过非侵入性脑刺激去激活未受损的（过度激活的）脑区来重新连接。

Fan 等研究表明，采用频率为 0.5 Hz、1 Hz、10 Hz 的经颅磁刺激（transcranial magnetic stimulation，TMS）作用于顶叶皮层区域 3 区、4 区、5 区，每次脉冲：656 ~ 1200，强度为 80% ~ 90% rMT，作用时间为 10 ~ 28 次来治疗 UN。其结果显示，无论是低频还是高频作用于同侧还是对侧，都有显著而持久的效果，但采用高频 TMS 和对单侧刺激的效果更明显。Salazar 等同样的研究也发现了兴奋性和抑制性刺激后的相似结果。根据最新荟萃分析，当使用 1Hz 的刺激频率时，rTMS 的益处似乎特别明显。虽然有很好的结果，但 rTMS 治疗忽视的有效性仍然存在争议，特别是在最佳的刺激参数方面。

在最近的一项研究中，UN 被发现是影响运动恢复和日常生活活动独立性的消极预后因素。因此，UN 患者的神经心理治疗结果影响整个康复过程的结果。而目前没有足够的证据支持 UN 治疗方法的有效性。需要进一步的研究来验证，随时间的推移、治疗效果的维持、涉及的评估内容、不同亚型的治疗方法的选择及治疗方法组合的治疗效果。

（赵依双　李越秀　张玉梅）

参考文献

1. 陈立典. 认知功能障碍康复学. 北京：科学出版社，2015.

2. 恽晓平. 康复疗法评定学. 北京：华夏出版社，2014.

3. 窦祖林. 作业治疗学. 3 版. 北京：人民卫生出版社，2019.

4. PHILIPPE A. The ecological assessment of unilateral neglect. Annals of Physical and Rehabilitation Medicine，2017，60：186-190.

5. RODE G，FOURTASSI M，PAGLIARI C，et al. Complexity vs. unity in unilateral spatial neglect. Rev Neurol（Paris），2017，173（7/8）：440-450.

6. VALLAR G，CALZOLARI E. Unilateral spatial neglect after posterior parietal damage. Handb Clin Neurol，2018，151：287-312.

7. RODE G，PAGLIARI C，HUCHON L，et al. Semiology of neglect：an update. Ann Phys Rehabil Med，2017，60（3）：177-185.

8. LANGER K G，PIECHOWSKI-JOZWIAK B，BOGOUSSLAVSKY J，et al. Hemineglectand attentional dysfunction. Front Neurol Neurosci，2019，44：89-99.

9. YUE Y，QI Y，ZHAO Y. A study on the neuroanatomic bases of hemispatial neglect. Chinese Journal of Rehabilitation Medicine，2015，30（11）：1125-1130.

10. KASHIWAGI F T，EL DIB R，GOMAA H，et al. Noninvasive brain stimulations for unilateral spatial neglect after stroke：a systematic review and meta-analysis of randomized and nonrandomized controlled trials. Neural

Plast, 2018, 2018: 1638763.

11. FAN J, LI Y, YANG Y, et al. Efficacy of noninvasive brain stimulation on unilateral neglect after stroke: a systematic review and meta-analysis. Am J Phys Med Rehabil, 2018, 97: 261-269.

12. SALAZAR A P S, VAZ P G, MARCHESE R R, et al. Noninvasive brain stimulation improves hemispatial neglect after stroke: a systematic review and meta-analysis. Arch Phys Med Rehabil , 2018, 99: 355-366.

13. SPACCAVENTO S, CELLAMARE F, FALCONE R, et al. Effect of subtypes of neglect on functional outcome in stroke patients. Ann Phys Rehabil Med, 2017, 60（6）: 376-381.

14. LUNVEN M, BARTOLOMEO P. Attention and spatial cognition: neural and anatomical substrates of visual neglect. Ann Phys Rehabil Med, 2017, 60: 124-129.

15. DINTÉN-FERNÁNDEZ A, FERNÁNDEZ-GONZÁLEZ P, KOUTSOU A, et al. Top-down and bottom-up approaches for the treatment of unilateral spatial neglect in stroke patients: a systematic review. Rehabilitacion （Madr）, 2019, 53（2）: 93-103.

16. CAGGIANO P, JEHKONEN M. The 'Neglected' Personal Neglect. Neuropsychol Rev, 2018, 28（4）: 417-435.

17. PANICO F, ROSSETTI Y, TROJANO L, et al. On the mechanisms underlying Prism Adaptation: a review of neuro-imaging and neuro-stimulation studies. Cortex, 2019, 123: 57-71.

18. REVOL P, TOUIL N, HAVÉ L, et al. Prisms adaptation improves haptic object discrimination in hemispatialneglect. Cortex, 2019, 123: 152-161.

19. SPACCAVENTO S, CELLAMARE F, CAFFORIO E, et al. Efficacy of

visual-scanning training and prism adaptation for neglect rehabilitation. Appl Neuropsychol Adult, 2016, 23（5）: 313-321.

20. ZEBHAUSER P T, VERNET M, UNTERBURGER E, et al. Visuospatial neglect - a theory-informed overview of current and emerging strategies and a systematic review on the therapeutic use of non-invasive brain stimulation. Neuropsychol Rev, 2019, 29（4）: 397-420.

第三十二章

阿尔茨海默病非药物治疗进展

　　AD 又称老年性痴呆，是一种起病隐匿的进行性发展的神经系统退行性疾病。AD 多发生在老年期及老年前期，以进行性认知功能障碍和行为损害为特征，早期出现情景记忆障碍（特别是近事遗忘），可伴有不同程度的精神行为异常，逐步影响日常生活能力和社会功能，中晚期 AD 患者出现运动障碍、肌力下降和骨质疏松等废用综合征。AD 的发生是基因、环境及行为共同作用的结果，其中最主要因素是年龄，其次是家族病史、脑部创伤、糖尿病、抑郁症、高血脂和血管因素等。AD 患者的显著病理特征包括：神经元纤维的异常缠结、神经元胞外高密度的以淀粉样 β（Amyloid β，Aβ）蛋白为主要成分的老年斑和神经元缺失。2010年全球约有 3500 万 AD 患者，预计到 2050 年全球 AD 病患将达到 1 亿 5400 万。迄今为止，AD 的治疗仍然是世界难题，药物治疗效果有限，只能相对延缓疾病的发展，并且存在药物相互作用及不良反应发生的可能性。非药物治疗具有改善认知、调节情绪、预防和延缓功能衰退、增强家庭和社会参与能力、改善生活质量、减轻照料者负担等作用，且安全性高，因此越来越受到重视，成为 AD 个体化治疗方案的重要组成部分。

一、AD 的针对性康复治疗

AD 患者除了记忆和其他认知功能障碍，还伴有不同程度的精神行为异常，中晚期还会出现运动障碍，逐步影响日常生活能力和社会功能。针对性康复治疗是根据 AD 患者的认知功能、运动功能、精神行为、个体活动和社会参与能力的康复评定结果采用的治疗措施。康复治疗要遵循早期、个体化、循序渐进、依从性的原则。目标是改善认知功能和行为障碍，延缓疾病进展，提高日常生活能力。

（一）认知干预

认知干预主要是指采用非药物干预手段对认知功能进行直接或间接治疗。其理论依据是修复和代偿。修复理论基于"神经可塑性"概念，是指受损后神经可再生和功能性募集，认知干预通过针对特定认知域的重复训练，驱动相应脑功能区的重塑及修复。代偿理论基于"认知保留"，即个体可以通过存留脑网络的特定补充实现功能最大化。认知干预针对相对存留的功能和结构进行训练，最大限度地利用未受损害的脑功能代偿受损部分。认知干预分为三种类型，即认知训练（cognitive training）、认知康复（cognitive rehabilitation）和认知刺激（cognitive stimulation），其采用的干预方法、靶向治疗人群和治疗的目的各不相同。

1.认知训练

基于修复机制，通过重复的、标准化的任务提升特定的认知功能（如记忆、定向、语言、注意、思维、视空间、执行功能等），增加认知储备。

传统认知训练（traditional cognitive training，TCT）包括注意力训练（删除作业、猜测游戏）；失认症训练（背景图中识别图像、辨认相似物品）；单侧空间忽略训练（视觉扫描、躯干旋转、前庭刺激、棱镜适应技术）、失用症训练（身体姿势模仿、肢体运动模仿）。计算机辅助认知训练（computer-assisted cognitive rehabilitation，CACR）使得训练方式更加多元化，受试者可以针对性选择记忆力、注意力、视空间能力等认知域进行训练，具有针对性强、题材丰富、选择性高、时间精确、训练标准化和结果反馈及时等优势，将越来越广泛地应用于 AD。另外，通过远程监控，可在家或社区进行，极大地提高认知康复效率和效果。Hill 等对 17 项随机对照临床试验进行荟萃分析，结果显示认知训练不仅可以显著改善 MCI 患者的整体认知功能，还可以不同程度的提高注意力、工作记忆、词汇学习与记忆、非言语学习能力。目前，认为大多数的认知域具有可塑性，即针对一个认知域的训练，可以提升在训练任务和没有训练的同认知域任务上的表现。部分研究显示针对一个认知域开展的训练可以提升其他认知域的表现，提示认知训练的效果具有迁移性。

认知训练可改善健康老年人和轻度认知障碍患者的整体认知功能和多个认知域功能，由于该训练对于认知保留的能力要求较高，而 MCI 患者保留有大部分认知能力，且日常生活功能受损轻微，能够更好地配合认知干预，因此 MCI 人群中应以认知训练为主，可延缓 MCI 向 AD 转化的过程，尤其是对于具有 AD 危险因素的老年人，认知训练可推荐成为二级预防的有效方法。认知训练用于临床前阶段的干预疗效有待进一步临床评价。针对痴呆期 AD 患者认知训练可以作为药物治疗基础上的补充治疗。

2. 认知康复

基于修复和代偿机制，强调增强残留的认知技能及应对缺乏的认知技能，聚焦于增强具体的日常生活活动能力，即在关注改善认知功能时，其主要目的是提高患者的生活质量和日常生活活动能力。

认知康复是指通过医生和照料者协作，共同制订个体化的目标和策略方法，其实施通常是结合患者的日常生活，主要目的不是提升患者的认知功能，而是维持和改善患者在日常生活中的独立性和关键个体功能，包括学习如何处理钱财，如何使用日历或者纸笔方法来组织和记忆重要的信息等。患者通过学习与重复的练习使用外界支持及语言指导、行为示范，掌握代偿技术并应用到相应的环境中。目前在痴呆期 AD 患者身上开展的认知干预研究相对较少。Hill 等开展的荟萃分析纳入了 11 项针对 AD 痴呆患者的认知干预研究，结果显示总体干预效应显著，但是当去掉效应量较大的两项研究后总体效应不显著。Bahar-Fuchs 等对 11 项涉及中度阿尔茨海默病或血管性痴呆患者研究的荟萃分析显示，没有发现显著的干预效应。

认知康复可能是痴呆患者更能适应的训练方式，适用于因认知功能障碍导致日常生活能力或社会功能受损的患者。

3. 认知刺激

基于代偿的机制，通常是指以社会团队活动的形式，以非特异性的认知干预手段提高总体的认知和社会功能。不同于认知训练，认知刺激在内容上更强调信息加工而非知识。

认知刺激是一种综合性的干预方法，主要通过现实导向、再回忆、再激发、手工制作、数字迷宫测试、游戏、主题讨论和辩论等非特异性方式进行，增加患者的认知和社会功能。研究显示认知刺激疗法能够活跃轻度认知功能障碍患者的思考、记忆和社交能力，能提升患者社会参与度、人际关系及生活质量，减少照料者压力，有延缓轻、中度 AD 患者认知减退的趋势。国际阿尔茨海默病协会在 2011 年全球阿尔茨海默病报告中建议，认知刺激应纳入痴呆早期干预的常规方案，并建议将家庭看护者纳入以实施认知刺激疗法。

相比于认知训练，认知刺激在提升语言处理和日常生活能力方面优势更明显。认知刺激以其团体参与的形式和相对轻松的氛围，被认为更适合于认知损害更加严重的 AD 患者。

认知干预是药物治疗的有效补充。针对痴呆患者，特别是轻中度痴呆患者，联合应用认知干预和胆碱酯酶抑制剂可以为患者提供更多获益。另一方面，随着认知障碍疾病干预的重点转移到痴呆前阶段，目前仍无有效的针对痴呆前阶段进行干预的药物治疗，而认知干预，特别是认知训练，有望成为痴呆前阶段患者和痴呆风险人群早期干预和预防手段。

（二）运动康复治疗

AD 早期多种认知功能缺陷可导致运动障碍，后期运动减少或活动受限可引起废用综合征、肌肉萎缩和肌力下降。运动康复治疗改善 AD 患者运动功能障碍、预防和延缓其认知功能的衰退、改善生活质量，成为 AD 非药物治疗的有效方法。

1. 运动疗法

运动疗法以徒手及应用器械来训练患者，以恢复运动功能，增强肌力和耐力，牵张肌肉、肌腱，扩大关节活动度，恢复平衡和步行功能，预防和治疗肌肉萎缩、关节僵直。早期进行行走和平衡功能训练；中晚期进行关节活动、翻身及肢体功能锻炼以维持改善运动功能和呼吸功能训练等减少废用的发生。卧床期患者强调良肢位的保持和被动活动，被动活动必须活动到每个关节，做各个关节轴向的全范围活动，每日 1 ~ 2 遍，每遍每个关节活动 3 ~ 5 次，每次在极限位置停留 1 ~ 2 秒。

2. 有氧体育锻炼

有氧体育锻炼为身体大肌群参与、强度较低和持续时间较长的规律的运动，如步行、慢跑、游泳或各种球类活动等，适量有氧体育锻炼可以改善脑血管功能，有助于营养物质的供应和代谢产物的排出，减轻年龄增长而产生的病理改变，如 Aβ 的沉积、葡萄糖代谢率的降低及海马的萎缩等，进而有助于延缓认知能力下降的速度，改善 AD 患者的症状。多项研究显示运动是降低 AD 发病风险的有力措施。经常性的、持续一定时间的、中低等强度的有氧运动能明显降低 AD 发生的风险。研究表明，运动可在一定程度上改善 AD 患者的认知、运动等症状，提高 AD 患者的日常生活活动能力。2017 年美国神经病学学会发表指南首次将体育锻炼作为轻度认知障碍干预的正式推荐。

早期 AD 患者，可以打乒乓球、门球、跳舞及体操等。中期 AD 患者，可由家属陪伴下散步和做简易手指操等运动。一般认为有氧运动不仅需要达到运动强度的要求，还需要保证有效的有氧运动的时间，力量训练联合有氧运动的训练方式比单纯有氧运动效果好。将有氧运动（功率自行车、跑步）与虚拟现实技术相结合，可增加参与的积极性，且可提供更多的认知刺激。

（三）精神行为障碍的康复治疗

AD 患者的精神行为症状的主要表现包括人格特征改变、妄想症、抑郁症、躁狂症、幻觉、攻击性、行为异常、睡眠状况和身份辨别障碍。精神行为障碍的治疗应在药物治疗控制良好的基础之上，针对上述异常，从生物—心理—社会角度出发给予干预，让患者尽可能接触外界，提高其生活和活动兴趣，并且帮助患者提高日常记忆、判断和认知能力。

首先要与 AD 患者建立良好的关系，让患者能感到关心、得到信任。其次针对患者目前存在的问题进行全面的诊断评估，开展康复治疗，但是由于患者存在明显的认知损害，治疗难度较大。常用的治疗方法包括情感导向疗法（即支持性心理治疗，可明显改善 AD 患者的情绪问题）、刺激导向疗法（如娱乐活动、艺术疗法、音乐疗法和宠物疗法等）、回忆性治疗（诱导患者回忆可引起并保持正性情感反应的事件，可改善情绪和行为症状）、认知导向疗法（针对特定认知缺陷的本体定位、认知再训练和技能训练，尽可能保存患者的认知功能，改善精神行为异常）。尽管这些方法的效果仍然需要严格的双盲法进行验证，但已经有一定的研究及临床实践作基础。在我国大部分 AD 患者由家庭照顾，让照料家属接受更多教育，使其更充分了解疾病，特别是在疾病早期给予患者更多理解和亲情关怀，有助于消除 AD 患者孤独抑郁心理，延缓病情进展。

（四）活动和参与障碍的康复治疗

ADL 训练应建立在 AD 患者的认知状况进行全面评估的基础上，遵循个体化、循序渐进的原则，由易到难、由简单到复杂、由局部到整体地指导患者提高生活自理能力。对失去的日常生活能力，采用多次提醒、反复教、反复做等方法，直到学会为止，训练时要有耐心，决不能训斥和嘲笑。

早期 AD 患者，提醒和督促他们主动完成日常家务劳动，制订有针对性能促进日常生活功能的作业活动，如用餐取食、做饭前准备及饭后收拾；中期 AD 患者，指导其日常生活起居训练，如梳头、刷牙、洗澡、刮胡子、剪指甲、整理床铺、穿脱鞋子、穿脱衣服、上厕所大小便、便后冲洗、根据天气情况选择适合穿着等，凡是有能力独立完成的，要让其有充分的时间完成，不限定时间。鼓励其多参加社会活动，有助于缓解其大脑功能的衰退，从而提高生存质量；晚期患者康复训练有一定的难度，应从基本功能着手训练；卧床期的被动运动应预防关节挛缩，维持肌肉弹性，延缓其萎缩。

（五）康复护理

良好的护理，对延缓患者生活质量减退十分重要。目前对于 AD 患者来说，缺少家属和照护人员的支持，是其面临的主要问题。有研究指出无论患者是否主动参与，有策略的家庭陪护都可以提高痴呆患者的家庭生活质量。

二、AD 的综合性康复治疗

（一）神经调控技术

1. rTMS

低频 rTMS 作为 AD 患者的新型治疗手段，取得一定的研究成果，rTMS 可作为临床治疗 AD 的辅助方法，延缓病情的恶化、改善患者的认知功能和精神行为症状。

（1）对记忆力的作用：AD 患者的核心症状是记忆力减退。Cotelli 等发现 rTMS 刺激 AD 患者的左顶叶皮质能够缓解其短期遗忘的症状。Turriziani 等发现低频 rTMS 刺激右侧 DLPFC 能够加强 AD 患者对面孔和词语的记忆能力，而高频 rTMS 会降低这类记忆能力。章礼勇等发现 rTMS 能够提高 AD 患者的 MoCA 与记忆分值。赵文娟等研究发现低频 rTMS 降低 AD 大鼠在水迷宫实验结果中的逃避潜伏期，可见低频 rTMS 能修复 AD 大鼠的记忆障碍。

（2）对语言功能的作用：Ahmed 等发现低频 rTMS 刺激 AD 患者 DLPFC 区能够显著改善 AD 患者的语言能力。吴越等研究结果表明低频 rTMS 能有效改善 AD 患者的 ADAS-Cog、语言因子、记忆因子的评分和脑电图指标，认为低频 rTMS 能有效增强 AD 患者的语言功能，改善失语症状。虽然低频 rTMS 应用于语言功能的恢复，但是研究的样本数量较少，各研究中评价语言功能的方式缺乏一致性，因此低频 rTMS 对大脑皮质语言功能区的疗效亟须规范化、统一性的研究。

（3）对定向力的作用：Grant 等研究发现 rTMS 作用于 AD 患者 DLPFC，治疗三个月后患者的定向功能明显提高。Ahmed 等使用低频 rTMS 刺激 AD 患者 DLPFC 区，在治疗后三个月患者的精神状态检查量表中的定向力指标评分显著改善，可见低频 rTMS 能够显著改善 AD 患者的定向力。Hsu 等通过文献检索和分析研究 rTMS 对 AD 患者认知功能的作用，系统化统计的结果表明经低频 rTMS 治疗后 AD 患者的空间认知能力、时间认知能力和定向功能显著增强。以上研究均证实低频 rTMS 对 AD 患者定向功能障碍有较好的疗效。

（4）对精神行为症状的作用：Ahmed 等使用低频 rTMS 刺

激 AD 患者 DLPFC 区，在治疗后三个月患者的精神状态、生活及抑郁量表的评分均显著改善，可见低频 rTMS 能够显著改善 AD 患者的精神行为症状和抑郁情绪。杨婵娟等研究低频 rTMS 治疗 AD 六周后，患者的精神行为症状评分明显减少，不良反应低。上述研究表明，低频 rTMS 对 AD 患者的精神行为症状具有良好的改善作用。

（5）作用机制：尚不完全明确，可能的机制包括抑制大脑皮质的兴奋性，增强大脑皮质神经元的可塑性与神经元间的相互联系，增加大脑皮质的血流等。

低频 rTMS 技术无痛、无创、安全性高，对 AD 的治疗具有广阔的前景，但是仍然存在一些问题亟须解决，如低频 rTMS 的治疗强度、时长、作用机制、不良反应、药物相关作用等，因此还需要进一步全面深入的研究。

2. tDCS

tDCS 可通过调节大脑皮质兴奋性及突触可塑性，从而改善记忆功能，包括视觉再认记忆、词语再认记忆和工作记忆等。Boggio 等发现阳极 tDCS 可以改善 AD 患者视觉再认记忆。长期疗效的研究发现 5 天的重复阳极 tDCS 能提高 AD 患者的视觉再认记忆能力，并且疗效持续至少 4 周。一项纳入了 12 篇文章总共 202 例 MCI 或 AD 的综述报道，12 项研究中有 10 项研究显示 tDCS 改善认知。一项双盲交叉研究发现：在图片命名训练期间应用阳极 tDCS（2 mA、30 min、10 次）刺激痴呆患者顶下叶区域，其作用效果更大且更持久，另外不经训练只使用 tDCS 也有较小的改善作用。

tDCS 安全性好，便携经济，容易操作，在 AD 的非药物治疗上有很大潜力。目前其对 AD 的治疗机制尚未完全清楚，tDCS 与认知训练相结合可以增强突触可塑性，进一步增强认知功能，联合认知训练的疗效需要更多的临床研究进行验证。

3. DBS

1985 年 Turnbull 等通过 DBS 电刺激 Meynert 基底核治疗第 1 例 AD 患者。DBS 主要通过额—颞—顶—纹状体—丘脑和额—颞—顶—枕—海马两条通路提高脑组织葡萄糖的代谢率。Lozano 等发现 DBS 改善 AD 患者记忆环路包括内嗅皮层、海马中的神经活动，激活脑的默认网络，改善或延缓老年痴呆评定量表 - 认知量表评分和 MMSE 评分。国内研究选择双侧穹窿 / 下丘脑为治疗靶点对 3 例痴呆患者进行 DBS 治疗，1 例患者术后 3 个月日常生活能力出现了不同程度的增高，其他 2 例患者手术前后无明显的变化，1 例患者双侧海马头糖代谢增加。

目前，应用 DBS 治疗阿尔茨海默病尚处于探索阶段，但是已经取得了初步的临床效果，通过对靶点位置及参数设置的优化，可能会有更多的 AD 患者从中获益。

4. 神经反馈（Neuro Feedback，NF）

Luijmes 等研究发现神经反馈训练能够改善 AD 患者的信息回忆和再认能力，提示其对 AD 的认知能力有积极作用。一项基于 fMRI 的神经反馈研究显示，神经反馈可改善健康老年人和前驱 AD 患者的视觉空间记忆。神经反馈治疗在 AD 的非药物治疗上有一定疗效，但仍需进一步研究。

（二）怀旧治疗

1963 年 Butler 首次提出"生命回顾"理念，认为怀旧，有助于老年人成功适应老化。AD 患者近期记忆受损较严重，而远期记忆力在疾病的大部分时间内仍保存，有着回忆和整合过去的能力。

怀旧疗法以远期记忆作为桥梁，和记忆力受损的患者进行沟通，协助患者回忆过去生活的片断，有助于患者了解自我，延续自我认同意识，从而减轻失落感和增强自尊。对于轻、中度 AD 患者怀旧疗法是一种可行且有价值的干预措施。2005 年 Woods 系统评价怀旧疗法的文章显示怀旧疗法在改善痴呆患者的认知和异常行为是有效的。李沫等发现怀旧疗法可以提高痴呆患者的自尊水平，减轻痴呆患者的行为和精神症状。由此看出，怀旧疗法是一种有效的非药物干预措施，在全面提升痴呆患者生活质量方面具有很大潜力。

怀旧可借不同形式进行，包括个别回想，与人面谈小组分享、展览及话剧等。治疗前根据患者个人情况选择合适的引导物，了解患者个性、兴趣爱好，布置患者以往生活经历熟悉的物品。治疗时医疗人员借助引导物与患者交流。每次选取一个主题，如"我的工作""老照片""故乡的习俗"等，帮助患者回想愉快的生活经历，并且鼓励患者进行分享，通过分享的方式加深印象，提高患者的生活积极性。

目前，怀旧疗法已经逐渐成为一种独立而成熟的治疗手段，应用于 AD 患者的治疗。但怀旧疗法的实践尚缺乏标准模式，在干预的具体程序与策略、干预间隔时间、疗效保持与强化、家庭照护者专业培训等方面，均值得进一步探讨。

（三）音乐治疗

1. 对于记忆力的作用

AD 患者虽然记忆力受到严重的损坏，但是他们对音乐的记忆力却基本保持完好。音乐治疗师利用这一特点，使用患者年轻时代所喜爱的老歌，往往能够激发出对当时生活的很多丰富的回忆。同样，研究还发现，让患者学习新的歌曲，能够刺激和改善患者的短时记忆力。研究显示音乐治疗可以提高 AD 患者的自我表达和交流的能力，增强长时记忆和短时记忆力。刘丽纯对 12 例 AD 患者进行连续 10 周的团体音乐治疗，随访 5 周，结果发现患者的认知能力和抑郁情绪明显改善。

2. 对于 ADL 的作用

研究证明音乐可以被用来增强患者的动机功能、增强社会互动和身体活动的功能。Clair 发现使用歌曲演唱作为治疗手段，可以有效地刺激晚期 AD 患者的警觉反应，包括头部向声源方向移动、眨眼、眼皮下的眼球移动、手或脚的移动等。Smith 研究发现音乐治疗可提高 AD 患者的生活满意度和自信心。Christie 组织 AD 患者参加 10 周的团体音乐治疗活动，结果显示患者在活动参与性和互动性均有提高。

3. 对于情绪的作用

音乐治疗可以为 AD 患者提供社会交往和人际交流的机会，减少孤独感，提供社会信息和刺激以保持患者的精神功能水平。同时也为患者提供自我表现和获得成功感的机会，有利于保持和提高他们的自我评价。Ashida 对 20 例伴有抑郁的 AD 患者进行有关音乐治疗，结果显示音乐治疗能有效地提升患者自我意象、减低抑郁症状。音乐治疗可以作为 AD 精神心理障碍的药物治疗的一种替代或补充，但其效果持续时间短、对部分行为效果不明显，因此需要不断地完善治疗手段，另一方面较为长期且有针对性的治疗过程也必不可少。

4. 对于语言功能的作用

由于人的语言中枢和负责分管音乐的中枢并不在同一个区域，AD 患者的语言功能逐渐丧失，但仍能准确无误地唱出歌曲的旋律，而且还能较好地，甚至是清晰地唱出歌词，因此音乐治疗师可以采用音乐治疗的方式帮助患者锻炼和恢复语言功能。

音乐治疗根据治疗手段被分为两类，一类是通过被动聆听的方式以改善患者的记忆能力，另一类则是通过主动参与音乐活动或进行音乐学习，以期对患者的记忆起到促进与辅助的效果。音乐治疗可采取个体化治疗，也可以采用团体治疗。个体治疗针对性更强，音乐选择因人而异，患者熟悉且偏好的音乐或许更具有治疗意义与效果；团体治疗参与、互动性更强，更利于社会适应和交流。

音乐治疗无不良反应、疗效较好，在美国和其他发达国家应用非常广泛，在其起步较晚，近几年才逐渐在 AD 患者康复治疗中逐渐应用。音乐治疗对于处于病情各个阶段的 AD 患者的效果可能不一。目前研究没有细致划分患者的病情阶段，且实验设计、数据采集、变量控制方面存在良莠不齐且手段单一的问题。如何建立与探索更为系统、个性化的长期音乐治疗以利于国内 AD 患者，仍需进一步探索。

（四）针灸治疗

针灸治疗作为一种传统的治疗痴呆的中医疗法，它是通过多种途径来进行的，单纯毫针刺法最为常见，分别选取肝俞、肾俞、足三里、后溪、神门、百汇、四神聪、大椎、关元等穴位进行治疗；还可采用其他不同针灸方法的组合，如体针、眼针公用，以及体针、电针、耳针和艾灸共用。

临床研究证实针刺治疗对阿尔茨海默病有效。黄东挺等发现头针丛刺可改善 AD 患者认知功能，提高日常生活活动能力。谷巍等将 141 例患者随机分成针刺组（72 例）和药物组（69 例）。针刺组采用益气行血、调神益智针法，药物组口服安理申，治疗 4 周后针刺组 MMSE 评分较前增加，ADL、ADAS-cog 较前减低，改善优于药物组。针灸治疗老年痴呆症取得了一定的临床疗效，但也存在一些不足，如目前并没有统一治疗及效果评价标准，并且由于目前多为联合治疗方案，单纯针灸疗法疗效得不到明确体现，无法客观评估临床疗效。

AD 的治疗需要及时的诊断和多学科的管理，非药物治疗是老年痴呆症治疗的重要组成部分，可以改善患者的日常生活能力和生活质量，具有较大的潜力。药物治疗和非药物治疗相结合，可以显著改善 AD 患者的认知水平、减轻症状，延缓临床进展、减轻护理负担。但目前非药物治疗的临床显著优势尚未完全发挥，也没有一个公认的、规范的制定方案及评估体系，因此需要不断加强和改进。

（孙　蓉　宋鲁平）

参考文献

1. PRINCE M, BRYCEA R, ALBANESEA E, et al. The global prevalence of dementia: a systematic review and metaanalysis. Alzheimers Dement, 2013, 9: 63-75.

2. 贾建平. 认知训练中国专家共识. 中华医学杂志, 2019, 99（1）: 4-8.

3. HILL N T, MOWSZOWSKI L, NAISMITH S L, et al. Computerized cognitive training in older adults with mild cognitive impairment or dementia: a systematic review and meta-analysis. Am J Psychiatry. 2017, 174（4）: 329-340.

4. 刘月平, 徐永涛, 扶治霞, 等. 综合康复治疗对轻、中度阿尔茨海默病的疗效观察. 中国康复, 2013, 28（5）: 373-374.

5. BAHAR-FUCHS A, CLARE L, WOODS B. Cognitive training and cognitive rehabilitation for mild to moderate Alzheimer's disease and vascular dementia. Cochrane Database Syst Rev, 2013, 6: CD003260.

6. LIM M H X, LIU K P Y, CHEUNG C S F, et al. Effectiveness of a multifacet cognitive training programme for people with mild cognitive impairment; a one-group pre and posttest design. Hong Kong J Occu Ther, 2012, 22: 3-8.

7. RADAK Z, HART N, SARGA L, et al. Exercise plays a prevenrive role against Alzheimer's disease. J Alzheimers Dis, 2010, 20（3）: 777-783.

8. VAN GMEN T, KADISH I, FUNKE S A, et al. Treatment with D3removes amyloid deposits, reduces inflammation, and improves cognition in aged AI3PP/PS1 double transgenicmice. J Alzheimers Dis, 2013, 34（3）: 609-620.

9. VERDELHO A, MADUREIRA S, FERRO J M, et al. Physical activity prevent progression for cognitive impairm ent and vascular dementia: result from the LADIS（Lcukoaraiosis and Disability）study. Stroke, 2012, 43（12）: 3331-3335.

10. DE BMIJN R F, SCHRIJVERS E M, DE GROOT K A, et al. The

association between physical activity and dementia in anelderly population：the rotterdam study. Eur J Epidemiol, 2013, 28（3）：277-283.

11. VITAL T M, HEMANDEZ S S, Stein A M, et al. Depressive symptomsand level of physical activity in patients witll Alzheimer's disease. Ge riatr Gerontol Int, 2012, 12（4）：637-642.

12. LUCIA A, RUIZ JR. Exercise is beneficial for patients with Alzheimer's disease：a call for action.Br J Spots Med, 2011, 45（6）：468-469.

13. SCARMEAS N, LUCHSINGER J A, BRICKMAN A M, et al. Physicalactivity and Alzheimer disease course.Am J Geriatr Psychiatry, 2011, 19（5）：471-481.

14. 刘晓琴, 谢磊. 康复训练对老年性痴呆患者功能独立性及认知功能的影响. 实用医院临床杂志, 2013, 10（1）：75-77.

15. 郑丹凤, 肖丽云, 陈佳, 等. 家庭护理干预对老年痴呆患者的生活质量影响研究. 中国实用医药, 2015, 10（3）：245-246.

16. 冯晓敏, 王曙红. 轻度认知功能障碍患者社会功能现状及护理. 中华现代护理杂志, 2013, 19（17）：1994-1997.

17. COTELLI M, CALABRIA M, MANENTI R, et al. Brain stimulationimproves associative memory in an individual with amnestic mild cognitive impairment. Neuroease, 2012, 18（3）：217-223.

18. TURRIZIANI P, SMIRNI D, ZAPPALA G, et al. Enhancing memory performance with rTMS in healthy subje and individuals with Mild Cognitive Impairment：the role of the right dorsolateralprefrontal cortex. Front Hum Neu rosci, 2012, 6：62.

19. 章礼勇, 袁良津, 王玉. 重复经颅磁刺激对轻度认知功能障碍患者认知功能的影响. 临床神经病学杂志, 2014, 27（3）：203-206.

20. 赵文娟，张王月，邹春颖. 重复经颅磁刺激对侧脑室内注射 A β 淀粉样蛋白的阿尔茨海默病大鼠学习记忆功能的影响. 中国康复医学杂志，2011，26（1）：45-49.

21. AHMED M A, DARWISH E S, KHEDR E M, et al. Effects of low versus high frequencies of repetitive transcranial magnetic stimulation on cognitive function and cortical excitability in Alzheimer's dementia. Journal of Neurology, 2012, 259（1）：83-92.

22. 吴越，徐文炜，刘晓伟，等. 不同频率重复经颅磁刺激对阿尔茨海默病患者认知功能的影响. 实用医学杂志，2015：31（10）：1624-1627.

23. RUTHERFORD G, LITHGOW B, MOUSSAVI Z. Short and long term effects of rTMS treatment on Alzheimer's disease at differentstages：a pilot study. Jonrnal of Experimental Neuroscieuce, 2015, 9：43-51.

24. HSN W Y, KU Y, ZANTO T P, et al. Effects of noninvasivebrain stimulation on cognitive function in healthy aging and Alzheimer's disease：a systematic review and metaanalysis. Neurobiol Aging, 2015, 36（8）：2348-2359.

25. 杨婵娟，张若曦，方雅秀，等. rTMS 与利培酮治疗阿尔茨海默病患者精神行为症状的疗效观察. 中国健康心理学杂志，2015，23（6）：817-820.

26. BOGGIO P S, FERRUCCI R, MAMELI F, et al. Prolonged visual memory enhancement after direct current stimulation in Alzheimer's disease. Brain Stimulation, 2012, 5（3）：223-230.

27. LIU C S, RAU A, GALLAGHER D, et al. Using transcranial direct current stimulation to treat symptoms in mild cognitive impairment and Alzheimer's disease. Neurodegenerative disease management，2017，7（5）：317-329.

28. RONCERO C, KNIEFEL H, SERVICE E, et al. Inferior parietal transcranial

direct current stimulation with training improves cognition in anomic Alzheimer's disease and frontotemporal dementia. Alzheimer's anddementia （New York，N Y），2017，3（2）：247-253.

29. LAXTON A W，TANG-WAI D F，MCANDREWS M P，et al. a phase I trial of deep brain stimulation of memory circuits in Alzheimer's disease. Ann Neurol，2010，68（4）：521-534.

30. 凌至培，毛之奇，潘隆盛，等.脑深部电刺激术治疗痴呆的初步临床结果. 中华神经医学杂志，2017，16（1）：55-59.

31. LUIJMES R E. The effectiveness of neurofeedback on cognitive functioning in patients with Alzheimer's Disease. Neurophysiologie Clinique，2016，46（3）：179-187.

32. CHRISTIAN H，NILS N，IMIS D，et al. Cognitive improvement and brain changes after real-time functional mri neurofeedback training in healthy elderly and prodromal Alzheimer's disease. Frontiers in Neurology，2017，8：384.

33. 李沫，吕继辉，郝智慧，等.怀旧疗法对阿尔茨海默病患者认知和自尊水平的影响.北京医学，2014，36：809-811.

34. 刘丽纯，刘燕.音乐治疗对老年痴呆症患者的干预效果.中国老年学杂志，2017（5）.

35. 黄东挺，卢琰琰，黄洪，等.头针丛刺对阿尔茨海默病认知功能的影响. 上海针灸杂志，2014（10）：888-889.

36. 谷巍，金晓仙，张燕军，等.针刺治疗阿尔茨海默病临床观察.中国针灸，2014（12）：11-15.

第三十三章

认知刺激疗法在认知障碍患者中的应用

认知障碍严重影响患者的身心健康和生活质量，也给照护者和社会带来沉重负担。适当的心理社会干预可以延缓疾病的发展，改善患者认知功能，提高生活质量。其中，认知刺激疗法（cognitive stimulation therapy，CST）作为一种非药物干预手段，被广泛应用在认知功能障碍的患者，尤其是痴呆患者。CST是一种旨在改善患者认知和社会功能的综合性针对性个体化干预手段，按小组进行，设置包括时事讨论、物品使用、词汇联想等课题刺激认知功能。活动形式主要包括回忆治疗、现实导向、社会活动和感觉运动。关于开展CST的相关国内报道较少，因此本章就CST的诞生及发展、疗效及机制进行综述，为CST进一步临床应用提供理论基础和实践依据。

一、认知刺激疗法的诞生和发展

（一）认知刺激疗法的诞生

根据循证依据，英国伦敦大学Spector博士带领团队创立CST。首先他们对现实定位（reality orientation，RO）与怀旧治疗

（reminiscence therapy，RT）两种方法做 Cochrane 系统评价，然后对痴呆症治疗的其他心理干预措施进行全面检索，如记忆训练（memory training）、验证治疗（Validation Therapy，VT）等，然后细致评估证据的质量，并从这些研究中提取出有用材料，接着将它们整合到一个新的干预项目中，即 CST。经过预试验，Spector 等对 CST 进行了改良，结果显示，与对照组相比，干预项目可以改善患者的认知功能，减轻焦虑和抑郁，同时不会对痴呆患者和他们的家属产生明确不利影响。

通常 CST 有 14 次课程，每次课程约 45 分钟，每周 2 次，共 7 周。每次课程前 10min 以非认知性的热身活动开始，如传球游戏、唱歌等，然后使用"现实定位板"展示定位信息，其上标注小组名称、持续时间等信息，然后进行相应的趣味性主题活动，最后是 10 min 的结束活动，包括活动总结或者唱歌。一般小组人数为 5 ~ 8 人。Spector 等在原始研究中设计的主题活动有：躯体游戏（physical games）、声音（sound）、童年回忆（childrenhood）、食物（food）、实事新闻（current affairs）、著名人物的脸和风景（faces/scenes）、词语关联（word association）、物品的使用（using objects）、物品分类（categorizing objects）、定向（orientation）、钱的使用（using money）、数字游戏（number games）、文字游戏（word games）、团队游戏（team games）等。

CST 尊重个体差异，以患者为中心，设置不同层级的课程来匹配不同能力的参与者，每门课程都会有相应的替代活动，使组织者能够根据参与者的认知能力、兴趣和性别进行调整。此外，活动课程目的是为痴呆患者创造最佳学习环境，例如，聚焦于暗示性的记忆，整合性的回应，以及尽可能多地应用多感官刺激。

这些活动能够促进痴呆患者的认知，以及让其有更多的互动交流，而且强调积极地提问和思考与其他人、物体和环境产生的联系。

（二）认知刺激疗法的发展

1. 维持认知刺激疗法（maintenance cognitive stimulation therapy，MCST）

CST 改善认知功能和提高生活质量的有效性已经得到证实，但目前尚不清楚干预后的效果能持续多久，继续干预能给患者带来多大帮助。Orrell 等发现在参加 CST 干预 7 周（每周 2 个疗程）后，16 周 CST 方案的认知功能（每周一次）与对照组（仅 7 周标准 CST 或常规治疗）相比有明显改善。Aguirre 等按照医学研究理事会对复杂干预方案的制订，在 CST 主要主题和基本原则不变的基础上，经过系统的文献综述、访谈和 Delphi 问卷，设计了维持认知刺激疗法，即 MCST。Orrell 等将接受标准 CST 干预的 236 例痴呆患者，随机分为 24 周实验组、1 周 MCST 干预组、常规治疗对照组，结果表明 MCST 能进一步提高患者生活质量，但不能明显改善认知功能。D'Amico 等对此随机对照研究进行效益分析，结果显示 MCST 具有较好成本效益。

2. 个体认知刺激疗法（individual cognitive stimulation therapy，iCST）

透过循证文献、质性研究、专家意见及实地研究，部分老年痴呆症患者可能因资源、身体、兴趣等因素不能进行团体治疗，Yates 等根据这一情况，对团体 CST 项目进行改良优化，形成一种家庭内个体认知刺激疗法。由于由患者的家人或朋友实施干预，iCST 除去 CST 课程前面介绍和后面总结，简化了过程，每次

20 ~ 30分钟；为了确保 iCST 和团体 CST 项目总过程时长一致，团体 38（14 ＋ 24）课程分成 75 次 iCST 课程，共 25 周，每周三次。iCST 课程内容主要借鉴、改良了团体 CST 项目内容。Orgeta 等将 273 名痴呆患者随机分为实验组和对照组，实验组于家中在照顾者的带领下接受 iCST 干预 25 周，对照组接受常规治疗，结果表明 iCST 虽然可以改善家庭照顾者与患者的关系，但对认知状况和生活质量没有显著影响。另外，根据研究中一些患者反馈，一些课程没有充分刺激；此外，不到一半的参与者达到了每周至少完成两次的要求。说明 iCST 项目可能需要进一步改进和需要找到方法来改善依从性。

3. 认知刺激疗法的其他变化

CST 通常不包括照护者培训，但如果在对患者干预同时，对照护者进行培训，可以帮助他们了解干预的性质和原则，以便在日常照护中使用 CST 相关技术或相关原则开展一些活动，从而在项目中发挥支持作用。为了探讨额外的照顾者培训是否会影响认知刺激疗法的有效性，Cove 等将 72 名痴呆患者随机分为 CST ＋ 照顾者训练组、CST 组和常规治疗组，但是，各组之间在认知状态、生活质量和与照顾者的关系方面没有显著差异。应当指出，在实验中的 CST 标准课程（14 门课程，每周两次，连续 7 周）已调整为每周 1 门课程，并在 14 周内完成。因此，结果无差异的原因可能是治疗频率达不到所需治疗强度，而且照顾者培训可能并未达到效果。

二、认知刺激疗法的效果

（一）痴呆患者及其照护者

1.痴呆患者

CST 起源于英国，在英国得到了广泛的应用。Spector 等采用调整后的 CST 项目进行了第一个样本量为 201 的多中心大样本的随机对照研究，对照组采用空白对照或进行常规活动如唱歌等游戏，结果显示 CST 有助于改善痴呆患者的认知状况，提高患者生活质量，但在行为能力、焦虑和抑郁方面无显著差异。同时 Knapp 等研究结果显示 CST 对认知功能的改善程度可与药物治疗胆碱酯酶抑制剂相比，且更节约成本。Coen 等的小样本研究结果与 Spector 等的结果一致，这进一步表明了 CST 在提高认识功能和生活质量方面的有效性。

为了更好地了解 CST 项目相关人员的主观经验和感受，Spector 等对痴呆患者、照护者和项目主持人进行访谈。研究表明，参加 CST 可以促进积极态度。大多数参与者表示，CST 有助于某些认知功能，结果进一步支持相关研究结论。此外，Aguirre 等的研究同时支持 CST 有利于改善认知及生活质量，这些益处与是否使用胆碱酯酶抑制剂无关；结果表明，80 岁以上患者或女患者的认知功能改善更为显著。

CST 还被引入到英国之外的其他国家。在日本，Yamanaka 等发现日本版 CST 能改善长期居住照护中心的轻、中度痴呆患者的认知功能；在提高生活质量方面，照护者的评分优于对照组，但患者生活质量与对照组无显著差异。在中国，许红梅等研究结果表明，CST 能够改善痴呆患者的认知功能，提高生活质量，效果持续约 4 周，对日常生活活动能力影响较小。此外，该研究对标准化 CST 进行调整使用，调整了干预时长和频率，即为 30 分 / 次，2 次 / 周，持续 6 周。

综上所述，多数研究支持 CST 能够提升痴呆患者的认知功能、日常生活能力及生活质量；但对抑郁情绪的效果还待进一步的研究。

2. 痴呆患者的照护者

痴呆患者照护可能会对照护者有很多不利的影响，如抑郁焦虑、生活质量降低等；照顾者的状态不好又会反作用于痴呆患者，如此恶性循环。因而痴呆患者的照护者是否能够从中受益是评估干预效果的一个考虑因素。然而，很少有报告探讨对痴呆症患者的干预是否能使他们的照顾者受益。

Spector 等进行 CST 预试验，结果显示照护者的一般心理健康在干预后比对照组有显著提高，但照料压力无差异。Aguirre 等比较了 7 周标准 CST 干预后 85 名社区痴呆家庭照护者的生活质量，结果显示干预前后无差异。鉴于研究方法的质量低，两个研究样本的规模小及成果指标有限，且该研究均在英国，因此需要更多的高质量和多元文化背景研究。

（二）其他类型认知障碍患者

除了痴呆患者，CST 也被应用于其他类型的认知障碍患者中。动脉瘤性蛛网膜下腔出血具有较高致死、致残率，即使恢复良好的患者中也有约 50% 的患者由于认知障碍而影响生活质量。张鑫等尝试通过 CST 改善动脉瘤性蛛网膜下腔出血患者的认知功能障碍，初步效果满意，CST 可以辅助改善急性期 SAH 患者的部分认知功能。但个性化的 CST 能否提高 SAH 患者的认知能力、改善患者生活质量尚不能做出结论性的论断，还需大规模临床实验予以证实。

三、认知刺激疗法改善认知障碍的作用机制

Hall 等通过一系列心理测试探索了 CST 的可能机制，研究表明，CST 最影响的认知维度包括语言理解、记忆力和定向力。CST 的核心是注重语言交流，鼓励参与者在整个过程中思考、提问和表达自己的观点，这可以激活负责组织语言的神经通路，这可能帮助参与者保持正确使用语法能力，这一假设符合普遍接受的"用进废退"的原则。提高语言能力可能有助于提高认识和重复能力，这在一定程度上影响了记忆。另外一种解释是 CST 直接强化了学习和记忆，课程创造富有挑战性的最佳学习环境，能够直接刺激负责记忆的脑区，从而强化编码和提取的能力。定向力的改善可能与 CST 中定向信息（时间、地点等）的练习有关。

Spector 等的研究表明，基线水平下的生活质量与认知水平无关，但干预后的结果表明 CST 不仅改善了痴呆患者的认知状态，而且提高了痴呆患者的生活质量。通过进一步的相关分析，发现干预引起的认知功能的改善可能影响生活质量的提高，这与精力和记忆水平有关，与人际关系及琐事处理能力有关。这表明对老年痴呆症患者认知功能直接干预，改善认知功能，使参与者可以更好地自我评价，提升幸福感。

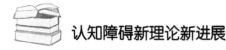
四、小结

综上所述，标准 CST、MCST 对改善轻中度痴呆患者认知和提高生活质量的作用是明显的，且具有良好成本效益。CST 操作简单、无害，对操作人员要求较低。遵循 CST 操作指南即可，场地没有限制。医院、康复中心、养老照护机构、在养老社区等地方都可开展。iCST 一对一治疗有相对完整的指导方案指导痴呆患者家属进行家庭干预，但目前的证据还不足以证明其在改善认知功能和提高生活质量方面的有效性，提示认知刺激治疗可能更适合开展团队形式；今后需要研究以团队和个人的形式造成不同效果的原因。iCST 的进一步改进可以帮助那些因各种原因不能接受小组干预的痴呆患者接受居家干预。此外，对 CST 进行某些调整（如时间、频率等）是否也能产生同样效果，认知刺激疗法是否有益于照顾者，还需要进一步研究。

CST 目前在国内应用很少，这可能由于我国该领域整体发展相对国外不够成熟，我国痴呆患者大多居家养老，更多是居家一对一的干预，而且干预的实施也存在文化调试等问题。因此，以后的研究应从 CST 的本土化修订开始，逐步探索 CST 对痴呆患者及其他认知功能损害患者的效果，并将其应用到临床干预中。

（顾　彬　宋鲁平）

参考文献

1. AGUIRRE E, HOE J, STREATER A, et al. Maintenance cognitive stimulation therapy for dementia: single-blind, multicentre, pragmatic randomised controlled trial. Br J Psychiatry, 2014, 204（6）: 454-461.

2. ORRELL M, AGUIRRE E, SPECTOR A, et al. Maintenance cognitive stimulation therapy for dementia: single-blind, multicentre, pragmatic randomised controlled trial. Br J Psychiatry, 2014, 204（6）: 454-461.

3. D'AMICO F, REHILL A, KNAPP M, et al. Maintenance cognitive stimulation therapy: an economic evaluation within a randomized controlled trial. J Am Med Dir Assoc, 2015, 16（1）, 63-70.

4. Yates L A, Leung P, Orgeta V, et al. The development of individual cognitive stimulation therapy（iCST）for dementia. Clin Interv Aging, 2015（10）: 95-104.

5. Orgeta V, Leung P, Yates L, et al. Individual cognitive stimulation therapy for dementia: a clinical effectiveness and cost-effectiveness pragmatic, multicentre, randomised controlled trial. Health Technol Assess, 2015, 19（64）: 1-108.

6. COVE J, JACOBI N, DONOVAN H, et al. Effectiveness of weekly cognitive stimulation therapy for people with dementia and the additional impact of enhancing cognitive stimulation therapy with a carer training program. Clin Interv Aging, 2014（9）: 2143-2150.

7. COEN R F, FLYNN B, RIGNEY E, et al. Efficacy of a cognitive stimulation

therapy programme for people with dementia. Irish Journal of Psychological Medicine, 2011, 28（3）: 145-147.

8. SPECTOR A, GARDNER C, ORRELL M. The impact of Cognitive Stimulation Therapy groups on people with dementia: views from participants, their carers and group facilitators. Aging Ment Health, 2011, 15（8）: 945-949.

9. AGUIRRE E, HOARE Z, STREATER A, et al. Cognitive stimulation therapy（CST）for people with dementia-who benefits most. Int J Geriatr Psychiatry, 2013, 28（3）: 284-290.

10. YAMANAKA K, KAWANO Y, NOGUCHI D, et al. Effects of cognitive stimulation therapy Japanese version（CST-J）for people with dementia: a single-blind, controlled clinical trial. Aging Ment Health, 2013, 17（5）: 579-586.

11. AGUIRRE E, HOARE Z, SPECTOR A, et al. Theeffects of a cognitive stimulation therapy [CST] programme for people with dementia on family caregivers' health. BMC Geriatr, 2014, 14（1）: 31.

12. 张鑫, 吴琪, 张庆荣, 等. 认知刺激疗法对蛛网膜下腔出血患者急性期认知功能障碍的疗效. 中华神经外科杂志, 2011, 27（9）: 929-931.

13. HALL L, ORRELL M, STOTT J, et al. Cognitive stimulation therapy（CST）: neuropsychological mechanisms of change. Int Psychogeriatr, 2013, 25（3）: 479-489.

第三十四章

音乐治疗对认知障碍康复的研究进展

康复医学（rehabilitation medicine）是指综合应用医学的、社会的、教育的、职业的措施，以减轻伤残者的身心和社会功能障碍，使其得到整体康复而重返社会的医学。目前我国康复领域的音乐治疗尚属起步阶段，因此将临床医学、康复医学与神经学音乐治疗有机地结合起来，不仅是康复医学发展的需要，也是各学科之间相互联系与发展的必然趋势。

现代音乐治疗（music therapy，MT）是指建立在临床医学、神经科学、音乐声学和计算科学的基础上，以循证医学的研究方法，系统的解决神经系统疾病和运动系统疾病的临床治疗学科。应用于临床医学领域的音乐治疗，将音乐的音高、音值、音强、音色四要素拆分，针对不同疾病的具体症状进行对应治疗。在不同领域，音乐治疗分别有不同的分类定义。

一、不同领域音乐治疗的概念

（1）神经学音乐治疗（neurological music therapy，NMT），是针对脑血管病、脑外伤、神经系统退行性病变引发的语言、认知、运动、社会情感等障碍的音乐治疗方法。近年来，神经系统性致残疾病发病率呈上升趋势。尽管脑血管病发病后经过及时治疗，患者的存活率尚可，但由于此类疾病大部分为不可逆性损伤，因此会造成大部分患者终身神经系统功能性残疾，同时引起交流、认知、运动、情感等功能部分或全部丧失障碍。音乐，作为一种结合了声音、乐音、音高、节奏、节拍、调性等因素的听觉感知载体，作用于大脑听觉神经中枢，通过听觉神经反馈对人的思维、表达、行为、运动等产生听觉信号指令，从而发生相应的神经机制学作用，达到治疗的目的。音乐的不同呈现形式（如歌曲、器乐曲）、不同的表现形式（如录制音乐、现场演奏音乐等），都可以作为治疗手段对脑血管病患者的语言、认知、运动、社会情感等方面进行干预治疗，从而帮助他们进行功能性的康复。在涉及神经学音乐治疗的过程中，音乐治疗师需要与医师、语言治疗师、物理治疗师、作业治疗师、心理治疗师、社会工作者共同协作，形成密切的小组治疗模式，来帮助患者进行全面的康复。音乐治疗师通常也会应用音乐治疗的各类方法技术帮助患者在交流、认知、生理、运动、社会情感等方面进行全面的治疗干预。

（2）康复音乐治疗（rehabilitation music therapy，RMT），是指利用音乐的各类体验形式和治疗关系作为手段来增进伤病者的功能，使其功能恢复至伤病前水平或得到尽可能合理的调整。一般概括地说，康复音乐治疗是康复治疗的方式之一，在治疗过程中，以康复医学理论为指导，与物理治疗、作业治疗、言语治疗、理疗、心理治疗等各个康复治疗学科有机结合，利用音乐的一切元素和形式，向需要肢体功能康复、脏器功能康复、言语—语言康复、认知功能康复、心理情绪康复、疼痛镇痛治疗的患者提供全面康复治疗。

二、形式和方法

基于音乐的治疗干预有两种主要类型——接受式（被动 passive）和参与式（主动 active），通常两者结合。接受式音乐治疗干预一般指听音乐，由治疗师为患者演唱、播放或选择录制的音乐。在参与式的音乐治疗中，患者积极地参与音乐活动，如演奏小乐器。音乐治疗师一般会鼓励患者以乐器、声音、舞蹈、运动或歌唱等形式参与音乐活动。除此之外，音乐也可以用于非音乐治疗环境或辅助性的方式。例如，在其他活动中演奏音乐，或者在物理治疗或运动期间，作为背景音乐的一部分；或在其他心理社会干预中，作为引导的一部分。但音乐治疗是指专业的狭义的音乐治疗，由具有正式认证的音乐治疗专业人员提供。

为了使认知障碍患者能更好地改善症状并受益，建议为患者提供针对性强的专业音乐治疗干预。因此，在治疗过程中需要利用音乐治疗师同时作为音乐家和治疗师的职能，充分的选择和应用音乐各类元素和形式，以适应患者的疾病治疗目标。在针对认知障碍患者的治疗中，通常有以下两种形式。

（一）个体音乐治疗

个体音乐治疗是指一个治疗师与一个患者的一对一的治疗形式。在个体治疗中，治疗师的音乐能力、临床能力及与患者之间的信任关系是至关重要的，它往往决定了治疗的可持续性及治疗效果。个体音乐治疗适用于各类有康复治疗需求的患者，具有较为普遍和稳定的特点。无论音乐治疗师是采用演唱演奏还是教会患者某项音乐技能，其结果都是以非音乐性为目的，即以康复为目标的功能性锻炼。因此，当采用的音乐活动是以非音乐性为目的时，即称为过程取向（process orientation）。

1. 应用范围

一对一的个体音乐治疗针对每位患者的不同情况，提供特色化、针对性强的音乐技术干预。例如，脑卒中及脑损伤患者常见言语障碍及运动功能障碍等伤后疾病。在针对脑卒中患者失语症的音乐治疗中，可以通过旋律发音治疗（melodic intonation therapy，MIT）的技术引导患者的语音发音及语言交流。以恢复语言能力为目标的康复锻炼中，在治疗师的伴奏下哼唱或演唱歌曲并非治疗目的，真正的治疗目的是使患者通过不断反复哼唱出音高及旋律的方式，引导患者说出相同的语音语汇，使语言功能得以康复。同样，在针对脑损伤后认知功能障碍的训练中，音乐治疗师并非要使患者成为一名专业的声乐演唱者，而是通过演唱歌曲，回忆歌词，引发语言信息记忆的"组块"（chunk）效应，引导患者的语言交流；或者以带有认知信息的词组，如主体＋时间＋地点＋事件编写成歌曲旋律，让患者哼唱出来。这种以非音乐性为目的的治疗，就是以练习过程中引发的功能性治疗为取向的。

2. 效果

个体音乐治疗在为康复患者提供了上下肢肌肉功能、言语认知功能锻炼的同时，也为患者提供了一个相对安全的环境，在个体治疗中，音乐治疗师运用音乐技巧和音乐活动帮助患者应对目前面临的功能障碍及困难，在鼓励患者积极参与治疗的同时，使患者达到康复的目的。

（二）小组／集体音乐治疗

与个体治疗不同，如果说个体治疗是强调音乐治疗师与患者之间一对一的治疗形式，强化治疗过程中的功能锻炼，那么小组/集体音乐治疗则强调的是患者之间的互动形式。小组/集体治疗的特点在于为患者提供一个以共同治疗为目的的交互环境，患者在多成员之间的音乐活动中与其他成员及治疗师形成一个多层次互动的治疗模式，每位患者在音乐活动中都需要与其他患者协同配合，并与治疗师共同完成治疗过程。

1. 应用范围

组织小组/集体治疗时应考虑到治疗目的和患者病种的一致性。同病种患者可分为一个小组，这种小组也被称为"同质小组"。在同样都是轻度脑损伤患者的小组治疗中，音乐治疗的活动设计不但能以过程取向为目的，让患者在参与式演唱或即兴式演奏的音乐活动中得到功能锻炼；还可以以结果为导向取向（result orientation），即以学会演唱歌曲、音乐演奏、参与音乐活动为目的，通过不断练习音乐作品，增强其自信心。需要注意的是，进行小组/集体治疗时，治疗师与患者的座位方式应为"O"形或"U"形，治疗师与患者围坐为一个圆圈，而避免出现治疗师与小组患者分开，一对多的座位方式。

2. 效果

在小组/集体的环境中，可根据音乐活动设计不同的目标，如集体演唱、合唱、演奏/合奏音乐作品，来锻炼患者的记忆能力、认知能力、秩序感及协作配合的能力，同时促进患者功能锻炼和互动。患者可以在音乐活动中不断调整自己的角色，建立起与音乐作品演唱/演奏顺序或与音乐活动同步的集体协作秩序，锻炼脑功能及肢体功能，控制不适当的情绪和行为，逐渐达到生物—社会功能康复的目的。

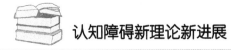

三、音乐治疗在不同类型认知障碍人群中的应用

认知障碍是一种以认知功能逐渐下降为特征的临床综合征。常见认知障碍类型有阿尔茨海默症、血管性痴呆、路易体痴呆和额颞叶痴呆。认知障碍是影响记忆、思维、行为和情感的退行性脑综合征的统称。认知障碍的症状表现可能包括记忆力减退、理解力降低、执行能力减退、情绪情感变化等。认知障碍是脑血管病、脑损伤患者的常见症状。在音乐治疗中演唱和团体演奏可以帮助有认知障碍的患者促进交流，刺激记忆力，增强现实定位能力，促进放松，增强感官训练等。

（一）不同认知障碍人群的主要类型

1. 神经变性疾病（AD 和 MCI）

AD 是一种起病隐匿的进行性发展的神经系统退行性疾病。临床上以记忆障碍、失语、失用、失认、视空间技能损害、执行功能障碍及人格和行为改变等全面性痴呆表现为特征，病因迄今未明。65 岁以前发病者，称早老性痴呆，65 岁以后发病者称老年性痴呆。

MCI 是介于正常衰老和痴呆之间的一种中间状态，是一种认知障碍症候群。与年龄和教育程度匹配的正常老人相比，患者存在轻度认知功能减退，但日常生活活动能力没有受到明显影响。轻度认知障碍的核心症状是认知功能的减退，根据病因或大脑损害部位的不同，可以累及记忆、执行功能、语言、运用、视空间结构技能等 1 项或 1 项以上，导致相应的临床症状。

2. 脑损伤（卒中和外伤）

脑卒中（cerebral stroke）又称"中风""脑血管意外"（cerebral vascular accident，CVA），是由于脑部血管突然破裂或因血管阻塞导致血液不能流入大脑而引起脑组织损伤的一组急性脑血管疾病，包括缺血性和出血性卒中。

脑外伤指由于外物造成的、头脑部肉眼可见的伤，一般可引起严重的后果。脑外伤常引起不同程度的永久性功能障碍。

（二）音乐治疗对于认知障碍的治疗效果

利用音乐治疗策略的好处是多方面的。音乐治疗是少数几种可以通过激发右半球活动来进行功能水平训练的治疗方法之一。目前，临床上许多治疗认知障碍相关问题的方法仍依赖于言语和语言，工作机制在左半球。然而，当无法进行语言交流时，音乐治疗就可以提供乐器演奏、旋律模唱等表达的手段，来唤起功能反应和情绪的变化。

音乐治疗可以贯穿于神经退行性疾病患者疾病发展的整个过程，从早期诊断到最后阶段都可以应用音乐治疗缓解患者认知障碍及其他相关症状。音乐治疗是非侵入性的、安全、无不良反应的。Sihvonen 等在一项系统性回顾中，将基于音乐的干预，即音乐医学（music and medicine，MM）与使用音乐进行干预做了区分。MM 是由医疗专业人员提供的基于音乐的干预。音乐治疗（music therapy，MT）是由音乐治疗专业人员提供，包括神经系统音乐治疗和运动系统音乐治疗等。其中，在音乐治疗中，节奏性听觉刺激（rhythmic auditory stimulation，RAS）和旋律发音治疗（melodic intonation therapy，MIT）是针对运动康复和非流畅性失语症两种明确的治疗研究方案，已在临床上系统化的使用。RAS 和 MIT 在提供临床标准化实现和复制推广方面是专业性非常高的。唱歌可以进一步帮助发音、节奏和呼吸控制的发展。

（三）音乐治疗改善认知障碍的可能机制

1. 唤醒记忆

认知障碍的患者一个重要的症状就是对记忆信息的遗忘。除与自身记忆相关的长期记忆信息之外（如自传体回忆），较为典型的症状就是对当下短时记忆内的时间地点记忆不清、人名及关系回忆困难等。因此在认知训练中进行信息记忆方法的训练，常常会使用钟表、日历及为患者书写年月日、地点、星期、天气、节日等信息的方式，来帮助患者回忆或者更为重要的信息。但是，以音乐干预为基础，将患者的姓名、性别、年龄、此时此地的时间、地点、行为用熟悉歌曲的旋律演唱出来，帮助患有认知障碍的患者建立一个较为直接的音乐条件反射。

Cuddy 发现，不管给出何种音乐线索的提示，音乐能诱发的自传体记忆在认知障碍患者中比在年轻人中更加活跃。因此他得出结论，在阿尔茨海默症患者中，音乐诱发的活跃状态可能与记忆唤起有关。在提取相关记忆信息的时候，与信息相关的音乐旋律可能会激活大脑中的奖赏系统，从而让记忆更活跃。此外，相对于语言、卡片、日历等信息提示来说，音乐刺激条件下的记忆效果更好，因为它们所处的左右脑机制不同（唱歌更多在右半球，而说话更多在左半球）。在这种情况下，音乐记忆会激活更多相关性的后续回忆。Ferreri 认为音乐起到了记忆促进的作用，而在这种条件刺激下，海马和背外侧前额叶皮层表现出更高的参与度。

以音乐为基础的治疗干预，包括由认证音乐治疗师提供的干预，主要包括唱歌、听、即兴创作或在乐器上演奏。音乐和歌唱可以刺激大脑半球的特别兴奋。临床观察表明，唱歌在很大程度上依赖于右半球结构。相比之下，虽然认知功能衰退，但患者仍然表现出惊人的旋律记忆能力。唱歌可以被用来帮助认知障碍症患者进行编写新信息的"歌词"重建。音乐节奏可以帮助阿尔茨海默症患者管理时间和空间。人们可以通过与其他参与者的音乐交流来体验群体接触，而非语言的形式。由于音乐的旋律化特点，基于音乐的干预可能有助于不同严重程度的痴呆症患者应对疾病的影响。

2. 改善情绪，减少认知障碍的风险

音乐治疗作为非药物治疗认知障碍的优选方案，对认知障碍患者有广泛的需求，而少有不良事件报告。音乐之所以对神经系统疾病起到干预作用，Altenmuller 等认为，音乐具有引导性、浸入性、情感性、个体化、躯体化、社会化，它可起到情绪同步的作用。这些特性叠加在一起，构成了一种强大的混合能力，可用于治疗环境，以解决认知障碍的许多症状。如可引导记忆力改变和自我意识改变。这些改变构成了治疗性音乐程序，具备有效性。

使用音乐治疗改善认知障碍的益处显而易见。首先，随着最近科技的进步，音乐比起以往任何时候都是更容易获得的资源。无论从个人移动终端还是团体音乐设置，音乐都可以更便利的为个体服务。这使得音乐更加适合认知障碍的人群，因为无论他们的功能水平如何，个体都能参与到体验中。其次，音乐治疗的不良反应很少。如果消极的音乐体验出现可能会影响到情绪，只需要停止刺激即可。这样的负面影响不但可以随时终止，而且非常短暂。最后，认知功能障碍的患者往往仍然保留音乐感知能力，因此，学习新歌曲本身就会引发积极的情感反应。这为使用音乐作为治疗补偿手段的可能性打开了大门。

在团体中唱歌可以提高社交技能，培养对他人的意识。对于认知障碍症患者来说，唱歌可以鼓励他们回忆和讨论过去，同时减少焦虑和恐惧。听音乐本身可以减少压力激素，如皮质醇，并帮助人们应对，如术前压力。音乐治疗可以带来放松，对增强沟通和情绪健康有积极作用。音乐治疗能够唤起生活经验和情感体验。许多人生大事都有音乐相伴；大多数情况下，这些"音乐记忆"比同期没有音乐伴奏的记忆储存的时间更长。如果语言不再被识别，熟悉的音乐可能会提供一种安全感和幸福感，从而减少焦虑。

3. 改善脑认知网络

虽然认知功能在疾病进展过程中下降，但对音乐的接受能力可能会持续到痴呆的晚期。即使在疾病的最新阶段，人们可能仍然对音乐有反应，而其他刺激可能不再引起反应。这可能与阿尔茨海默病患者大脑中音乐记忆区域相对较少有关。演奏乐器可以改善因中风、头部损伤或疾病过程导致的运动障碍或神经损伤患者的大、精细运动协调能力。语言的基础可能是音乐，在语言发展中先于词汇功能。

音乐作为一种复杂的刺激，在激活与认知、运动技能和情绪相关性调节的区域发挥着神经生理作用。音乐治疗对认知障碍的干预显示，在音乐的刺激条件下，脑血流量明显增加，前额叶皮层的活动增强，而这两项改变均与执行功能的改善有显著相关性。一项 RCT 研究证明，音乐治疗明显改善了认知障碍症患者的整体状态、记忆和执行功能。此外，音乐 RAS 治疗在步态方面的改善也提示了脑运动环路的神经可塑性。

四、未来展望

音乐治疗对认知功能障碍患者在语言、记忆、定向、执行、运动、情绪等功能方面的研究近年来均有很大进展，这些结果表明，音乐治疗干预是一个潜在的治疗认知障碍的新型非药物治疗方式。但是，在目前查阅到的临床实验性研究中，机制研究偏多，临床试验样本较小是普遍性的问题。未来需进一步开展国内外多中心合作的大样本研究，加强影像学、生化基础的研究证据，为音乐治疗在临床中标准化的推广奠定研究基础，也为认知障碍患者的治疗提供针对性更强的音乐技术化干预。

（张晓颖　宋鲁平）

参考文献

1. ING-RANDOLPH A R, PHILLIPS L R, WILLIAMS A B, et al. Group music interventions for dementia-associated anxiety: a systematic review. International Journal of Nursing Studies, 2015, 52（11）: 1775-1784.

2. PRINCE M, KARAGIANNIDOU M, GUERCHET M, et al. World alzheimer report 2016, improving healthcare for people living with dementia: coverage, quality and costs now and in the future. Alzheimers Dis Int, 2016, 1: 1-140.

3. SIHVONEN A J, SÄRKÄMÖ T, LEO V, et al. Music-based interventions in neurological rehabilitation. Lancet Neurol, 2017, 16: 648-660.

4. CUDDY L L, SIKKA R, VANSTONE A. Preservation of musical memory and engagement in healthy aging and Alzheimer's disease. Annals of the New York Academy of Sciences, 2015: 1337, 223-231.

5. CUDDY L L, SIKKA R, SILVEIRA K, et al. Music-evoked autobiographical memories (MEAMs) in Alzheimer disease: evidence for a positivity effect. Cogent Psychology, 2017, 4 (1): 1277578.

6. FERRERI L, RODRIGUEZ-FORNELLS A. Music-related reward responses predict episodic memory performance. Experimental Brain Research, 235 (12): 3721-3731.

7. FERRERI L, VERGA L. Benefits of music on verbal learning and memory: How and when does it work. Music Perception, 2016, 34 (2): 167-182.

8. DYER S, HARRISON S, LAVER K, et al. An overview of systematic reviews of pharmacological and non-pharmacological interventions for the treatment of behavioral and psychological symptoms of dementia.Int Psychogeriatr, 2018, 30: 295309.

9. THOMPSON W F, SCHLAUG G. The healing power of music. Sci Am Mind, 2015, 26: 32-41.

10. BAIRD A, BRANCATISANO O, GELDING R, et al. Characterization of music and photograph evoked auto biographic al memories in people with Alzheimer's disease. J Alzheimer's Dis, 2018, 66: 693-706.

11. GARRIDO S, DUNNE L, CHANG E, et al. The use of music playlists for people with dementia: a critical synthesis. J Alzheimer's Dis, 2017, 60 (3): 1129-1142.

12. GARRIDO S, STEVENS C J, CHANG E, et al. Music and dementia: individual differences in response to personalized playlists. J Alzheimers Dis, 2018, 64（3）: 933-941.

13. BAIRD A, THOMPSON W F. The Impact of music on the self in dementia. J Alzheimers Dis, 2018, 61: 827-841.

14. ZHANG Y, CAI J, AN L, et al. Does music therapy enhance behavioral and cognitive function in elderly dementia patients? a systematic review and metaanalysis. Ageing Research Reviews, 2017, 35: 1-11.

15. JACOBSEN J H, STELZER J, FRITZ T H, et al. Why musical memory can be preserved in advanced Alzheimer's disease.Brain, 2015, 138: 2438-2450.

16. MAGEE W L, CLARK I, TAMPLIN J, et al. Music interventions for acquired brain injury. Cochrane Database of Systematic Reviews, 2017, 1: CD006787.

17. CHEUNG D S K, LAI C K Y, WONG F K Y, et al. The effects of the music-with-movement intervention on the cognitive functions of people with moderate dementia: a randomized controlled trial. Aging Ment Health, 2018, 22（3）: 306-315.

18. VITORIO R, STUART S, GOBBI L T B, et al. Reduced gait variability and enhanced brain activity in older adults with auditory cues: a functional near-infrared spectroscopy study. Neurorehabil Neural Repair, 2018, 32（11）: 976- 987.

第三十五章

有氧运动在认知障碍康复中的应用

　　认知的基础是大脑皮层的正常功能，任何引起大脑皮层功能和结构异常的因素均可导致认知障碍。除正常的脑老化外，脑血管病变、神经变性疾病、脑外伤、感染中毒及慢性全身性疾病、精神、心理异常等亦可导致认知障碍，给患者、家属及社会带来沉重的经济及精神负担。认知障碍是脑疾病诊断和治疗中最困难的问题之一，虽然在过去的几十年里医务工作者已经做出大量的努力，但今天我们仍然缺乏可以改善认知障碍患者认知功能的有效策略。目前，认知障碍的治疗包括药物治疗和非药物治疗，虽然药物治疗有一定效果，但是尚没有针对认知障碍的有效药物。所以，非药物治疗成为研究者关注的重点，主要包括认知功能训练、心理治疗、运动疗法等。越来越多的研究关注运动疗法对认知障碍的作用，而其中有氧运动对认知障碍的影响被尤为关注。本章即对有氧运动在认知障碍康复中的应用进行综述。

一、有氧运动的概念

（一）有氧运动的定义

有氧运动是指在氧气供应充分的条件下进行的全身大肌群长时间高度节律性的运动，如步行、跑步、骑自行车、游泳、太极拳、瑜伽等。有氧运动的能源主要来自体内葡萄糖和脂肪的有氧代谢，能引起身体代谢、呼吸和心血管的变化。

（二）有氧运动的主要方式

1. 步行

步行是一种不受时间和场地限制的最佳有氧运动方式。Dan等研究表明，给予 MCI 老人持续 16 周的中等强度步行训练后，其认知功能较对照组明显改善。Venturelli 等研究表明 AD 患者进行规律的步行训练后，其日常生活活动能力和认知功能均有所改善，可能是由于长期步行训练可促进血液循环、提升心肺功能、增强肌力和耐力从而预防大脑衰老、延缓认知障碍的进展。

2. 跑步机运动

跑步机是一种不受天气影响随时可以在室内进行的有氧运动。宋文颖等通过给予 AD 转基因小鼠不同运动强度跑步机训练，发现低强度有规律的跑步机训练较高强度及无规律的训练更有效地改善 AD 小鼠的认知能力，其机制可能与调节 BDNF/TrkB 信号通路有关。常春红等通过 16W 的跑步机训练发现 AD 患者的认知能力有所提高，AD 患者通过跑步机运动，可改善血液循环、增加脑血流量、提高供氧能力从而改善患者的认知功能。

3. 太极拳

太极拳（tai chi chuan，TCC）是一种中低强度的有氧运动，涉及身体运动、呼吸训练和冥想等，可以在任何时间及地点进行练习，无须使用任何设备及器械，由于其刚柔相济、动静结合的功法特点，尤其受到老年人的青睐。因其在运动过程中涉及诸多脑区的活动，所以对人体记忆、学习、执行、理解等多种高级脑功能具有颇多益处。目前，太极拳已被大量文献证实有助于预防、缓解和治疗认知障碍。有研究表明，经过 6 个月太极拳训练后，太极拳组记忆力、注意力等认知功能能力均优于对照组。

（三）特点和优势

有氧训练是一种低负荷、节律感强、持续时间长，旨在促进或维持一种或多种适能的体力活动，具有绿色经济、简单易行的特点，同时又是一种低成本、低风险和易获得的生活方式干预，对于延缓认知障碍的进程有很大的意义，值得在临床工作中大力推广。

（四）效果和应用范围

研究表明，有氧运动有助于健康成年人的全身代谢健康和改善大脑功能，它会影响骨骼肌和大脑中对记忆、注意力、处理速度、执行和运动功能等非常重要的区域的形态、代谢和功能。规律的有氧运动，无论是单独进行还是在复杂的生活方式干预下进行，都是预防和治疗认知能力下降的有效方法。有氧运动可以消耗体内脂肪，增强和改善心肺功能，预防骨质疏松，调节心理和精神状态，因此被广泛应用于健身减脂、提高运动能力、改善睡眠、调节情绪、提高认知能力等多个方面。

二、有氧运动在认知障碍人群中的应用

（一）神经变性疾病（阿尔茨海默病和轻度认知障碍）

由于人口老龄化，老年痴呆症的发病率越来越高，已成为一个全球范围内严重的公共健康问题。2010 年，据估计全世界有一百万人患有痴呆症，预计到 2050 年将增至 1.15 亿。认知功能下降和行为问题是痴呆症的常见症状，认知和行为问题会引起各种各样的问题，如日常功能和独立性降低，大大增加了照顾者的负担。而轻度认知障碍患者患痴呆症风险更高。从 MCI 到 AD 的年转化率估计在 10% ~ 15%，而老年人 AD 年发病率估计为 1% ~ 3%。目前，关于 AD 和 MCI 的治疗，非药物干预仍是主流。有研究证实有氧运动能增加 MCI 老年女性的海马体积和 PFC 和 ACC 内灰质及 PLPFC 的体积，从而改善 MCI 患者记忆或大脑功能。在轻度认知障碍患者中，不同运动方式的认知益处已被报道。根据最近对 11 个随机对照试验的系统回顾，体育锻炼，包括有氧运动和阻力训练，对 MCI 人群的认知功能表现出低到中等的影响，敏感性分析进一步揭示了中等强度有氧运动干预与其他形式的运动干预相比，具有更大的认知益处和更高的可接受性。多项研究提示，运动训练能够改善老年人的认知功能，降低 AD 的发生率。由此可见，有氧运动是治疗和延缓 AD 和 MCI 患者认知功能下降的有效方法。

（二）脑损伤（脑卒中和脑外伤）

脑卒中（stroke）是指急性脑循环障碍迅速导致局限性或弥漫性脑功能缺损的临床事件，是世界上第三大致死疾病。脑卒中后

可遗留运动、感觉、言语、吞咽、认知及二便功能障碍等，其中认知功能障碍是造成卒中患者残疾的主要原因之一。据报道，超过60%的脑卒中患者6个月时出现不同程度的认知障碍。脑卒中后，超过1/3的患者表现出永久性的认知障碍后遗症。此外，脑卒中导致的 VD 对患者的功能恢复、社会功能和独立生活能力均有负面影响。因此，寻找行之有效的治疗脑卒中导致的认知障碍的方法十分必要。目前，越来越多证据表明，有氧运动可改善脑卒中患者的认知功能。一项回顾性研究表明对脑卒中后的受试者进行有氧运动训练，发现受试者整体认知能力有显著提高，并且在一定程度上，对其记忆、注意力和视觉空间能力有积极影响。各种原因导致的脑外伤易并发认知功能障碍并严重影响患者的预后，脑外伤患者以中青年居多，康复需求及欲望均较高，而有氧运动是改善其认知功能下降的有效工具。一项研究表明，在常规治疗基础上给予脑外伤者踏车运动可提高其认知功能及日常生活能力。

（三）其他神经系统疾病

PD 是中枢神经系统变性疾病，除伴随肌强直、行动迟缓和姿势步态异常等运动功能障碍外，也存在焦虑抑郁、睡眠障碍和认知功能障碍等非运动症状，而认知功能障碍会阻碍其运动功能的恢复，并严重影响日常生活活动能力。运动训练能最大限度地提高 PD 患者运动及认知功能，改善其生活质量，并尽量减少并发症发生。Prewitt 等研究发现，给予帕金森病患者舞蹈训练，可促进脑源性神经生长因子释放，有助于改善患者运动能力、平衡功能和学习、记忆等认知功能，同时还可减轻抑郁症状。

三、有氧运动改善认知障碍的可能机制

1. 增加心脑功能，改善大脑供血供氧

在有氧运动改善认知障碍可能的机制中，比较公认的是有氧运动能改善心血管功能，促进毛细血管生长，增加脑血流量，提升脑组织氧合能力，从而增强神经递质有效性，进而促进认知功能。

2. 改善情绪和睡眠，减少认知障碍的风险

研究表明抑郁症状和睡眠不良是认知能力下降的主要危险因素，因为抑郁症状和睡眠不良会导致疲劳，从而损害认知能力。神经生物学研究也解释了抑郁症状和睡眠不足与海马体萎缩和前额叶皮质功能缺陷有关。而有氧运动能通过提高自我效能感、引起注意力分散、增加内啡肽分泌及创造能量耗尽状态和提高基本代谢率来诱导睡眠从而减少抑郁症状，进而提高认知能力。而运动与认知的关系可能是通过改善抑郁情绪和睡眠质量而介导的。

3. 增加体内脑源性神经营养因子（brain-derived neurotrophic factor，BDNF）的产生

众所周知，BDNF 通过调节神经元的存活和生长，在学习和记忆中发挥着关键作用，而这些过程是大脑可塑性的基础。BDNF 的减少被认为是年龄相关认知能力下降的一个生物标志物。而有氧运动可以增加大鼠大脑中的 BDNF 水平，从而延缓大鼠脑衰老、改善学习记忆能力、提高认知功能。Denisa 等研究表明，有氧运动能通过上调 BDNF，从而提高老年人步行速度、肌肉质量和认知能力。

4.改善脑认知网络

有研究表明3个月中等强度的有氧运动能够降低 MCI 患者情景记忆任务态 fMRI 的多个脑区激活,提高 MCI 患者的记忆提取。另一项为期一年的研究发现有氧运动可显著提高老年大脑前额叶和海马区功能,提高其在更高层次的认知网络中的功能效率,从而有效改善老年人的认知行为。一项脑网络研究表明有氧运动能增加海马回与前扣带皮层的网络连接,而功能性脑网络的改变可能是老年人有氧运动后认知功能改善的原因之一。

四、展望

随着人口老龄化的到来,认知障碍将成为世界性的公共卫生问题,因此早期诊断与有效干预认知障碍将至关重要。目前尚无疗效确切的治疗认知障碍的药物,因此非药物治疗尤其是运动治疗的研究受到国内外学者的极大关注。大量研究证实有氧运动对认知障碍患者认知功能有改善作用,但由于研究设计方案存在多种差异,有氧运动具体方式、运动强度和持续时间等也各有不同,尚需要随机对照的大样本临床研究来进一步证实有氧运动不同方式对认知障碍患者的干预作用,为不同病因所致的认知障碍患者提供具有针对性及个体化的治疗方案。

（刘　巍　宋鲁平）

参考文献

1. DAN S，DORIS S F. Effects of a moderate-intensity aerobic exercise programme on the cognitive function and quality of life of community-dwelling elderly people with mild cognitive impairment：a randomised controlled trial. International Journal of Nursing Studies，2019，93：97-105.

2. 宋文颖，张家薇，彭芳，等.不同方式的轻度跑步机锻炼对阿尔茨海默鼠认知功能的影响.重庆医学，2018，47（5）：614-617.

3. 常春红，王蔚，朱弈，等.有氧训练对阿尔茨海默病的干预作用研究.中国康复医学杂志，2015，30（11）：1131-1134.

4. ZHENG G，XIONG Z，ZHENG X，et al. Subjective perceived impact of tai chi training on physical and mental health among community older adults at risk for ischemic stroke：aqualitative study. Bmc Complementaryand Alternative Medicine，2017，17（1）：221.

5. SUNGKARAT S，BORIPUNTAKUL S，CHATTIPAKOM N，et al. Effects of tai chi on cognition and fall risk in older adults with mild cognitive impairment：a randomized controlled trial. Journal ofthe American Geriatrics Society，2017，65（4）：721.

6. SUN J，KANAGAWA K，SASAKI J，et al. Tai chi improves cognitive and physical function in the elderly：a randomized controlled trial.Journal of Physical Therapy Science，2015，27（5）：1467-1471.

7. ELENA B，DEBORAH A，EMANUELA P，et al. The pleiotropic effect of physical exercise on mitochondrial dynamics in aging skeletal muscle. Oxidative Medicine and Cellular Longevity，2015，2015：1-15.

8. ROSANO A C, GURALNIK J, PAHOR M, et al. Hippocampal response to a 24-month physical activity intervention in sedentary older adults. Geriatr Psychiatry, 2017, 25：209-217.

9. ANDERSON H C, BARCELOS N M, ZIMMERMAN E A, et al. The aerobic and cognitive exercise study （ACES） for community-dwelling older adults with or at-risk for mild cognitive impairment （MCI）: neuropsychological, neurobiological and neuroimaging outcomes of a randomized clinical trial. Front Aging Neurosci, 2018, 10：76.

10. SONG D, LI P W C, YU D S F. The association between depression and mild cognitive impairment：a cross-sectional study. Geriatr Psychiatry, 2018, 33（4）: 672-674.

11. SONG D, YU D S F, LI P W C, et al. The effectiveness of physical exercise on cognitive and psychological outcomes in individuals with mild cognitive impairment：a systematic review and meta-analysis. Nurs Stud, 2018, 79：155-164.

12. YI Z, HAN W, MING Q, et al. Effects of a specially designed aerobic dance routine on mild cognitive impairment. ClinInterv Aging, 2018, 13：1691-1700.

13. MELLON L, BREWER L, HALL P, et al. Cognitive impairment six months after ischaemic stroke：a profile from the ASPIRE-S study. BMC Neurol, 2015, 15：31.

14. ZHENG G H, ZHOU W J, XIA R, et al. Aerobic exercises for cognition rehabilitation following stroke：a systematic review. Journal of Stroke and Cerebrovascular Diseases, 2016, 25（11）: 2780-2789.

15. 谷斌亮, 罗杰. 高压氧舱联合有氧训练对中度脑外伤患者认知功能的作用. 中国实用神经疾病杂志, 2017, 20（23）: 43-45.

16. ABBRUZZESE G, MARCHESE R, AVANZINO L, et al. Rehabilitation for Parkinson's disease: current outlook and future challenges. Parkinsonism Relat Oiso, 2016, 22 (Suppll): S60-S64.

17. PREWITT C M, CHARPENTIER J C, BROSKY J A, et al. Effects of dance classes on cognition, depression, and self-efficacy in Parkinson's disease. Am J Oance Ther, 2017, 39 (1): 126-141.

18. SHI L, CHEN S J, MA M Y, et al. Sleep disturbances increase the risk of dementia: a systematic review and metaanalysis. Sleep Med Rev, 2018, 40: 4-16.

19. KINCHESKI G C, VALENTIM I S, CLARKE J R, et al. Chronic sleep restriction promotes brain inflamation and synapse loss, and potentiates memory impairment induced by amyloid-β oligomers in mice. Brain Behav Immun, 2017, 64: 140-151.

20. YU D S F, NG S S M, LEE D T F, et al. The effects of an activity-based lifestyle intervention on moderate sleep complaints among older adults: study protocol for a randaomized controlled trial. Trials, 2018, 19: 69.

21. 付燕, 谢攀, 李雪, 等. 长期有氧运动对大鼠脑衰老过程中学习记忆与海马表达的影响. 中国运动医学杂志, 2015, 34 (8): 750-756.

22. DENISA M, PATRIK K, LUCIA S, et al. Acute and regular exercise distinctly modulate serum, plasma and skeletal muscle BDNF in the elderly. Neuropeptides, 2019, 78: 101961.

23. TSAI C, UKROPEC J, UKROPCOVÁ B, et al. An acute bout of aerobic or strengthexercise specifically modifies circulating exerkine levels and neurocognitivefunctions in elderly individuals with mild cognitive impairment. Neuroimage Clin, 2017, 17: 272-284.

第三十六章

气功运动疗法在认知障碍康复中的应用

　　社会的人口老龄化日益严重，随之出现的主要问题就是老年人的健康问题，其中注意力、记忆力、思维言语等认知功能的下降对老年人的生活质量影响最大。那么对于老年人认知障碍的康复便受到了广大学者的关注，寻找到一种有效、绿色、患者接受度高的治疗方法变得更为迫切，而气功运动疗法以其绿色、接受度高得到了患者及家属的认可，从而近几年被广泛应用于认知障碍的康复当中。

　　气功运动有着悠久的文化底蕴，是传统与现代融合的最新成果，以其独有的养生智慧吸引着全世界的目光，对我国的全民健身事业及对外文化交流发挥了正向作用。如今，气功运动已传播至近 60 个国家和地区，2013 年，欧美及各国开始了大脑奥秘的探索之旅。随后，"中国脑计划"被提上日程，该计划将进行脑疾病、脑认知原理等一系列的探索。目前，有一些研究发现，气功运动可以提高练习者的认知加工能力，以执行功能相关的注意、抑制和工作记忆较为突出。同时有基于特定的认知任务进行的探究指出，其通过促进认知控制进而提升练习者对负性情绪的抑制能力。

　　将气功运动应用于治疗疾病自古便有记载，史学家认为八段锦最初创立就是帮助受伤的士兵，随着时间的推移应用于我们的生活当中，而在这个普遍亚健康的时代，医者又将其缓解压力、改善焦虑和抑郁及认知能力等作用发挥起来。

一、气功运动疗法

（一）概念

气功运动疗法是起源于中国古代的一种温和、保健的有氧运动。它包含了体育锻炼和药物治疗的双重功效，通过结合体位调整、呼吸锻炼和思维训练，激活肌肉，疏通经络，促进血液循环，调节内脏器官，实现了身心健康和疾病防治的协调发展。气功运动疗法以其效果好、成本低，以及不依赖于设备就可以学习等特点，在康复领域饱受关注。

气功运动疗法主要包括太极、八段锦、易筋经、五禽戏等。

太极是一种结合身心呼吸的武术形式，以缓慢有节奏的圆周运动为特征，同时也是一门艺术。"太极"之义最早源自《周易》，古老的"太极"思想被道教所吸纳，成为道教思想的重要组成部分，并渗透于道教养生功与后世的张三丰的太极拳之中。

八段锦是一套以八个独立流畅的动作、呼吸练习、思维调节和放松共同组成的运动。每一个动作都对特定的器官或身体部位产生益处。整套共计八势：第一式，双手托天理三焦；第二式，左右开弓似射雕；第三式，调理脾胃须单举；第四式，五劳七伤往后瞧；第五式，摇头摆尾去心火；第六式，两手攀足固肾腰；第七式，攒拳怒目增力气；第八式，背后七颠百病消。

易筋经作为中国传统养生强身功法，据其名称来看易筋经是指以中医为理论基础，通过特定的锻炼方式，增强肢体的力量，改善人体机能的经典之法。整套共十二势：分别是"韦驮献杵，横担降魔杵，掌托天门，摘星换斗势，倒拽九牛尾势，出爪亮翅势，九鬼拔马刀势，三盘落地势，青龙探爪势，卧虎扑食势，打躬势，掉尾势"。

五禽戏是通过模仿虎、鹿、熊、猿、鹤五种动物的动作，以强身健体的一种气功运动疗法，可舒展筋肉、提高心肺功能等。现在所见的"五禽戏"具体练法最早载录于南北朝时陶弘景所编撰的《养性延命录》。

（二）特点与优势

1. 气功运动疗法具有普适性

中国气功运动疗法吸收了中国传统医学理论，强调人是一个整体，注重精神与肉体的相结合，内外兼修。健身气功遵循天人合一的观念，动作编排简洁流畅、动作速度均匀和缓，动作力量松劲有序，可以适应于从青少年到中老年人不同人群个性发展所需，覆盖整个生命周期。且从中医理论上气功运动疗法可以对体内阴阳、气血、经络、脏腑进行功能调整，使其趋于平衡状态，而达到维持人体内环境的健康与稳定。

2. 张弛有度的动作特点

气功以绵、缓、匀且松紧有度为特点。整套动作舒展，使得练习者的全身骨骼和筋膜得以拉伸活动，四肢到躯干得到一定限度的伸展，大幅度的动作伸展可以改变肌肉和骨骼僵硬的状态。

动作在刚劲中又不失柔和美观，太极拳动作连贯，以圆弧运动为主，十分美观，易筋经也通过不断地增加每势动作的连贯性，使其富有美感，让练习者体会到动作的柔美同时还调节心情，悦己悦人。

3. 形与神的结合

气功理论将身体和精神归纳为"形"和"神"，而"气"作为纽带，将"形"与"神"二者联系起来，形成了形、气、神的三位一体学说："形者，生之舍也；气者，生之充也；神者，生之制也"，与三位一体的"形、气、神"相对应的调身、调息、调心被称之为："三调"。三调乃气功习练的基本要素。

调身，即对于身体姿态进行有意识的调整与锻炼，古人云："行不正则气不顺，气不顺则意不守，意不宁则神散乱。"调身可以为后续的提高训练打下基础，起到柔筋、健骨和强身、健体的功效。

调息，即对于运动过程中的呼吸进行控制与调整，改变其频率、节奏和呼吸深度等，以达到调节人体呼吸系统及器官的生理机能、行血气、通经络的功效。

调心，即通过主观意识对自身的精神和思维活动进行的调控。调心是"三调"中的最后一项，最难也最为关键，练习者能否达到"意守"便取决于此。通过调心可以调节心理情绪，促进身心健康，当心放平静时有助于开发人体潜能，提高人体的身体反应和思维敏捷，更能够集中注意力去感知。

（三）应用范围

1. 失眠与情绪

失眠是一种常见的临床症状，其特征为睡眠起始或维持困难、睡眠深度不足或早醒等。根据不同地区和人群的调查结果，失眠障碍的患病率为 10% ～ 20%，其中约 50% 趋向于慢性化。而针对失眠的药物治疗存在不良反应、耐受性与依赖性且成本高，因此非药物治疗的相关研究越来越多，并应用于临床。Carolina VR 等的研究显示运动可以改善睡眠障碍。李莉等研究表明八段锦对 2 型糖尿病患者睡眠障碍有显著的效果。

通过气功运动疗法可以建立患者对身体感受的意识，培养识别自己情绪状态的能力、发展处理内在与外在冲突的能力、改善人际关系中冲突的情感体验。通过这样一个自身与外部的深度感知能够增强自我功能以激发心理发展的潜能，当患者有些情绪无法通过语言来发泄时，肢体语言便可以帮助患者抒发情绪，这在心理治疗当中是以身体为导向的情绪干预。当抑郁与焦虑呈现躯体化时，治疗师就可以利用气功运动疗法来帮助患者解决问题。

2. 预防跌倒

在进行气功训练的过程中，人体重心不断多方位的缓慢运动，通过控制支撑面的大小与自身的重心，使得患者的平衡功能得以改善。同时气功训练在训练稳定性的同时也增加了力量的训练，改善身体协调功能。Gao 等研究经过太极拳训练的患者跌倒和平均跌落时间明显降低。Rhayun Song 等发现太极对 PD 患者的步态及平衡有改善效果，可以减少跌倒的发生，改善下肢力量和灵活性，同时帮助患者建设社会心理健康。

3. 认知障碍

认知障碍疾病可能出现全面的认知功能减退，但是不同类型的认知障碍疾病对不同认知领域的损害可能具有分布不均的特点。疾病的性质、部位和病理变化不同导致了一些认知领域比其他认知领域更容易受到影响，因而出现了不同的认知功能损害类型。而气功运动疗法在进行练习时强调调心，来控制意志，且研究表明，有氧运动可以刺激大脑的神经元代谢，从而改善认知功能。八段锦练功时注重意识、意念活动的管理与控制，训练后使人精神饱满，思维清晰，能有效改善 2 型糖尿病伴 MCI 患者的认知障碍程度。

二、气功运动疗法在认知障碍人群中的应用

（一）老年认知障碍

MCI 是指老年人出现轻度记忆或某项认知功能障碍，尚不足以诊断为痴呆的临床现象。其介于正常衰老与痴呆之间的一种中间状况，对老年性痴呆的发病有较强的预警作用，MCI 被认为是 AD 的临床前期而成为衰老和痴呆领域的研究重点。AD 是以认知功能受损和记忆障碍为主要临床特征的神经退行性疾病，其病因复杂，缺乏有效的诊断、治疗和预防手段。在 MCI 阶段对 AD 的预防显得尤为重要。对于这样的患者我们应该从心理、日常生活活动能力、记忆力、定向力、社交能力等方面入手。相关研究显示运动可以减轻神经元的凋亡，改善记忆空间障碍等。Schmidt 等认为运动可能改善老年性痴呆和轻度认知功能障碍患者的认知功能。当患者认知功能得以提升，生活质量也随之改善。

（二）肿瘤

癌症相关认知障碍（cancer—related cognitive impairment，CRCI）是指肿瘤患者从确诊到后续治疗过程中出现的认知功能下降的表现，包括记忆力衰退（尤其是细节记忆）、注意力及学习能力降低、计算及处理能力降低及上肢动作迟钝不协调等。该现象的引起原因有多种假说，如氧化损伤、炎性因子水平、激素水平及代谢水平异常等。抗肿瘤治疗（尤其是化疗）引起的焦虑、抑郁等不良情绪均可成为诱因。因其降低了患者的生存质量，所

以受到了广泛医家的关注。由于目前的研究仍未阐明 CRCI 发生的具体机制，临床上尚无预防和治疗 CRCI 的特定方法。基于对改善认知障碍常用途径的认识，临床针对 CRCI 的防治主要集中在行为学干预、体育锻炼、脑电生物反馈和药物疗法这四个方面。这四个方法在临床上应用的研究显示，均可提高 CRCI 患者的认知功能，提高患者生活质量。

三、气功运动疗法干预认知障碍的可能机制

（一）增加心脑功能，改善大脑供血供氧

气功的练习需要不断地调整呼吸，这使得患者的心肺功能得以改善。心脏与肺都是人体重要的器官，心脏的搏动为血液流动提供动力，推动循环系统中血管的血液，将血液运行至身体各个部分。通过吐纳提高肺的通气量，可以有效提高血氧含量，增强心脏储备能力，调节血脂、血压、血糖，减缓心率，改善心脏功能。当心脏功能得到提升，可以促使脑血量的增加，改善由脑组织缺血及缺氧造成的一系列疾病，包括短暂性脑缺血发作、脑卒中等疾病引起的认知障碍。邓翔峰等的研究中显示气功运动疗法可以降低血液中脑钠肽的水平进而可以在心力衰竭患者的康复中起到一定的作用。

（二）改善情绪和睡眠，减少认知障碍的风险

气功的调息能提高人体生物电流和机体的活性，改善神经系统功能，使得大脑各区域电波趋向同步，脑细胞电磁活动高度有序化、神经传导加快，神经系统功能得以提升。同时在气功的练习过程中讲究心静即调心，也使得老年人从整体上处于平静、舒

畅的精神状态，通过冥想、意念等集中注意力。《素问经注节解》中提到"心清则妄去，妄去则神定，神定矣，卧云乎哉"。也有研究表明，冥想可从改变脑功能和脑结构、心理调适和维持完整的端粒结构等方面改善老年人的认知功能，对预防和改善老年人认知功能障碍有积极的影响。Chen 等对台湾地区老年人应用八段锦改善睡眠质量进行了研究，研究结果显示睡眠质量得到了明显的改善。

（三）增加体内神经营养因子的产生

BDNF 具有促进神经元再生的功能，并介导了与学习、记忆相关的突触可塑性形成。BDNF 具有神经元保护作用，促进轴突和树突的生长，进而使神经元得以存活和重塑。有研究表明，脑卒中患者出现血管性认知障碍后，随着患者疾病程度的加重，患者体内 BDNF 含量显著降低，且与血管性认知障碍的疾病程度呈明显负相关，提示血管性认知障碍程度越重，血清脑源性神经营养因子含量水平越低。而 Petzinger 等研究显示，气功运动疗法通过增加 BDNF 表达，改善神经网络功能，从而改善认知症状。

（四）改善脑认知网络

脑网络分析又称连接组学，其以神经影像和电生理技术为基础，对宏观结构下的脑微观功能连接网络拓扑结构进行分析，帮助理解大脑语言、感知、运动及高级认知产生及工作的相关机制。

复杂网络观点认为，脑网络可以分为结构网络和功能网络。基于影像学网络研究发现，AD 和 MCI 患者结构和功能性脑网络均呈现小世界特性。小世界网络是介于规则网络和随机网络之间的一种网络结构。脑的结构网络是脑神经活动的基础，功能网络反映了脑皮层各部分神经元活动的动态协调性，脑功能的分割和整合通过神经元的协同活动实现。研究表明，小世界特性即平均路径长度很短，接近随机网络；而聚集系数（clustering coefficients，Cp）却比随机网络高得多，接近规则网络。

Christina F 等的研究中显示，气功的调息与调心的配合以改善脑认知网络，调息与调心可能代表着"认知点燃"。郭艳花等通过运动干预中重度肥胖儿童注意认知的研究中发现，运动可以提高警觉网络、执行控制网络和反应速度。

四、结语

气功运动疗法作为一种科学的运动保健方法，与其他体育健身项目不同，其搭载着中国文化并具有松静自然、动静结合、协渊舒展等特点。以天人合一为指导增强五脏六腑和全身各组织之间的联系，对人体的心脏、运动、呼吸、免疫等系统均具有较好的调节作用，可以提高人体免疫力、缓解心理压力、提高生活质量。而且气功运动疗法的作用群体十分广泛，对于各年龄层的训练者均能起到积极的影响，是一种不易受伤又能起到锻炼效果的锻炼方法，坚持长期的练习，在练习中认真地领悟形神气之间的关系，才能起到锻炼身体和愉悦身心的作用。作为一种绿色、患者接受度高的治疗方法，可以进行推广。但关于气功运动疗法的研究尚存在一定的局限性，有待各方学者进一步的分析与挖掘，为其临床疗效与临床应用提供依据。

（郭子楠　宋鲁平）

参考文献

1. 王莉华，高亮 . 健身气功对老年人认知功能的影响 . 中国老年学杂志，2018，38（20）：97-99.

2. LIYE Z，ALBERT Y，XINFENG Q，et al. Mindfulness-Based Baduanjin Exercise for depression and anxiety in people with physical or mental illnesses：a systematic review and meta-analysis. International Journal of Environmental Research and Public Health，2018，15（2）：321.

3. XIAOTIAN L，JIFENG Z，RACHEL C，et al. The effects of traditional Chinese exercise in patients with chronic obstructive pulmonary disease：a meta-analysis. PLoS One，2016，11（9）：e0161564.

4. KIM H，KIM Y L，LEE S M. Effects of therapeutic tai chi on balance，gait，and quality of life in chronic stroke patients. Int J Rehabil Res，2015，38（2）：156-161.

5. ZHENG G H，FANG Q Y，CHEN B，et al. Qualitative evaluation of baduanjin（traditional chinese qigong）on health promotion among an elderly community population at risk for ischemic stroke. Evid Based Complement Alternat Med，2015，2015：1-10.

6. 曾霞 . 健身气功易筋经在运动康复专业课程教学中的模式探究 . 当代体育科技，2019，9（4）：113-114.

7. 石伟 . 健身气功的特点和健身机理 . 科学大众（科学教育），2016（5）：174.

8. BUYSEE D J. Insomnia. JAMA, 2013, 309（7）: 706-716.

9. D'AUREA C V R, POYARES D, PASSOS G S, et al. Effects of resistance exercise training and stretching on chronic insomnia. Braz J Psychiatry, 2019, 41（1）: 51-57.

10. GONZÁLEZ-BLANCH C, FERNANDO H, ROGER M N, et al. Domain-specific associations between disability and depression, anxiety, and somatization in primary care patients. Psychiatry Research, 2018, 269: 596-601.

11. GAO Q, LEUNG A, YANG Y, et al. Effects of tai chi on balance and fall prevention in Parkinson's disease: a randomized controlled trial. Clin Rehabil, 2014, 28（8）: 748-753.

12. SONG R, GRABOWSKA W, PARK M, et al. The impact of tai chi and qigong mind-body exercises on motor and non-motor function and quality of life in Parkinson's disease: a systematic review and meta-analysis. Parkinsonism and Related Disorders, 2017, 41.

13. HÜTTENRAUCH M, BRAUB A, KURDAKOVA A, et al. Physical activity delays hippocampal neurodegeneration and rescues memorydeficits in an Alzheimer disease mouse model. Transl Psychiatry, 2016, 6: e800.

14. LIU H L, ZHAO G, ZHANG H, et al. Long-term treadmill exercise inhibits the progression of Alzheimer's disease-like neuropathology in the hippocampus of APP/PS1 transgenic mice. Behav Brain Res, 2013, 256: 261-272.

15. STRÖHLE A, SCHMIDT D K, SCHULTZ F, et al. Drug and exercise treatment of alzheimer disease and mild cognitive impairment: a systematicreview and meta-analysis of effects on cognition in randomized

controlled trials. Am J Geriatr Psychiatry, 2015, 23（12）: 1234-1249.

16. LIM I, JOUNG H, YU A R, et al. PET evidence of the effect of donepezil on cognitive performance in an animal model of chemobrain. Biomed Res Int, 2016, 2016: 6945415.

17. WEFEL J S, KESLER S R, NOLL K R, et al. Clinical characteristics, pathophysiology, and management of noncentral nervous system cancer-related cognitive impairment in adults. CA Cancer Clin, 2015, 65（2）: 123-138.

18. 孔亚敏, 严隽陶, 史智君. 健身气功易筋经临床研究进展. 中国中医药信息杂志, 2019, 26（2）: 133-136.

19. 熊恬, 杨建全. 通络补心化瘀汤联合八段锦和运动康复训练对冠心病合并急性心力衰竭病人心率恢复和运动功能的影响. 中西医结合心脑血管病杂志, 2017, 15（11）: 1296-1300.

20. 邓翔峰, 李斯萌, 赵春生, 等. "八段锦"在慢性心力衰竭患者康复治疗中的应用. 中国民族民间医药, 2019, 28（1）: 76-78.

21. 王靓, 戴付敏, 张娜, 等. 冥想对防治老年人认知功能障碍的研究进展. 中华护理杂志, 2015, 50（10）: 1254-1258.

22. CHEN M C, LIU H E, HUANG H Y, et al. The effect of a simple traditional exercise program（Baduanjin exercise）on sleep quality of olde radults: a randomized controlled trial. Int J Nurs Stud, 2012, 49（3）: 265-273.

23. 李亚慧, 李晓红. 帕金森病运动训练方法及其机制的研究进展. 中国康复理论与实践, 2019, 25（1）: 57-60.

24. 潘庭荣, 黄梅, 潘丹丹, 等. 脑卒中患者 Hcy、GFAP、BDNF 和 hs-CRP 水平与血管性认知障碍相关性研究. 东南大学学报（医学版）, 2018,

37（4）：102-106.

25. PETZINGER G M，FISHER E，MCEWEN S，et al. Exercise-enhanced neuroplasticity targeting motor and cognitive circuitry in Parkinson's disease. Lancet Neurol，2013，12：716-726.

26. 于洋，尹昌浩. 轻度认知障碍患者脑结构与功能网络变化的研究进展. 中国康复理论与实践，2015，21（6）：653-656.

27. 郭艳花，赵永军，郝志勇，等. 运动与饮食综合干预对中重度肥胖儿童注意认知研究. 科技通报，2016，32（4）：80-83.